E-learning in sanità

Maria Renza Guelfi • Marco Masoni
Antonio Conti • Gian Franco Gensini (a cura di)

E-learning in sanità

Progettare, produrre ed erogare corsi di formazione online per l'area sanitaria

Presentazione a cura di
Paolo Messina

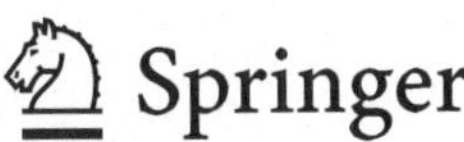

a cura di

Maria Renza Guelfi
Innovazione Didattica ed Educazione
COntinua in Medicina – IDECOM
Presidenza Facoltà di Medicina e Chirurgia
Università degli Studi di Firenze
Firenze

Marco Masoni
Innovazione Didattica ed Educazione
COntinua in Medicina – IDECOM
Presidenza Facoltà di Medicina e Chirurgia
Università degli Studi di Firenze
Firenze

Antonio Conti
Dipartimento di Fisiopatologia Clinica
Facoltà di Medicina e Chirurgia
Università degli Studi di Firenze
Firenze

Gian Franco Gensini
Dipartimento di Area Critica Medico
Chirurgica
Facoltà di Medicina e Chirurgia
Università degli Studi di Firenze
Firenze

ISBN 978-88-470-1823-5

e-ISBN 978-88-470-1824-2

DOI 10.1007/978-88-470-1824-2

9 8 7 6 5 4 3 2 1

Layout copertina: Ikona S.r.l., Milano

Impaginazione: Ikona S.r.l., Milano
Stampa: Grafiche Porpora S.r.l., Segrate, Milano
Stampato in Italia

Springer-Verlag Italia S.r.l., Via Decembrio 28, I-20137 Milano
Springer fa parte di Springer Science+Business Media (www.springer.com)

A Livia,
"nativa digitale" per noi molto speciale

M.R. Guelfi e M. Masoni

Presentazione

Se volgiamo lo sguardo al passato non possiamo che constatare come la didattica abbia sempre rispecchiato l'evoluzione della civiltà e delle risorse delle società, attraversando periodi illuminati, animati da particolare sensibilità nei confronti della cultura, come nel caso dell'antica Grecia, ancorché sotto l'influenza di una concezione prettamente maschilista della cultura, come pure momenti bui, in cui l'istruzione era appannaggio delle sole classi abbienti. Gli ultimi decenni hanno visto la prepotente affermazione del computer in tutte le sue declinazioni e potenzialità applicative, a partire dal mondo del lavoro fino alla "gestione" della quotidianità domestica e perfino delle relazioni sociali. L'e-learning, che meno di un secolo fa sarebbe stata inimmaginabile, affonda quindi le proprie radici in un mutato contesto di vita e di progresso tecnologico: anche l'organizzazione dell'apprendimento, come tutte le attività, non può che risentire dell'offerta di strumenti che velocizzano la ricerca, il confronto e l'invio di informazioni e, malgrado la distanza, non penalizzano l'interazione docente-discente ma promuovono, al contrario, un dialogo che il più delle volte è destinato a protrarsi del tempo e a diventare magari premessa di nuovi spunti e progetti collaborativi. L'originalità e l'apporto di questo volume risiedono proprio nello sforzo intrapreso dagli autori sia nel valutare le molteplici opportunità formative alla luce di esperienze e di possibili sviluppi sia nel discutere il razionale di codici, *netiquette*, figure e ruoli sui quali si struttura un sistema comunicazionale improntato al rapido interscambio di dati, a logiche di comunità virtuale e a piattaforme in cui i contenuti formativi sono fruibili in una versatilità di formati adattabili a ogni genere di strumento portatile, dal *tablet pc* allo *smartphone*, dal palmare al lettore mp3, fino alla nuova promettente frontiera del *mobile learning*. Per quanto ciascun capitolo rappresenti un'unità autonoma, il volume offre un percorso tematico che da considerazioni tecnico-informatiche di carattere generale si addentra progressivamente nella realtà clinico-sanitaria, in cui i presupposti dell'e-learning si integrano con strumenti di supporto decisionale, educazione continua, *knowledge management* e teleconsulto. Da un semplice approccio descrittivo delle piattaforme e dei presupposti teorici la trattazione si sposta quindi alla progettazione di un progetto e-learning, senza tralasciare le competenze tecniche, formative e relazionali necessarie a elaborare un corso per l'area sanitaria, sia esso rivolto a studenti, infermieri, medici specialisti o intere strutture: l'approfondimento di casi pratici, quali un corso di laurea online in infermieristica, di un progetto europeo di medicina palliativa e del dolore nonché la comunità di pratica dei tecnici di fisiopatologia cardiocircolatoria e perfusione cardiovascolare funge da ulteriore spunto di riflessione e di analisi critica.

Le ultime due sezioni sono infine dedicate rispettivamente alla descrizione e al commento degli aspetti normativi, unitamente a due esperienze sul territorio nazionale, alle problematiche relative a copyright, licenze, misure di protezione in rete e alla progettazione di contenuti didattici multimediali nel pieno rispetto dei processi mentali dell'apprendimento e di un carico cognitivo ottimizzato alle capacità della *working memory*.

Quest'opera, frutto del contributo di una molteplicità di autori di diversa professionalità e affiliazione, costituisce un importante riferimento nel nuovo e dinamico scenario dell'e-learning, che sembra riservare ancora numerose e sorprendenti prospettive di sviluppo, all'insegna di una maggiore incisività ed efficacia nella formazione e nell'aggiornamento del medico e più in generale di tutti gli operatori nell'ambito sanitario.

Bologna, novembre 2010

Paolo Messina
U.O. di Chirurgia Pediatrica
Policlinico Sant'Orsola - Malpighi
Bologna
Membro Commissione Nazionale
per l'Educazione Continua in Medicina

Prefazione

Il volume tratta l'uso delle tecnologie telematiche a fini formativi in area sanitaria, dalla formazione pre-laurea e post-laurea all'Educazione Continua in Medicina. Con questa opera ci rivolgiamo a neofiti e professionisti che intendono progettare, produrre ed erogare corsi di formazione online in ambito sanitario.

Negli ultimi anni numerosi organismi istituzionali, società scientifiche e associazioni no-profit hanno analizzato il fenomeno della formazione nelle scienze sanitarie evidenziando come spesso vengano trascurate tematiche importanti quali il ragionamento clinico, l'acquisizione di abilità e competenze e lo sviluppo di una personalità morale integra e corretta, privilegiando eccessivamente la trasmissione verticale di conoscenza. Anche la letteratura scientifica ha ampiamente sottolineato come le attività formative formali, sia pre-laurea e post-laurea che di aggiornamento professionale continuo, si dimostrino scarsamente efficaci nel mantenere elevata la performance lavorativa del medico e nel migliorare i servizi sanitari al paziente.

Tra le diverse soluzioni proposte per indirizzare alcune delle problematiche sollevate, riteniamo che l'e-learning possa fornire risposte appropriate. Multimedialità, interattività, personalizzazione, condivisione della conoscenza tra pari e tra esperti senza alcuna limitazione geografica, attività di role-playing e creazione di ambienti di simulazione sono peculiarità dell'e-learning che possono influire positivamente sull'apprendimento in un'area specialistica come quella sanitaria. In accordo con quanto emerge nella letteratura scientifica, siamo convinti che i discenti che si avvalgono di insegnamenti basati sulle moderne tecnologie telematiche possano ottenere outcome superiori rispetto a coloro che fruiscono della sola didattica tradizionale; confidiamo in modo particolare nella metodologia blended, che miscela didattica in presenza e a distanza secondo modalità e tempi differenti.

Non è tuttavia semplice trasferire in ambito accademico e di educazione continua buone pratiche dell'e-learning che vanno a modificare modalità di insegnamento consolidate, spesso invariabilmente riproposte dal docente. La formazione dei formatori diventa pertanto un processo indispensabile mediante il quale trasmettere conoscenze tecnologiche e nuovi principi pedagogici, associati a specifiche metodologie didattiche che devono essere acquisite e sperimentate. Realizzare progetti di formazione efficaci non è semplice: numerose sperimentazioni si sono impegnate in questo senso ottenendo raramente i risultati attesi. Forse ambiziosamente, il volume intende contribuire ad analizzare queste problematiche e a rappresentare un ausilio per la loro soluzione, illustrando le potenzialità dell'e-learning e le criticità che si possono incontrare nella sua applicazione in ambito sanitario.

Il libro deriva dall'ampia e concreta esperienza nel settore dell'e-learning, maturata in sette edizioni del Master in e-Medicine (http://www.master-emedicine.it/), un corso di alta formazione organizzato dalla Facoltà di Medicina e Chirurgia dell'Università di Firenze da cui, nell'anno 2010, è originato il Corso di Perfezionamento "E-learning in Sanità" (http://e-learning.med.unifi.it/sanita/). Nelle diverse edizioni, il Master è stato più volte modificato, ristrutturato e il suo programma rivisitato per seguire il progredire delle conoscenze relative ai vari settori dell'e-learning, l'affermarsi di nuovi paradigmi pedagogici e l'evoluzione della tecnologia.

Ma di fronte al continuo progredire scientifico e tecnologico, nell'era di Internet, è ancora utile scrivere un libro?

È su questo quesito che si focalizza un editoriale dal titolo "Back to books", pubblicato il 4 febbraio 2010 sulla prestigiosa rivista Nature. Come questi ricercatori, anche noi rispondiamo in modo affermativo.

Di fronte all'incessante progresso delle conoscenze che rende rapidamente obsolescenti i materiali formativi prodotti, risulta impegnativa e difficile una trattazione compiuta su qualsiasi argomento. Quando tuttavia il libro è ben organizzato e strutturato, assume importanza nello stabilire assunti definiti che possono costituire occasione di riflessione e di produzione di ulteriore conoscenza.

Il proliferare delle tematiche relative all'e-learning e la continua specializzazione che ne consegue è stata superata affidando alcuni argomenti a collaboratori esperti, che hanno preziosamente contribuito alla stesura di diversi capitoli. Noi curatori siamo stati tuttavia presenti nella supervisione di tutto il testo, conferendogli una struttura unitaria e soprattutto una nostra visione d'insieme dell'e-learning.

Il volume è costituito da 25 capitoli monotematici organizzati in cinque parti.

La prima introduce i principali argomenti relativi all'e-learning, declinati in ambito sanitario. I modelli principali proposti in letteratura che descrivono le soluzioni disponibili al docente per la produzione di corsi online e quale ruolo debba possedere l'e-tutor, una figura professionale di cruciale importanza per corsi e-learning di elevato livello qualitativo, sono tematiche trattate diffusamente.

Questo libro dedica intenzionalmente scarso spazio alla tecnologia poiché quest'ultima deve essere al servizio di nuovi paradigmi formativi e non al centro del processo. Agli aspetti tecnologici è dedicata la seconda parte del testo, composta da due capitoli che trattano rispettivamente piattaforme e standard dell'e-learning.

La terza parte ha una valenza prettamente operativa e offre diversi scenari di applicazione delle tecnologie telematiche a fini formativi in ambito sanitario. I capitoli che la compongono trattano casi di studio che riteniamo possano essere utili a tutti coloro che si troveranno ad affrontare situazioni similari.

La quarta parte susciterà l'interesse dei formatori sanitari, in un periodo in cui stanno entrando a regime le nuove regole della Commissione Nazionale ECM. Le recenti novità legislative potranno infatti dare nuovo impulso alla proposta e realizzazione di attività ECM a distanza.

Sicurezza dei contenuti didattici distribuiti in rete, copyright e carico cognitivo sono alcuni degli argomenti affrontati nell'ultima parte, dedicata interamente a tematiche correlate all'e-learning.

Firenze, novembre 2010

Maria Renza Guelfi
Marco Masoni
Antonio Conti
Gian Franco Gensini

Indice

Elenco degli Autori

Nancy Aharpour
Innovazione Didattica ed Educazione
COntinua in Medicina – IDECOM
Presidenza Facoltà di Medicina e Chirurgia
Università degli Studi di Firenze
Firenze

Elvira Berlingieri
Giurista
Firenze

Antonio Conti
Dipartimento di Fisiopatologia Clinica
Facoltà di Medicina e Chirurgia
Università degli Studi di Firenze
Firenze

Angelo Raffaele De Gaudio
Dipartimento di Oncologia
Azienda Ospedaliera Universitaria Careggi
Firenze

Luca De Marchi
Azienda Unità Locale
Socio Sanitaria n. 8 di Asolo
Asolo

Alessandro Fantechi
Regione Toscana – Giunta Regionale
Direzione Generale Diritto alla Salute
e Politiche di Soldarietà
Firenze

Giacomo Gensini
VITS - VIrtual Training Support
Firenze

Gian Franco Gensini
Dipartimento di Area Critica Medico
Chirurgica
Facoltà di Medicina e Chirurgia
Università degli Studi di Firenze
Firenze

Maria Renza Guelfi
Innovazione Didattica ed Educazione
COntinua in Medicina – IDECOM
Presidenza Facoltà di Medicina e Chirurgia
Università degli Studi di Firenze
Firenze

Francesca Isabella
Innovazione Didattica ed Educazione
COntinua in Medicina – IDECOM
Presidenza Facoltà di Medicina e Chirurgia
Università degli Studi di Firenze
Firenze

Paolo Lippi
Giunti O.S. Organizzazioni Speciali
Firenze

Marco Masoni
Innovazione Didattica ed Educazione
COntinua in Medicina – IDECOM
Presidenza Facoltà di Medicina e Chirurgia
Università degli Studi di Firenze
Firenze

Rocco Domenico Mediati
Dipartimento di Oncologia
Azienda Ospedaliera Universitaria Careggi
Firenze

Elisa Piccoli
Azienda Unità Locale
Socio Sanitaria n. 8 di Asolo
Asolo

Mario Pò
Azienda Unità Locale
Socio Sanitaria n. 8 di Asolo
Asolo

Esmeralda Shehaj
CRM Service Line
Avanade Italy Srl - Rome Development
Center
Roma

Jonida Shtylla
Innovazione Didattica ed Educazione
COntinua in Medicina – IDECOM
Presidenza Facoltà di Medicina e Chirurgia
Università degli Studi di Firenze
Firenze

Alessandro Stella
Innovazione Didattica ed Educazione
COntinua in Medicina – IDECOM
Presidenza Facoltà di Medicina e Chirurgia
Università degli Studi di Firenze
Firenze

Lorenzo Toniolo
Consorzio Italiano per la Ricerca
in Medicina - C.I.R.M.
Milano

Andrea Vailati
Dipartimento di Cardiochirurgia
A.O. Ospedale di Legnano
Legnano

Renato Vellucci
Dipartimento di Oncologia
Azienda Ospedaliera Universitaria Careggi
Firenze

Franco Zecchillo
CdL Tecniche di Fisiopatologia
cardiocircolatoria e Perfusione
cardiovascolare
Facoltà di Medicina e Chirurgia
Università degli Studi dell'Insubria
Varese

Valentina Zipoli
Dipartimento di Scienze Neurologiche
e Psichiatriche
Facoltà di Medicina e Chirurgia
Università di Firenze
Firenze

Parte I
La formazione a distanza in area sanitaria

Che cosa si intende per formazione a distanza (FAD)? Che cos'è l'e-learning? Quali sono le modalità per trasformare i materiali didattici utilizzati in una lezione in presenza in un corso online? Quali ruoli e quali profili deve svolgere un tutor online? Quali sono gli applicativi del Web 2.0 e come si correlano al concetto di e-learning 2.0? Questi sono alcuni dei quesiti che trovano risposta nella prima parte del volume.

I luoghi comuni che ruotano intorno all'e-learning e che talvolta contribuiscono a determinare comportamenti evitanti da parte dei formatori sono descritti nel Capitolo 1, mentre quello successivo illustra le generazioni della FAD e chiarisce il significato della terminologia che il lettore spesso incontra nella letteratura specializzata.

Nel Capitolo 3 vengono descritte le diverse tipologie didattiche per l'e-learning, nel Capitolo 4 invece si evidenzia come la *Computer Mediated Communication* possa generare fenomeni di apprendimento non ancillari rispetto alla formazione in presenza.

Il Capitolo 5 è interamente dedicato al tutor online, una figura professionale cruciale per l'erogazione di corsi di elevata qualità, mentre il Capitolo 6 introduce il concetto di comunità virtuale, importante risorsa per la condivisione della conoscenza, entrando nel merito di due tipologie di aggregazione: comunità di apprendimento e comunità di pratica.

Dopo aver fornito una descrizione dei principali applicativi del Web 2.0, il Capitolo 7 analizza come queste tecnologie abbiano stimolato discussioni relativamente ad apprendimento formale e informale e influenzato la progettazione e realizzazione delle piattaforme e-learning. Nel capitolo successivo vengono descritte le principali macroaree d'uso del mobile learning in sanità e illustrati due casi di studio che sintetizzano alcune applicazioni formative dei dispositivi mobili in tale settore, mentre nel Capitolo 9 vengono prese in considerazione le opportunità offerte dall'e-learning a sostegno dell'apprendimento informale del medico.

La prima parte del volume termina con un capitolo che descrive affinità e differenze tra e-learning e *Knowledge Management* delineando le principali strategie a cui è possibile fare riferimento per gestire la conoscenza nelle organizzazioni.

Luoghi comuni dell'e-learning 1

M. Masoni, M.R. Guelfi

Abstract L'utilizzo delle nuove tecnologie in ambito formativo è un tema che qualsiasi docente dovrà a breve inserire nella propria agenda di attività. Molti formatori tuttavia sono restii all'adozione dell'e-learning, probabilmente perché la sua introduzione è legata ad alcuni luoghi comuni difficili da eradicare. Questo capitolo cerca di confutare queste false credenze.

1.1 Introduzione

Nei confronti dell'utilizzo delle tecnologie telematiche a fini formativi i docenti mostrano atteggiamenti estremamente variegati, che vanno da un'estrema refrattarietà a un'incondizionata e completa adesione. Certamente età avanzata e scarse abilità tecnologiche rappresentano fattori cruciali nel determinare comportamenti esitanti, che possono essere ulteriormente rafforzati da preconcetti e credenze diffuse che si sono create attorno a questa nuova e per certi aspetti rivoluzionaria modalità formativa [1,2]. In questo capitolo cerchiamo di discutere alcuni luoghi comuni che ruotano intorno all'e-learning e che possono contribuire a determinare comportamenti evitanti da parte dei docenti.

M. Masoni (✉)
Innovazione Didattica ed Educazione COntinua in Medicina – IDECOM,
Presidenza Facoltà di Medicina e Chirurgia, Università degli Studi di Firenze, Firenze

1

1.2 Luogo comune: l'e-learning intende sostituire l'insegnamento in presenza

Tipicamente abbiamo sempre inteso l'insegnamento come un processo comunicativo che avviene tra due o più persone che si trovano nella medesima locazione spaziale e temporale.

Questa visione contribuisce a immaginare le nuove tecnologie come agenti intrusivi in un ambiente formativo standard de facto.

In realtà dobbiamo pensare all'e-learning come a uno strumento che si aggiunge a quelli disponibili, e che può consentire al docente nuove soluzioni formative che possono migliorare l'erogazione delle conoscenze al discente.

1.3 Luogo comune: l'e-learning sminuisce il ruolo del docente

Il ruolo dell'insegnante non è sminuito dall'introduzione delle nuove tecnologie. Anzi, il docente viene ad acquisire nuove competenze e capacità di coordinamento poiché coadiuvato da figure professionali normalmente non presenti nell'insegnamento in presenza. Questo si può tradurre per il docente in uno stimolante e qualificante percorso di arricchimento personale e professionale.

1.4 Luogo comune: la tecnologia è l'essenza dell'e-learning

È certamente vero che l'e-learning necessita di un'infrastruttura tecnologica, ma è altrettanto certo che il modello tecnologico è subalterno al modello educativo, e che l'utilizzo delle tecnologie telematiche può favorire metodologie didattiche estremamente innovative fondate su nuovi paradigmi pedagogici. L'e-learning fa infatti riferimento non più a un modello trasmissivo della conoscenza, tipico della didattica tradizionale, ma a teorie costruttiviste, secondo le quali l'apprendimento è un processo attivo, legato al contesto e che si attua in collaborazione con altri.

1.5 Luogo comune: il discente è isolato nel processo di apprendimento

Quest'affermazione è valida per qualificare pessime applicazioni dell'e-learning. In realtà, tramite gli strumenti di comunicazione sincroni e asincroni è possibile attivare comunità virtuali, nelle quali discussioni e interazioni in rete possono condurre a processi di condivisione e di costruzione cooperativa di conoscenza che stimolano un apprendimento collaborativo e contestualizzato.

1.6 Luogo comune: è impossibile tutelare il copyright dei materiali didattici distribuiti tramite una piattaforma e-learning

Se è vero che nell'era digitale la duplicazione delle opere, come pure la loro distribuzione, è semplice ed economica, è altresì vero che esistono misure tecnologiche che consentono di proteggere il copyright dei materiali digitali erogati online.

È infatti possibile prevenire l'accesso ai materiali didattici da parte di utenti non autorizzati, come pure ridurre il rischio che utenti autorizzati utilizzino i contenuti in modo diverso rispetto a quanto previsto dall'autore (per esempio facendo copie, modifiche e distribuzioni).

Letture consigliate

Dent JA, Harden RM (2005) A practical guide for medical teachers, 2nd edn. Elsevier, Edinburgh

Dublin L (2004) The nine myths of e-learning implementation: ensuring the real return on your e-learning investment. Industrial and Commercial Training 36(7):291–294

Formazione a distanza: generazioni e terminologia

2

M.R. Guelfi, E. Shehaj

Abstract L'affermarsi delle tecnologie per la comunicazione ha offerto un enorme contributo allo sviluppo della formazione a distanza (FAD). Il presente capitolo intende illustrare le diverse generazioni della FAD e chiarire il significato della terminologia e di alcuni acronimi che il lettore incontrerà nella letteratura specializzata sull'argomento.

2.1 Introduzione

Formazione a distanza (FAD), *Computer Based Training* (CBT), *Web Based Training* (WBT) sono termini che spesso troviamo all'interno della letteratura specializzata e che dai lettori novizi vengono spesso intesi come sinonimo di e-learning. In realtà sono termini aventi significati distinti, che cercheremo di definire attraverso un excursus storico relativo alla FAD. Per FAD si intende qualsiasi ambiente educativo in cui insegnamento e apprendimento sono svincolati dai limiti della copresenza fisica di docente e discente. Secondo la classificazione proposta da Nipper [1], la storia della FAD può essere suddivisa in tre generazioni legate allo sviluppo storico delle tecnologie della comunicazione: dallo sviluppo della rete ferroviaria (FAD di prima generazione), alla diffusione dei mezzi radio-televisivi (FAD di seconda generazione) e infine all'avvento delle reti telematiche (FAD di terza generazione).

M.R. Guelfi (✉)
Innovazione Didattica ed Educazione COntinua in Medicina – IDECOM,
Presidenza Facoltà di Medicina e Chirurgia, Università degli Studi di Firenze, Firenze

E-learning in sanità. M.R. Guelfi, M. Masoni, A. Conti, G.F. Gensini (a cura di)

2.2 Formazione a distanza di prima generazione

La FAD di prima generazione nasce in America intorno al 1850 con l'avvento della comunicazione ferroviaria, e ha come obiettivo quello di diffondere l'istruzione nei luoghi meno accessibili. Nella FAD di prima generazione il materiale didattico veniva inviato in forma cartacea per mezzo del servizio postale, e lo studente ne fruiva in modalità auto-apprenditiva secondo propri bisogni e necessità. Mediante l'invio di test ed esercizi il titolare del corso poteva aiutare il discente nel processo di autovalutazione. In questo tipo di FAD la comunicazione è del tipo uno a uno e asincrona.

2.3 Formazione a distanza di seconda generazione

Il ventesimo secolo vede l'introduzione delle tecnologie di comunicazione di massa quali la radio e la televisione, per lo più di tipo trasmissivo e basate su interazioni di tipo sincrono, in cui cioè i discenti ricevono in tempo reale i contenuti del corso. La televisione è l'innovazione tecnologica alla base della FAD di seconda generazione, poichè consente la trasmissione di materiale didattico multimediale.

Gli anni Settanta vedono l'introduzione della tecnologia digitale con la possibilità di produrre materiale di tipo multimediale e interattivo. Mediante supporti di memorizzazione, quali floppy disc e cd-rom, vengono consegnati ai discenti interi corsi strutturati. Nasce così il CBT, in cui il computer si sostituisce al docente fornendo feedback immediati dipendenti dalle azioni del discente. Anche nella FAD di seconda generazione la comunicazione è soprattutto di tipo monodirezionale, uno a uno e/o uno a molti, e quindi il modello di studio è di tipo *auto-apprenditivo*. Nonostante negli anni Ottanta si apra il dibattito sulla trasformazione delle modalità di insegnamento, continua a predominare il concetto di apprendimento inteso come attività condotta in modo autonomo, senza la possibilità di un'interazione collaborativa tra pari.

2.4 Formazione a distanza di terza generazione

L'avvento di Internet e dei suoi servizi sono i principali responsabili delle caratteristiche della terza generazione di FAD. Il WBT si riferisce all'apprendimento che avviene fruendo, attraverso un browser, di contenuti formativi distribuiti tramite Internet. L'ampia disponibilità della tecnologia *Word Wide Web* (WWW), l'interfaccia di semplice utilizzazione, la versatilità e il basso costo sono stati alcuni dei motivi del suo successo e della sua diffusione. In realtà le potenzialità di Internet a fini formativi non si realizzano unicamente tramite la tecnologia Web, ma attraverso un uso combinato di strumenti che consentono l'accesso alle informazioni e la comunicazione tra individui.

A definire la nuova situazione creatasi, certamente più adatto ci pare il termine e-learning, in cui il prefisso "e-" aggiunge una connotazione tecnologica all'ambiente in cui si attua l'apprendimento. Con il termine e-learning si intende l'utilizzo di Internet e dei suoi servizi per favorire i processi di apprendimento e di trasferimento della conoscenza.

Termini sinonimi sono *online education* ("formazione in rete") o, recentemente, *Technology Enhanced Learning* (TEL), cioè "apprendimento facilitato attraverso le nuove tecnologie". Come sottolinea Trentin [2], "il riproporre anche a distanza l'apprendimento come processo sociale sarà l'idea chiave che guiderà lo sviluppo dei sistemi FAD di terza generazione. Tali sistemi sono anche detti di *online education* (formazione in rete), proprio a significare come la maggior parte del processo formativo avvenga in rete, attraverso l'interazione dei partecipanti in una vera e propria comunità di apprendimento...". Consentendo comunicazioni molti a molti, la rete permette infatti al discente di interagire con altri corsisti e di cooperare con loro durante l'intera durata del percorso formativo, così come avviene in una classe reale. Secondo quest'accezione, interazione e collaborazione contribuiscono in maniera fondamentale alla costruzione del processo di conoscenza, che non è più quindi il risultato di un processo meramente individuale, ma di negoziazione dialogica tra i soggetti coinvolti.

Nella Tabella 2.1 sono riassunte le principali caratteristiche delle tre generazioni FAD.

Tabella 2.1 Generazioni della FAD

FAD	Tecnologia di comunicazione	Materiale didattico	Modello di studio	Comunicazione
I generazione (XIX sec.)	Servizio postale	Testuale	Auto-apprendimento	Uno a uno
II generazione (anni '60-'80)	Radio, televisione, computer	Multimediale (testo, audio, video)	Auto-apprendimento	Uno a uno, uno a molti
III generazione (fine anni '80)	Reti telematiche	Multimediale (testo, audio, video)	Apprendimento collaborativo	Uno a uno, uno a molti, molti a molti

Bibliografia

1. Nipper S (1989) Third generation distance learning and computer conferencing. In: Mason RD, Kaye AR (eds) Mindweave: Communication, computers and distance education. Pergamon, Oxford
2. Trentin G (1998) Insegnare e apprendere in rete. Zanichelli, Bologna

Tipologie didattiche nell'e-learning

3

M.R. Guelfi, M. Masoni

Abstract Il docente che intende introdurre l'uso delle tecnologie telematiche all'interno della propria offerta didattica può ottenere un primo orientamento sulle possibilità offerte dall'e-learning osservando i numerosi esempi di corsi disponibili in rete. L'estrema eterogeneità esistente può tuttavia essere confondente. Per questo motivo riteniamo utile fornire un modello che possa illustrare al neofita le diverse tipologie di e-learning.

3.1 Introduzione

L'uomo ha sempre cercato di costruire dei modelli per conoscere e interpretare un fenomeno, per poter intervenire sul suo funzionamento, in modo diretto con le sue azioni o indiretto attraverso la tecnologia. I modelli sono anche alla base di numerose attività cliniche: ogniqualvolta interagiamo con un paziente utilizziamo dei modelli di malattia per guidare la diagnosi, la prognosi e la terapia [1]. In riferimento all'e-learning, tra i vari modelli proposti in letteratura, uno dei più utilizzati per classificare l'ampia tipologia di corsi disponibili è quello pubblicato da Robin Mason [2]. Secondo tale modello, sono fondamentalmente tre le tipologie didattiche per l'e-learning:

1. *content + support*;
2. *wrap around*;
3. integrata.

M.R. Guelfi (✉)
Innovazione Didattica ed Educazione COntinua in Medicina – IDECOM,
Presidenza Facoltà di Medicina e Chirurgia, Università degli Studi di Firenze, Firenze

E-learning in sanità. M.R. Guelfi, M. Masoni, A. Conti, G.F. Gensini (a cura di)

3

3.2 Tipologia content + support

La tipologia content + support, definita anche "autoapprendimento strutturato", consiste nella predisposizione da parte del docente di materiali didattici fortemente organizzati, di cui il discente fruisce in modo autonomo valutando il livello di conoscenze acquisite attraverso dei test, con la possibilità di interagire con un tutor per avere chiarimenti e/o rinforzi durante il percorso di studio.

In questa tipologia di e-learning è opportuno che il tutor sia esperto della tematica oggetto di studio e possieda abilità tecniche che gli consentono di comunicare con i partecipanti attraverso mezzi di comunicazione sincrona (chat, videoconferenza ecc.) e asincrona (posta elettronica, mailing list, Web forum ecc.). Da sottolineare che generalmente il tutor interviene su richiesta del discente, che apprende in modo autonomo e secondo ritmi personalizzati; la comunicazione è di tipo uno a uno (tutor-discente) e/o uno a molti (tutor-classe virtuale). I contenuti possono essere:

- erogati in modo sincrono attraverso:
  - audio/video conferenze;
- più frequentemente predisposti per una fruizione asincrona, corredati in genere da test di autovalutazione, attraverso:
  - lezioni registrate fruibili in streaming;
  - diapositive aventi sincronizzazione audio;
  - materiale di riferimento (approfondimenti metodologici e tematici, bibliografia, glossario, sitografia, *case studies*, *best pratices*, leggi/decreti ecc.);
  - materiali multimediali strutturati erogati tramite piattaforma e-learning: i cosiddetti "courseware".

I couseware vengono in genere organizzati in Modulo-Unità-Lezione (Tabella 3.1). Il materiale può essere progettato e realizzato secondo il modello *Learning Object* (vedi Capitolo 12), che prevede la scomposizione dei contenuti da erogare in picco-

Tabella 3.1 Esempio di strutturazione su tre livelli (Modulo, Unità, Lezione) di un courseware su "Malattie dell'apparato digerente"

Modulo 1 "Malattie dell'esofago"
    Unità 1.1 "Acalasia"
        Lezione 1.1.1 "Definizione"
        Lezione 1.1.2 "Eziopatogenesi"
        Lezione 1.1.3 "Anatomia Patologica"
    Unità 1.2 "Neoplasie dell'esofago"
        Lezione 1.2.1 "Definizione"

Modulo 2 "Malattie dello stomaco"
    Unità 1.1 "..."
        Lezione 1.1.2 "..."

Tabella 3.2 Esempi di corsi e-learning erogati in modalità content + support (L'ultimo accesso a tutti i link è stato effettuato il 29/09/2010)

Esempi di corsi content + support
1. Medical Video live or on-demand: http://www.orlive.com/
2. Casi Clinici commentati: http://www.webmm.ahrq.gov/case.aspx?caseID=162
3. Courseware di base: http://www.nihtraining.com/gcp.html
4. Courseware complesso: http://www.dnaftb.org/dnaftb/

le unità costruite intorno a un singolo obiettivo didattico, che possono essere fruite singolarmente e che contengono test di autovalutazione che consentono allo studente di verificare il proprio livello di apprendimento.

I contenuti che si prestano a una strategia didattica di tipo content + support sono soprattutto quelli chiusi, non negoziabili, tematiche cioè che prevedono principalmente l'acquisizione di nozioni. Discipline mediche adatte a essere trattate in questa modalità sono l'anatomia, l'istologia, la biologia e la fisiologia.

Nella Tabella 3.2 riportiamo alcuni esempi di corsi erogati secondo il modello content + support a cui il lettore può riferirsi.

Riteniamo inoltre interessante citare il progetto "OpencourseWare" del *Massachussets Institute of Technology* (MIT) [3]. Tale iniziativa ha lo scopo di rendere disponibile gratuitamente sul Web i materiali didattici dei corsi universitari del MIT senza prevederne l'organizzazione in percorsi formativi né fornire titoli di studio o procurare crediti formativi.

Per l'ambito sanitario si può fare riferimento alla sezione *Health Sciences and Technology*.

3.3 Tipologia wrap around

La tipologia wrap around, definita anche "autoapprendimento non strutturato", consiste in una selezione di risorse didattiche (casi clinici, articoli, capitoli di libri, siti Internet) da proporre agli studenti, intorno alle quali sviluppare discussioni online e processi cooperativi, che portano all'aquisizione di nuova conoscenza e alla produzione di materiali didattici che vanno ad aggiungersi a quanto predisposto dal docente. In questa tipologia didattica il tutor svolge un ruolo molto più attivo rispetto alla precedente, poiché deve progettare attività collaborative in rete, individuando tematiche di discussione, assegnando lavori di gruppo e stimolando un processo di apprendimento contestualizzato e collaborativo. Il tutor non è più soltanto colui che chiarisce e approfondisce i concetti esposti nei contenuti (attività tipicamente svolta nella tipologia didattica content + support), ma il suo ruolo diviene quello di facilitatore della discussione e dell'assimilazione dei contenuti, stimolando l'attivazione di processi di *peer-tutoring*.

La tipologia di comunicazione nel modello wrap around è di tipo uno a molti e molti a molti. I contenuti che meglio si prestano a essere erogati con una strategia

3

wrap around sono quelli aperti, cioè tematiche che prevedono l'acquisizione di capacità deduttive, relazionali e competenze interdisciplinari.

La discussione di casi clinici è un argomento che ben si presta a essere trattato con questa tipologia didattica, e pertanto le discipline cliniche e chirurgiche possono essere agevolmente erogate online tramite la tipologia wrap around.

Nella Tabella 3.3 è riassunta la strutturazione dell'intervento didattico proposto agli studenti dell'insegnamento di Clinica Chirurgica I del Corso di Laurea in Medicina e

Tabella 3.3 Strutturazione dell'intervento didattico consistente nel proporre casi clinici agli studenti di Clinica Chirurgica I del Corso di Laurea in Medicina e Chirurgia dell'Università di Firenze. Maggiori dettagli in [4]

Organizzazione intervento didattico in modalità wrap around
– Coorte complessiva di 25 studenti
– 5 gruppi di studenti di numero variabile da 4 a 6
– Assegnazione casuale degli studenti ai gruppi
– Seminario introduttivo all'uso della piattaforma e-learning
– Assegnazione dei casi clinici simulati
– Interventi *on demand* del tutore-animatore
– Fornitura *on demand* sulla piattaforma, in modo incrementale, del materiale utile alla diagnosi
– Compilazione elaborato finale per ogni gruppo
– Discussione collegiale delle relazioni finali (*reciprocal teaching*)
– Test di valutazione "incrociato"

Clinica Chirurgica II
Home
Forum
Glossario
Magazzino File
Sondaggi
Gestione
torna a Forum | Clin_Chir_2009 4 | Nuova Discussione
Caso Clinico n°4
Pagina: 1 | 2 | 3 | 4 | 5
Pernice Luigi Maria
Caso Clinico n°4
Mar-Nov-10 08:57
Rispondi | Modifica | Elimina
Un giovane di 22 anni, visibilmente sofferente, si presenta lamentando la comparsa, da un paio di giorni, di una tumefazione perineale dolentissima, accompagnata da febbre e dolore alla defecazione.
Buon lavoro!
Prof. LM Pernice
Re: Caso Clinico n°4
Mar-Nov-10 16:45
Rispondi | Modifica | Elimina
Salve professore, volevo sapere se all'esame obiettivo o all'anamnesi emergeva qualche altro elemento oltre a quanto riportato. Sono stati eseguiti esami ematici al momento della presentazione del paziente? La prima idea da cui partirei sarebbe quella di un ascesso perineale. Però aspetto di sentire l'opinione dei miei compagni di gruppo. Questo spazio dovrebbe essere a nostra disposizione per confrontarci sui vari casi clinici che ci proporrà o qui dovranno solo essere comunicate le conclusioni o eventuali richieste di approfondimento emerse dal nostro gruppo?
Distinti saluti,
Re: Caso Clinico n°4
Mar-Nov-10 20:25
Rispondi | Modifica | Elimina
mi associo alle richieste del mio illustre collega e inoltre credo sarebbe un indizio interessante specificare quali caratteristiche ha la febbre.
Riguardo l'esame obiettivo, credo sia importante innanzitutto sapere che consistenza ha la tumefazione, come si presenta la cute circostante e se magari rileviamo delle tumefazioni linfonodali.
Dopo l'esecuzione dell'esame obiettivo credo che potremo svolgere un'anamnesi più mirata.

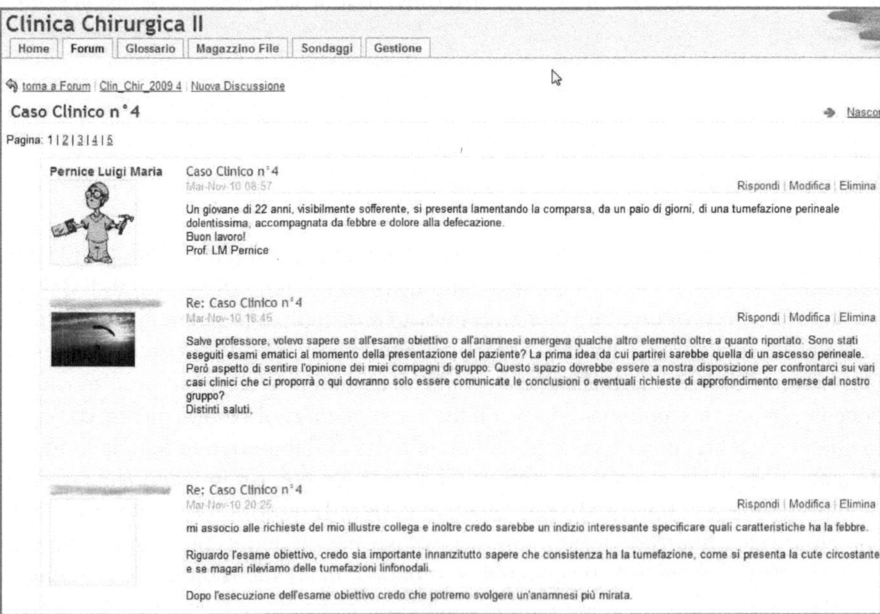

Fig. 3.1 Esempio di forum in cui viene proposta la discussione di un caso clinico agli studenti dell'insegnamento di Clinica Chirurgica II del Corso di Laurea in Medicina e Chirurgia dell'Università di Firenze, tenuto dal Prof. L.M. Pernice

Chirurgia dell'Università di Firenze, mentre la Figura 3.1 mostra un esempio di forum in cui il docente propone a un gruppo di studenti la discussione di un caso clinico. Rimandiamo il lettore interessato ad approfondire quest'esperienza didattica, a consultare ciò che gli Autori di questo contributo hanno pubblicato in Pernice et al [4], assieme al Prof. Pernice della Clinica Chirurgica I dell'Università di Firenze.

3.4 Tipologia integrata

La tipologia didattica integrata, definita "collaborativo-interattiva", non prevede la predisposizione di materiale didattico su cui il discente possa studiare individualmente, ma l'attività di apprendimento avviene online attraverso l'attivazione di vere e proprie comunità virtuali. Il tutor guida il processo di acquisizione di conoscenza progettando l'interazione in rete e fissando le tematiche, ma i materiali e i contenuti vengono definiti in corso d'opera attraverso le discussioni che si sviluppano tra i partecipanti.

La comunicazione è principalmente di tipo molti a molti.

La modalità integrata si coniuga bene con gli approcci di *informal learning* tipici delle comunità di pratica. Esempi di questo tipo di didattica sono le comunità di ex allievi che possono costituirsi a valle di interventi formativi in presenza.

Spostandosi dal modello content + support verso quello wrap around, sino ad arrivare alla tipologia didattica integrata, ci si allontana sempre più da una visione trasmissiva dell'apprendimento (comportamentismo), dove l'apprendere è inteso come processo di pura trasmissione di conoscenze dal docente allo studente, che le elabora secondo le proprie strutture cognitive (cognitivismo), per giungere a un apprendimento che avviene in collaborazione con altri, in linea con le teorie più moderne (costruttivismo).

Bibliografia

1. Coiera E (1999) Guida all'informatica medica, Internet e telemedicina. Pensiero Scientifico, Roma
2. Mason R (2001) Models of online courses. Education at a distance 15(7). http://www.usdla.org/html/journal/JUL01_Issue/article02.html (ultimo accesso effettuato il 29/9/2010)
3. OpenCourseWare Massachussets Institute of Technology, http://ocw.mit.edu/OcwWeb/web/home/home/index.htm (ultimo accesso effettuato il 29/09/2010)
4. Pernice LM, Guelfi MR, Masoni M, et al (2007) Analisi delle interazioni all'interno di una comunità virtuale di apprendimento. Tutor 7(1):61–7. URL:http://www.cse.it/riviste/Archivio_Tutor/ 2007/ Tutoronline1.pdf (ultimo accesso effettuato il 29/09/2010)

Computer mediated communication 4

M. Masoni, M.R. Guelfi, J. Shtylla

Abstract Questo contributo intende evidenziare come la *Computer Mediated Communication* (CMC), cioè la comunicazione mediata da computer, possa generare fenomeni apprenditivi non ancillari rispetto alla formazione in presenza. Tramite gli strumenti di comunicazione della rete, il docente può infatti creare un ambiente virtuale rilevante e stimolante, in cui i discenti possono comunicare e interagire sviluppando forme di apprendimento collaborativo, che sembrano costituire un valore aggiunto per l'e-learning difficilmente riproducibile in presenza.

4.1 Introduzione

Nelle prime fasi del suo sviluppo, Internet veniva inteso principalmente come rapido canale di distribuzione di informazioni, e solo successivamente ottenne attenzione per le sue potenzialità comunicative e interattive. L'idea di una rete che possa rappresentare un possibile ambiente formativo non è quindi immediata, e inizia a circolare al di fuori degli addetti ai lavori solo intorno alla fine del secolo scorso.

Questo ritardo è dovuto probabilmente al fatto che nell'immaginario collettivo siamo soliti pensare all'apprendimento come a un processo che avviene principalmente in presenza, caratterizzato da un'interazione tra due o più persone che condividono la medesima locazione spaziale e temporale. In realtà un processo apprenditivo presuppone una qualche forma di interazione tra colui che produce un messag-

M. Masoni (✉)
Innovazione Didattica ed Educazione COntinua in Medicina – IDECOM,
Presidenza Facoltà di Medicina e Chirurgia, Università degli Studi di Firenze, Firenze

E-learning in sanità. M.R. Guelfi, M. Masoni, A. Conti, G.F. Gensini (a cura di)

gio e chi lo riceve, per cui il computer può essere chiamato in causa come agente responsabile della comunicazione docente-discente e discente-discente.

Prima di entrare nel merito della CMC, delle sue peculiarità e dei possibili effetti sull'apprendimento, occorre accennare alle caratteristiche dei principali strumenti di comunicazione presenti in rete.

4.2 Strumenti di comunicazione sincrona e asincrona

Internet non consente solo l'accesso a distanza a innumerevoli canali informativi, essenzialmente attraverso il Web, ma è un eccezionale strumento per la comunicazione, con la variabile temporale che può assumere connotazione sincrona e/o asincrona.

La comunicazione si dice *sincrona* quando gli interlocutori interagiscono in tempo reale, *asincrona* quando essi non sono sincronizzati temporalmente e possono quindi comunicare nei modi e nei tempi che ritengono più opportuni.

Tipici strumenti di interazione sincrona sono la *chat*, l'*instant messaging* e la videoconferenza; la posta elettronica, la *mailing list*, il forum, il *blog* e il *wiki* sono invece strumenti asincroni (Tabella 4.1).

Possono essere considerate sia sincrone sia asincrone le tecniche di erogazione di materiali audio e video trasmessi in rete in modalità "streaming". Uno *streaming medium* consente infatti la trasmissione di eventi in diretta (sincroni), come pure la loro registrazione ed erogazione in modalità asincrona.

Gli strumenti di comunicazione sincrona e asincrona rendono possibili interazioni di vario tipo tra gli utenti: uno a uno, uno a molti e molti a molti. Per esempio, la posta elettronica è un mezzo di comunicazione prevalentemente uno a uno o uno a molti, mentre il forum è di tipo molti a molti.

Tabella 4.1 Principali strumenti di comunicazione sincrona e asincrona

Strumenti per la comunicazione sincrona
– Chat – Instant messaging – Videoconferenza – Lavagne interattive – Streaming
Strumenti per la comunicazione asincrona
– Posta elettronica – Mailing List – Forum – Blog – Wiki – Streaming

4.3
Caratteristiche della *computed mediated communication*

Secondo Rotta e Ranieri [1], "Nella CMC basata su testo sono assenti tutti quegli elementi extralinguistici che costituiscono la cornice all'interno della quale si inscrive una comunicazione faccia a faccia, vengono meno cioè tutti quegli aspetti paralinguistici (come il tono della voce), mimico-gestuali (postura, espressione del volto) e prossemici (disposizione dei parlanti nello spazio) che arricchiscono la comunicazione verbale [...]. Inoltre il rarefarsi della possibilità di ricevere un feedback immediato aumenta il rischio della decodifica aberrante e da ciò possono discendere incomprensioni, equivoci, difficoltà ad accordarsi ecc.".

Nella CMC l'assenza di elementi metacomunicativi ha fatto emergere la necessità di contrazioni linguistiche, espedienti ideografici (come le *emoticon*, abbreviazione di "emotion icon"), che cercano di avvicinare questo tipo di comunicazione a ciò che avviene in presenza. Le emoticon sono infatti simboli grafici, prodotti con caratteri ASCII, che emulano espressioni facciali e che servono ad arricchire un messaggio testuale di emozioni e sentimenti, tentando di ridurre possibili ambiguità e fraintendimenti nel significato del messaggio. Alcuni esempi di emoticon sono mostrati in Figura 4.1.

Emoticon	Significato	Emoticon	Significato
:-)	Sorriso	:-*	Bacio
:-}	Sorriso malizioso	;-)	Sorriso ammiccante
:-D	Risata	:-P	Linguaccia
:'-(	Pianto	:->	Sorriso divertito
:-/	Indecisione	:-(	Tristezza

Fig. 4.1 Alcuni esempi di emoticon

4.4
Gestione dei flussi comunicativi

Per erogare corsi e-learning in modo efficace il docente/tutor deve avere una conoscenza abbastanza approfondita degli strumenti di comunicazione offerti dalla rete, per poterli utilizzare al meglio in funzione delle necessità che possono presentarsi all'interno della classe virtuale che andrà a gestire. Egli dovrà progettare l'infrastruttura di comunicazione che renderà possibile la realizzazione del suo progetto didattico [2] e scegliere la corretta tecnologia in funzione dell'attività didattica che intende somministrare agli studenti.

4

Il docente/tutor deve privilegiare strumenti di tipo sincrono quando propone ai discenti quesiti che richiedono risposte brevi e immediate (per esempio, fissare l'ora di un incontro in videoconferenza tra i partecipanti al corso), e preferire quelli asincroni quando l'attività richiesta richiede soluzioni complesse che devono essere meditate [3]. Secondo Trentin [2], in linea generale, nel caso di "attività collaborative, dove buona parte della comunicazione è dedicata alla formalizzazione e allo scambio di semilavorati, sembra più proponibile un'interazione basata su tempi differiti che consente di organizzare il lavoro nei tempi e nei modi più rispondenti alle esigenze della classe e della programmazione scolastica". Va evidenziato che il materiale didattico prodotto durante le interazioni discente-discente e docente-discente entra a fare parte del *knowledge* base del corso e può essere riproposto agli studenti in anni successivi, costituendo una base di partenza per ulteriori riflessioni sugli argomenti proposti.

Un altro elemento che il docente/tutor deve considerare per gestire correttamente la comunicazione in una classe virtuale sono le diverse personalità dei discenti interagenti: da colui che partecipa e contribuisce attivamente alla discussione online, a chi, desideroso di protagonismo, tende a intervenire eccessivamente inondando la rete di messaggi spesso banali e non pertinenti l'argomento oggetto di studio, ad altri che si limitano a leggere i messaggi senza parteciparvi (*lurker*). È chiaro che questo squilibrio partecipativo genera una disuniformità comunicativa che deve essere considerata e riequilibrata da colui che modera le attività della comunità. Il moderatore della comunicazione può trovarsi quindi a gestire l'invio di grandi quantità di messaggi non sollecitati all'interno del gruppo virtuale (*spamming*), come pure conflitti che possono insorgere in seguito a "post" con contenuti offensivi (*flaming*) scambiati tra i corsisti. In questi casi sarà utile richiamare gli studenti alle *netiquette*, cioè alle buone regole per una corretta comunicazione in rete, che dovranno essere preparate prima dell'inizio delle attività didattiche e distribuite agli studenti, al fine di costituire linee di comportamento a cui attenersi, affinché l'erogazione del corso prosegua in modo fluido e senza problemi.

Nonostante queste regole siano state descritte dall'*Internet Engineering Task Force* (IETF), che sviluppa e promuove gli standard di Internet [4], ne esistono diverse applicazioni. Le schede sottostanti mostrano esempi di netiquette, per la comunicazione sincrona nel primo caso (Tabella 4.2) e asincrona nel secondo (Tabella 4.3), che gli Autori utilizzano nei loro insegnamenti. Il docente/tutor interessato può utilizzarle e adattarle in base alle proprie esigenze.

4.5 *Computed mediated communication* e apprendimento

È opinione comune che le interazioni che avvengono in rete tra individui siano "fredde" e che la mancanza di aspetti metalinguistici, quali mimica e gestualità, renda difficile ricreare a distanza una situazione apprenditiva efficace come quella tipica delle lezioni frontali.

Questo concetto presuppone un'idea di e-learning subalterna rispetto alla for-

Tabella 4.2 Netiquette per la comunicazione sincrona

Netiquette per la comunicazione sincrona
– Quando entri in chat è cortesia salutare i presenti: non è necessario farlo singolarmente, ma un "Ciao a tutti!" o un "Salve!" saranno sicuramente graditi
– Prima di intervenire nella conversazione, ascolta o leggi gli interventi precedenti: potrai farti un'idea più chiara dell'argomento di discussione
– Accogli sempre con cortesia ogni nuovo utente della chat
– Se partecipi a chat tematiche, evita di deviare dall'argomento
– Per evitare confusione, digita il nome dell'utente a cui ti rivolgi
– Fai attenzione al sarcasmo e all'umorismo. Senza la comunicazione *vis-a-vis* e l'intonazione della voce, una battuta potrebbe essere intesa come una critica: in questo caso usa le emoticon
– Gli acronimi (per esempio cmq = comunque) sono spesso usati in chat; tuttavia, anche se utili per abbreviare, possono confondere e irritare chi legge
– Usa i caratteri maiuscoli il meno possibile: equivale a urlare
– Entrare nelle chat con un *nickname* permette sicuramente di esprimere senza alcuna timidezza la propria opinione, ma questo deve essere sempre fatto nel rispetto degli altri utenti e delle loro opinioni

mazione tradizionale. In realtà questa visione è smentita da numerose osservazioni che dimostrano come in rete possano instaurarsi dibattiti ampi e articolati, ricchi e motivanti, per nulla inferiori a ciò che avviene in presenza [1]. Anzi, Internet sembra consentire maggiore partecipatività a determinate tipologie di utenti inibiti a porre domande al docente in lezioni frontali popolate da decine di studenti.

Crediamo che l'e-learning sia uno strumento che, se opportunamente utilizzato e gestito, possa aggiungere valore alla didattica tradizionale, ampliando le soluzioni disponibili al docente per lo svolgimento delle sue attività. In funzione degli obiettivi formativi, il docente potrà scegliere quali tecnologie adottare, cercando di governarle in modo tale da creare un ambiente virtuale rilevante e stimolante, in cui i discenti possono comunicare e interagire sviluppando forme di apprendimento collaborativo, che sembrano rappresentare un valore aggiunto per l'e-learning difficilmente riproducibile in presenza.

Come verrà descritto nel Capitolo 5, dedicato al tutor online, il coordinamento delle attività all'interno di comunità virtuali è un processo non semplice, che richiede competenze di tipo tecnologico, socio-relazionale, pedagogico e organizzativo difficilmente riscontrabili contemporaneamente in un unico individuo.

4

Tabella 4.3 Netiquette per la comunicazione asincrona

Netiquette per la comunicazione asincrona
– Prima di intervenire nella conversazione, ascolta o leggi gli interventi precedenti: potrai farti un'idea più chiara dell'argomento oggetto di discussione
– L'oggetto del messaggio dovrebbe essere breve e preciso in modo tale da chiarirne il contenuto. Evita quindi di inserire titoli generici (per esempio, "Oggetto: aiuto" o "Oggetto: cosa interessante") o che non rappresentano in alcun modo il problema discusso
– Il contenuto dei messaggi inviati dovrebbe essere sintetico e descrivere in modo chiaro e diretto l'argomento. Evita l'inserimento di messaggi inconsistenti aventi come contenuto solo emoticon o semplici parole (per esempio, "sì", "no", "forse")
– Evita di scrivere messaggi con lettere maiuscole: equivale a urlare
– Non divagare rispetto all'argomento della discussione
– Sii sempre cortese nelle risposte. I messaggi inviati tramite rete possono essere facilmente fraintesi, poiché non possono essere accompagnati dai gesti e dalle espressioni tipiche dei colloqui in presenza. Senza la comunicazione facciale e l'intonazione della voce, una battuta potrebbe essere intesa come una critica. Quando vuoi esprimere un'emozione usa le emoticon
– Attendere con pazienza la risposta a un messaggio
– Se rispondi a un messaggio, a meno che non sia strettamente necessario, non riportare sistematicamente l'intero messaggio originale, ma solo la parte del messaggio che intendi discutere
– Non inviare mai, senza l'esplicito permesso dell'autore, il contenuto di messaggi personali di posta elettronica oppure il contenuto completo di articoli provenienti da altri siti Internet. Riportane sempre solo una parte, inserendo anche un link all'articolo completo
– Non essere intollerante con chi commette errori sintattici e/o grammaticali. Chi scrive è comunque tenuto a migliorare il proprio linguaggio in modo da risultare comprensibile alla collettività
– Sii professionale e attento quando parli di altre persone. Quando reagisci al messaggio di qualcun altro, riferisciti all'idea e non alla persona. Evita "guerre di opinione"
– Non inviare messaggi o comunicazioni pubblicitarie, a meno che non siano state sollecitate in modo esplicito
– Utilizza gli acronimi con parsimonia
– Non contribuire alla diffusione di "catene di messaggi di posta elettronica"
– Quando condividi allegati, considera sempre la compatibilità tra il formato dei file

Bibliografia

1. Rotta M, Ranieri M (2005) E-Tutor: identità e competenze. Erickson, Trento
2. Trentin G (1998) Insegnare e apprendere in rete. Zanichelli, Bologna
3. Calvani A, Rotta M (2000) Fare Formazione in Internet. Manuale di didattica on line. Erickson, Trento
4. Internet Engineering Task Force – RFC 1855: Netiquette Guidelines http://tools.ietf.org/html/rfc1855 (ultimo accesso effettuato il 29/09/2010)

Tutor online

5

M. Masoni, M.R. Guelfi

Abstract Il tutor svolge una funzione cruciale in tutte le fasi di erogazione di un corso online. Ma quali sono i profili e i ruoli che egli deve assumere per svolgere le sue funzioni? Quale formazione professionale è necessaria per questa figura emergente affinché possa assistere al meglio i discenti nella fruizione di corsi e-learning?

Il presente capitolo cerca di rispondere a queste domande con l'aiuto di modelli teorici di riferimento noti in letteratura.

5.1 Introduzione

Il termine "tutor" ha origini latine, ma è nei sistemi scolastici di tipo anglosassone che si è caratterizzata la sua funzione, intesa come quella di colui che fornisce indicazioni allo studente quando deve operare delle scelte mediando tra aspirazioni e formazione professionale. Il tutor non è una figura nuova neppure nel panorama pedagogico sanitario: la letteratura medico-scientifica ne fa spesso menzione in numerosi progetti formativi.

Nell'e-learning è ampiamente acclarato che il tutor rappresenta una figura professionale fondamentale per l'erogazione di corsi online di elevata qualità. L'avvento della *Information and Communication Technology* (ICT) ha richiesto tuttavia una ridefinizione del suo profilo e delle sue peculiarità.

Il tutor online (*e-tutor*) è colui che ha il compito di insegnare, sostenere, gestire e valutare gli studenti in corsi che utilizzano in modo significativo le tecnolo-

M. Masoni (✉)
Innovazione Didattica ed Educazione COntinua in Medicina – IDECOM,
Presidenza Facoltà di Medicina e Chirurgia, Università degli Studi di Firenze, Firenze

gie telematiche. Questa definizione potrebbe indurci a ritenere, in modo abbastanza semplicistico, che, affinché il tutor possa svolgere i compiti richiesti, sia sufficiente l'acquisizione di abilità tecnologiche, oltre alle tradizionali competenze di dominio.

In realtà è necessaria la compresenza di competenze contenutistiche, tecnologiche, assieme ad altre psicopedagogiche, relazionali e organizzativo-gestionali, che tuttavia devono essere messe in relazione allo specifico contesto di applicazione, che nel nostro caso è quello sanitario.

Uno dei primi problemi emergenti è il tipo di relazione esistente fra tutor e docente. Secondo Rotta e Ranieri "nella letteratura specialistica così come nella prassi prendono forma due posizioni, ciascuna con varie implicazioni e sfumature: una prima ipotesi immagina il tutor che opera in rete come una figura complementare, integrativa rispetto al docente, al formatore o all'autore dei contenuti erogati in un corso online; una seconda ipotesi considera al contrario che l'e-tutor non sia altro che un'evoluzione della figura del docente e del formatore, ovvero una specializzazione di quelle stesse professionalità, un ampliamento delle rispettive abilità e competenze" [1].

L'argomento è ampiamente dibattuto e, nonostante in linea di principio sia preferibile la prima ipotesi, le scarse risorse economiche in cui versano il sistema scolastico e universitario nazionale portano spesso a propendere per la seconda soluzione, rivolta a concentrare sul docente ulteriori compiti e attività. Qualunque sia la scelta attuata, riteniamo comunque necessaria una stretta collaborazione tra tutor e docente in fase di progettazione dell'intervento didattico per definire strategie, tempistica e modalità di valutazione degli studenti.

Nei paragrafi seguenti vengono illustrati i profili che un tutor online può assumere e descritti i ruoli che deve svolgere.

5.2
Profili del tutor online

Per quanto riguarda i possibili profili che può assumere il tutor online, è utile la seguente modellizzazione [2]:

- istruttore;
- facilitatore;
- moderatore/animatore.

Dobbiamo precisare che questa tassonomizzazione non è rigida, e che più profili possono essere assunti o da figure professionali diverse o da uno stesso tutor nelle diverse fasi di erogazione di un corso. Inoltre la funzione che potrà acquisire il tutor è correlata alla tipologia di e-learning intorno alla quale il corso è stato costruito, per cui consigliamo il lettore di familiarizzare prima con gli argomenti trattati nel capitolo precedente.

5.2.1
Tutor istruttore

La figura del tutor istruttore presuppone la presenza di materiali didattici strutturati erogati a distanza tramite le tecnologie telematiche. Contenuti prodotti in queste modalità appartengono prevalentemente alla tipologia di e-learning content + support.

Generalmente il tutor istruttore interviene su richiesta, rispondendo a quesiti posti tramite forum o inviati mediante posta elettronica, e/o elaborando eventuali materiali integrativi in funzione delle richieste degli studenti. La comunicazione è prevalentemente di tipo uno a molti (tutor- classe virtuale) e uno a uno (tutor-discente).

Il tutor istruttore deve pertanto:

- possedere le conoscenze specifiche di dominio;
- possedere abilità tecniche non particolarmente evolute, che gli consentano di produrre pagine web e di interagire con i partecipanti attraverso mezzi di comunicazione asincrona (posta elettronica, mailing list, Web forum ecc.) ed eventualmente sincrona (chat, videoconferenza ecc.).

Questo profilo di tutor è assai simile all'attività del docente tradizionale che eroga conoscenze secondo un modello didattico *instructor-centered*. Il tutor istruttore può gestire in modo efficace la comunicazione con un numero piuttosto elevato di discenti.

5.2.2
Tutor facilitatore

Il tutor facilitatore non si limita a chiarire dubbi sui contenuti erogati, ma rappresenta una guida per il discente, sostenendolo tecnicamente e relazionalmente nell'apprendimento e stimolandone le potenzialità individuali (*scaffolding*).

Il profilo del tutor facilitatore prevede materiali didattici poco strutturati e scarsamente organizzati, non predefiniti, la cui evoluzione può variare in funzione delle richieste dei discenti. In questo caso il tutor ha ancora atteggiamenti di tipo direttivo: deve infatti progettare attività collaborative in rete individuando gli argomenti oggetto di discussione e assegnando lavori di gruppo al fine di favorire il confronto e la collaborazione all'interno di una comunità avente le stesse specificità (costruzione cooperativa della conoscenza), stimolando in tal modo un processo di apprendimento contestualizzato e collaborativo. Ciò avviene principalmente in corsi costruiti secondo la tipologia e-learning wrap around. Il focus dell'apprendimento rimane il soggetto, secondo un modello didattico *learner-centered*.

Rispetto al profilo precedente il tutor facilitatore, oltre a competenze specifiche di dominio, deve possedere abilità tecnologiche più marcate: per esempio sapere utilizzare e gestire forum e mailing list e conoscere le buone regole (*netiquette*) di utilizzo degli strumenti tecnologici di interazione, per ridurre al minimo il *drop-out* di discenti che incontrano difficoltà nella fruizione e nella partecipazione a corsi e-learning. Egli deve inoltre mostrare capacità di gestione della comunicazione di gruppo, creando messaggi di innesco, progressione, incoraggiamento, monitoraggio e sintesi. Il tutor facilitatore riesce a gestire efficacemente interazioni con un numero molto inferiore di studenti rispetto al tutor istruttore: la letteratura riporta spesso un rapporto ottimale di uno a venti studenti.

5.2.3 Tutor moderatore/animatore

Il tutor moderatore/animatore ha grande competenza nella gestione della comunicazione di rete e focalizza la sua azione sulle modalità di interazione tra gli studenti; ciò si traduce in un attento monitoraggio delle dinamiche del gruppo, con interventi limitati a fasi in cui la discussione intraprende percorsi non idonei nei modi e nei tempi. Il tutor moderatore fornisce essenzialmente un supporto esterno alla comunità virtuale, promuovendo la co-costruzione di autonomia e riducendo progressivamente il suo apporto (*fading*). Più che sull'individuo, il focus dell'apprendimento è sul gruppo, secondo un modello didattico *learning team-centered.*

In questa situazione l'apprendimento e la costruzione della conoscenza avviene soprattutto tra pari, con le interazioni tra i discenti che costituiscono la maggior parte del materiale del corso, come avviene prevalentemente nella tipologia e-learning integrata. La comunicazione è tipicamente del tipo molti a molti.

Il numero di studenti con cui il tutor riuscirà appropriatamente a interagire è estremamente variabile ed è in funzione del livello di *peer-tutoring* tra i discenti e dell'evoluzione del lavoro di gruppo.

La Tabella 5.1 mette in relazione i profili del tutor online, le competenze richieste e le tipologie e-learning.

Tabella 5.1 Relazione tra profili del tutor online, competenze e tipologie e-learning

Profilo del tutor online	Competenze	Tipologie e-learning
Istruttore	Esperto di contenuti; limitate competenze tecnologiche	*Content+support*
Facilitatore	Esperto di contenuti; marcate competenze tecnologiche nonchè abilità relazionali e capacità di gestione di comunicazione di gruppo	*Wrap around*
Moderatore/animatore	Grande abilità nella gestione di classi virtuali applicando strategie didattiche per l'apprendimento collaborativo incentrate sul gruppo	*Integrata*

5.3 Ruoli del tutor online

La letteratura classifica spesso i possibili ruoli di un e-tutor in [3,4]:

- tecnico;
- sociale;
- pedagogico;
- organizzativo.

Prima di affrontare ogni singola componente, definendo per ognuna alcune attività tipiche dell'e-tutor, occorre anticipare due considerazioni. La prima è la difficoltà a classificare un compito all'interno di un solo ruolo. La seconda è che il tutor online ha spesso funzioni di raccordo e di interscambio non solo tra docente e discente e tra gli studenti, ma anche con altre figure professionali coinvolte nella produzione ed erogazione di un corso online, quali *instructional designer*, gestore della piattaforma tecnologica, manager didattico e componenti istituzionali.

5.3.1 Ruolo tecnico

Oltre alla capacità di utilizzare i tradizionali servizi Internet (posta elettronica, mailing list, forum, videoconferenza ecc.) è necessario che l'e-tutor possegga competenze relative alla produzione di materiale didattico da pubblicare in rete, come per esempio pagine Web.

Approfondita deve essere la conoscenza delle tecnologie della comunicazione sincrona e asincrona e delle dinamiche interpersonali che questi strumenti coinvolgono (*Computer Mediated Communication*) trattata nel Capitolo 4. È suo compito preoccuparsi che l'accesso ai materiali avvenga senza difficoltà e in modo trasparente da parte degli studenti, riferendosi specificatamente allo staff tecnico per la risoluzione di problemi complessi.

5.3.2 Ruolo sociale

Il tutor dovrà creare un ambiente didattico facilitante l'interazione e la partecipazione, promuovere discussioni informali tra gli studenti, lasciando che il dibattito tra questi ultimi fluisca in modo regolare e continuo, incoraggiando coloro che sono restii a partecipare e calmierando quelli troppo intrusivi. È di sua competenza la predisposizione di *netiquette*, che rappresentano le regole che i discenti devono osservare durante lo svolgimento di un corso erogato in modalità e-learning e che dovranno essere distribuite agli studenti in fase iniziale.

5.3.3 Ruolo pedagogico

Abbiamo già sottolineato che durante la progettazione dell'intervento didattico il docente si deve raccordare con il tutor per pianificare il profilo che quest'ultimo dovrà assumere nelle diverse fasi di erogazione del corso. Consigliamo di mantenere in fase di progettazione delle "zone di flessibilità", poiché molto spesso il corso evolve verso direzioni non previste che dovranno essere condotte a destinazione [5]. L'e-tutor deve rispondere a richieste di chiarimento sui contenuti, svolgere azioni di stimolo intellettuale e stabilire gli argomenti oggetto di discussione. Estremamente importante è la gestione dei forum, le modalità di apertura e di chiusura dal punto di vista sia quantitativo sia qualitativo, la capacità di porre domande, di moderare e di stimolare riflessioni associate a strategie di *team-building*. Ovviamente questo tipo di competenze è difficilmente separabile da quelle socio-relazionali.

5.3.4 Ruolo organizzativo

Il tutor sarà colui che gestirà l'iscrizione e l'ammissione degli studenti al corso, così come la progressione e il monitoraggio della fruizione. Sarà estremamente importante la valutazione della tempistica, fornire sostegno ai corsisti nell'organizzazione del proprio tempo e procedere a operazioni di risincronizzazione, qualora necessario. Sarà cura del tutor l'analisi del tracciamento delle attività dei discenti con produzione di report di valutazione finale per il docente e/o per la struttura organizzativa responsabile dell'erogazione. Utile è una lista dei partecipanti con elenco dei loro indirizzi e-mail, affinché siano possibili comunicazioni private tra il tutor e i discenti del corso.

5.4 Formazione professionale del tutor online

Ovviamente la compresenza di ruoli così variegati in un'unica figura professionale fa emergere il problema di quale formazione sia necessario impartire all'e-tutor, argomento assai complesso e dibattuto.

Riteniamo che i candidati a svolgere attività di e-tutoring dovrebbero seguire un corso di formazione avente come obiettivo quello di fornire le necessarie conoscenze e competenze per assistere i discenti nella fruizione di corsi online. Pellerey definisce competenza la "capacità di mobilizzare, o attivare, e di orchestrare, o combinare, le risorse interne possedute e quelle esterne disponibili per fare fronte a una classe o tipologia di situazioni formative e/o lavorative in maniera valida e produttiva" [6].

Al termine del corso di formazione i tutor online dovrebbero aver acquisito le seguenti competenze:

- assistere in modo appropriato e proattivo i partecipanti a corsi a distanza;
- utilizzare le tecnologie di base necessarie per assistere il discente nella fruizione di corsi online;
- identificare i metodi e le strategie didattiche più adatte in relazione al contesto di applicazione, sia per quanto riguarda la fruizione di materiali didattici in auto-apprendimento sia nelle esperienze di lavoro collaborativo a distanza;
- agire in modo opportuno nella mediazione delle interazioni nella classe virtuale, offrendo un feedback adeguato ai discenti;
- monitorare il progresso di acquisizione delle conoscenze e delle competenze della classe.

Forse perché gli Autori operano in ambito universitario e di formazione continua, riesce loro difficile immaginare un tutor privo di competenze specifiche di dominio; di conseguenza è loro opinione che l'e-tutor che opera in ambito sanitario debba aggiungere ulteriori conoscenze e competenze a un portfolio già di per sé variegato e complesso.

Riteniamo inoltre estremamente utile che il percorso formativo del futuro e-tutor preveda la partecipazione in qualità di discente a un corso erogato online: questo gli consentirà di osservare e riflettere attentamente sui ruoli e competenze che un formatore deve mettere in atto per svolgere in modo efficace la propria attività all'interno della classe virtuale. Il successivo affiancamento a un e-tutor durante la fase di erogazione di un corso e-learning potrebbe completare la sua formazione [3].

Bibliografia

1. Rotta M, Ranieri M (2005) E-Tutor: identità e competenze. Erikson, Trento
2. Calvani A, Rotta M (2000) Fare Formazione in Internet. Erickson, Trento
3. Rowntree D (1995) The tutor's role in teaching via computer conferencing. British Journal of Educational Technology 26(3):205-215
4. Berge ZL (1995) Facilitating Computer Conferencing: Recommendations From the Field. Educational Technology 35(1):22-30. http://www.emoderators.com/moderators/teach_online.html (ultimo accesso effettuato il 29/09/2010)
5. De Waal P. Nuove strategie didattiche per la formazione in rete del tutor. WBT http://www.giornalelearning.it/httpdocs/index.php?risorsa=formazione_tutor (ultimo accesso effettuato il 29/09/2010)
6. Pellerey M (2003) Natura, diagnosi e sviluppo della capacità di autodeterminazione e autoregolazione nell'apprendimento e nel trasferimento di competenze professionali in Isfol. In: AA.VV. (Eds) Apprendimento di competenze strategiche. FrancoAngeli, Milano

Comunità virtuali: comunità di apprendimento e comunità di pratica

6

F. Zecchillo, A. Vailati, M. Masoni

Abstract Nell'attuale società della conoscenza l'individuo è obbligato ad aggiornarsi in modo continuo per tutta la vita lavorativa e in tempi estremamente rapidi. I percorsi di apprendimento tradizionali raramente sono progettati con questo obiettivo, per cui emerge spesso la necessità di metodi alternativi alla formazione tradizionale.
Tra questi l'apprendimento collaborativo emerge come strumento prezioso: l'evoluzione delle tecnologie telematiche permette all'individuo di comunicare con una rete di colleghi ed esperti e di disporre di una base di conoscenza condivisa a cui poter attingere per la soluzione di problemi professionali.

Obiettivo principale di questo capitolo è introdurre il concetto di comunità virtuale, importante risorsa per la condivisione della conoscenza, e affrontare i principali concetti teorici relativi alle comunità di apprendimento e alle comunità di pratica

6.1 Che cos'è una comunità

Nell'ambito umano il concetto di comunità indica un gruppo più o meno ampio di persone legate tra di loro per ragioni storiche, geografiche, linguistiche, ideologiche, sociologiche, religiose e/o familiari.

Caratteristica comune delle comunità è la necessità di appartenere a una categoria o rango sociale e di condividere le proprie esperienze.

F. Zecchillo (✉)
CdL Tecniche di Fisiopatologia cardiocircolatoria e Perfusione cardiovascolare,
Facoltà di Medicina e Chirurgia, Università degli Studi dell'Insubria, Varese

E-learning in sanità. M.R. Guelfi, M. Masoni, A. Conti, G.F. Gensini (a cura di)

Dal punto di vista psicologico, far parte di una comunità significa godere di una protezione dal mondo esterno, a scapito di un pieno sviluppo dell'individuo. Nell'ambito di una società il singolo non gode della protezione della comunità ma nel contempo è più libero di sviluppare le proprie potenzialità.

Se nella società si fa riferimento principalmente ai fini dell'individuo, nella comunità prevalgono gli obiettivi condivisi e la solidarietà.

In passato appartenere a una comunità era una condizione di vita e non una scelta: ci si trovava al suo interno per nascita o per appartenenza *de facto*. Oggi appartenere a una comunità non è necessariamente legato al contatto fisico o alla vicinanza geografica, ma è una scelta del singolo se entrare in o uscire da o partecipare a gruppi di persone differenti aventi regole diverse.

6.2 Il concetto di comunità virtuale

La facilità di distribuire informazioni e di comunicare attraverso la rete Internet ha permesso la nascita di comunità virtuali (comunità online) che condividono conoscenze ed esperienze. Essendo parte integrante di un gruppo, i partecipanti contribuiscono attivamente alla crescita della comunità tramite le proprie esperienze e conoscenze personali, favorendo cooperazione e collaborazione.

Tra le diverse forme di aggregazione e condivisione della conoscenza in rete, in questo contributo prenderemo in esame le comunità di apprendimento e di pratica. Le prime nascono tipicamente nell'ambito di un percorso didattico predefinito di tipo formale, le seconde sorgono in genere spontaneamente per la soluzione di problemi comuni o per la condivisione di esperienze e casistiche in determinati ambiti professionali.

Questi due tipi di comunità sono presenti anche nel mondo reale, ma l'avvento delle tecnologie telematiche ne costituisce un fattore facilitante l'integrazione e ne favorisce lo sviluppo. Essendo questo libro dedicato all'e-learning, è soprattutto alla declinazione in rete di questo tipo di aggregazioni che concentreremo la nostra attenzione.

6.3 Comunità di apprendimento

Le comunità di apprendimento nascono in America alla fine del XX secolo, come forma di apprendimento alternativo. Sono aggregazioni di persone in cui è possibile sostenere la crescita individuale nell'ambito di un percorso didattico predefinito prevalentemente di tipo formale, attraverso processi di apprendimento collaborativi che favoriscano lo sviluppo di una base di conoscenza collettiva.

Secondo Calvani [1], tali comunità sono caratterizzate dai seguenti elementi:

- diversità di esperienza tra i membri;
- condivisione dell'obiettivo di crescita collettiva di competenze e conoscenze;
- desiderio di imparare ad apprendere ("learning to learn");
- produzione di materiale per la condivisione dell'apprendimento.

Non è quindi necessario che ogni membro della comunità conosca tutto il sapere comunitario, ma ognuno può conoscere chi nella comunità ha particolare esperienza verso la risoluzione di un determinato problema. Le problematiche da considerare per promuovere la nascita delle comunità di apprendimento riguardano diversi fattori, tra cui:

- lo scopo della comunità, che normalmente è quello di favorire la cultura dell'apprendimento e la risoluzione di problemi;
- il ruolo del docente, che agisce da facilitatore in modo tale da dirigere il discente verso l'acquisizione di autonomia e responsabilità;
- l'identità del soggetto all'interno della comunità, che varia a seconda della reputazione dello stesso;
- il tipo di attività della comunità che di solito riguarda ricerche individuali e di gruppo, tutoraggio, discussioni e attività di *problem solving* alla cui soluzione i partecipanti si aiutano reciprocamente;
- la condivisione dei processi di apprendimento e dei contenuti appresi che entrano a far parte della memoria collettiva, prodotti della comunità, che possono essere utilizzati dai suoi membri per risolvere altri problemi;
- la conoscenza collettiva e individuale preesistente.

6.4 Comunità di pratica

A differenza delle comunità di apprendimento, le Comunità di Pratica (CdP) negli ultimi anni hanno guadagnato terreno significativo e sono diventate un elemento centrale dello sviluppo organizzativo. Nascono in genere spontaneamente in modo informale, con l'intenzione di condividere un interesse comune; i soggetti si confrontano reciprocamente creando un vincolo di impegno e collaborazione reciproca al fine di risolvere problemi. Trentin spiega chiaramente le motivazioni che possono spingere le persone ad aggregarsi in CdP [2]:

> "Se ho un problema, chiedo aiuto a chi lo ha già affrontato (un collega o un gruppo di colleghi); se mi viene data una soluzione e la comprendo, ho imparato una cosa nuova; se non mi viene data provo a cercarla insieme ad altri che hanno (o potrebbero avere in futuro) il mio stesso problema".

Etienne Wenger, uno dei principali studiosi delle CdP, le definisce nel seguente modo:

"Le comunità di pratica sono costituite dalla gente che si relaziona in un processo collettivo di apprendimento in un dominio comune dell'attività umana: una tribù che impara a sopravvivere, un gruppo di artisti che cerca nuove forme di espressione, un gruppo di ingegneri che lavorano su problemi simili, una cricca di alunni che definiscono la loro identità nella scuola, una rete di chirurghi che esplora nuove tecniche, una riunione di dirigenti responsabili principianti che si aiutano reciprocamente. In poche parole: le comunità di pratica sono gruppi di persone che condividono un interesse o una passione per qualcosa ed imparano come fare a migliorare mentre interagiscono regolarmente".

Le caratteristiche fondanti una CdP vengono così definite da Wenger [3]:

- campo tematico (*domain*): "creazione di un contesto e di un comune senso di identità";
- comunità (*community*): "creazione di un tessuto sociale per l'apprendimento";
- pratica (*practice*): è il nucleo centrale delle CdP, un insieme di idee, strumenti, informazioni, stili, linguaggi, storie e documenti che i membri della comunità condividono; in altre parole, il valore reale delle comunità di pratica consiste proprio nel loro bagaglio di expertise, ovvero della conoscenza acquisita sul campo.

La CdP è luogo in cui circola conoscenza "tacita", frutto di esperienze personali, idee, valori ed emozioni. La condivisione di questo tipo di conoscenza può determinarne la sua esplicitazione, favorendo una crescita culturale e organizzativa che arricchisce la memoria comunitaria. Questa "trasformazione di conoscenza" conferisce alle organizzazioni che promuovono le CdP la capacità di acquisire un vantaggio in termini di competitività di impresa, opportunità che potrebbe essere presa in considerazione anche nell'ambito delle aziende sanitarie.

Un ultimo importante aspetto da sottolineare è che la presenza di fiducia e stima tra i partecipanti è conditio sine qua non per una collaborazione attiva che favorisca lo sviluppo delle migliori pratiche professionali. Prima di affrontare la progettazione di una CdP in ambito sanitario occorre descrivere due concetti estremamente importanti: il ciclo di vita di una CdP e la memoria comunitaria.

6.5 Ciclo di vita di una comunità di pratica

Wenger [4] scompone il ciclo di vita di una CdP in diverse fasi, come mostrato nella Figura 6.1. La prima fase, di costituzione (potenzialità), può essere riconosciuta come la testa della CdP, ed è caratterizzata dalla consapevolezza della sua utilità e da passione e/o interesse personale che spinge i membri a aderirvi.

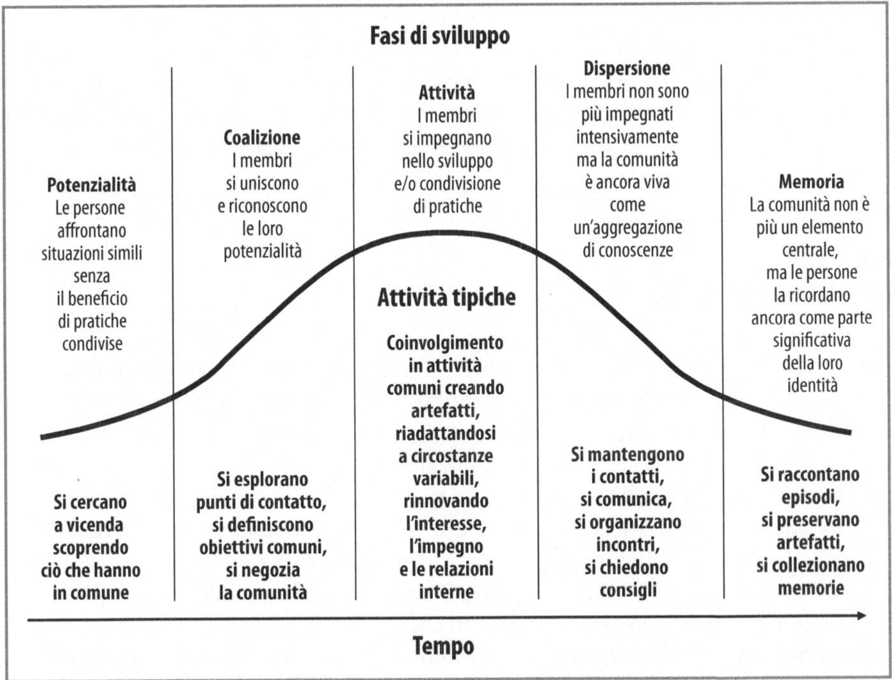

Fig. 6.1 Ciclo di vita di una CdP secondo Wenger [4] (per gentile concessione di E. Wenger)

Nella fase successiva (coalizione) i partecipanti la CdP instaurano relazioni e ricercano la conoscenza disponibile. Questo stadio è particolarmente critico, poiché le relazioni interpersonali possono generare tensioni che potrebbero pregiudicare la crescita e lo sviluppo della CdP. Superato questo momento, l'interscambio tra spazio pubblico e privato comincia a funzionare, i membri interagiscono frequentemente e trovano sempre più spesso opportunità per aiutarsi vicendevolmente.

A questo punto la CdP è pronta a costruire una propria identità cosciente (attività). Le attività della CdP diventano più specifiche e sistematiche, vengono stabiliti degli standard e spesso occorrono risorse aggiuntive da parte dell'organizzazione. Questo in parte mina l'intimità iniziale del gruppo e in alcune comunità crea resistenze.

Come un adolescente che diventa adulto, la CdP continua a crescere anche dopo la maturità. Espande i propri interessi, trova nuovi problemi e sviluppa progetti, creando una complessa rete di attività, relazioni e sottogruppi con interessi particolari. Nuove generazioni di membri entrano a far parte della comunità, alcuni leader abbandonano il gruppo per lasciare spazio ad altri, fonte di nuova ispirazione e organizzazione.

Può succedere che l'interesse verso la comunità si esaurisca o si trasformi (dispersione). Alcuni membri perdono interesse e si spostano verso altre realtà, l'intero gruppo può fondersi con altri simili oppure dividersi in una serie di soggetti distinti.

Nell'ultima fase della vita (memoria), la comunità non è più interesse primario dei suoi membri ma è entrata a far parte della loro identità, e gli individui la ricordano piacevolmente narrandola.

Nel corso della vita di una CdP tutti e tre gli elementi fondanti individuati da Wenger [2] che la compongono evolvono. Il dominio si muove da un interesse individuale verso un interesse condiviso. La comunità evolve da un network locale a un ampio gruppo di esperti interagenti. La pratica si trasforma dalla risoluzione di problemi comuni alla realizzazione di progetti basati sulla conoscenza collettiva.

6.6 Memoria comunitaria

Il concetto di Memoria Comunitaria (MC) si riferisce all'insieme di informazioni dirette e indirette presenti nel materiale digitale derivante dall'interazione tra i membri (file, newsletter, forum, e-mail), dal quale è possibile trarre soluzioni per problemi che nascono all'interno della comunità stessa.

Durante la ricerca della soluzione a un problema, i membri spesso non hanno coscienza che le informazioni utili potrebbero già essere presenti all'interno della MC. Affinché la ricerca delle informazioni risulti efficace, il materiale deve essere catalogato e ordinato per essere disponibile per un recupero immediato. La MC dovrebbe quindi mettere a disposizione strumenti capaci di comprendere le esigenze dell'utenza, non limitandosi all'indicizzazione delle informazioni, ma fornendo indicazioni in merito ai compiti per i quali potrebbero essere utili.

Una soluzione a questo problema potrebbe essere la creazione di mappe concettuali che permettono di creare delle relazioni all'interno di un dominio di conoscenza e che possono essere trasformate in formato digitale ed essere distribuite. Inoltre, grazie alla tecnologia del Web 2.0, i membri appartenenti alla comunità possono interagire al fine di costruire un percorso di soluzione al problema, distribuendo e fornendo indicazioni utili in tempo reale.

Resta inteso che il materiale digitale variamente rielaborato e proveniente dalle varie forme di interazione deve necessariamente rispettare una forma corretta di espressione e deontologia professionale e può essere sottoposto a un'eventuale supervisione prima della divulgazione definitiva.

6.7 Progettazione di una comunità di pratica

Per attivare e mantenere nel tempo una CdP è indispensabile non avere un atteggiamento troppo dirigista, poiché la nascita spontanea si opporrebbe naturalmente a un controllo assiduo, mettendone a rischio la crescita, nonché la sopravvivenza. È opportuno quindi stimolare il senso di appartenenza alla comunità, favorendo l'ingresso di chi ha interesse a partecipare senza costrizioni.

Nella costituzione di una CdP è particolarmente indicato un incontro formale in presenza, in cui delineare le strategie da adottare.

Tra gli approcci possibili, quello metodologico proposto da Formez [5] consta di cinque fasi:

- analisi del contesto;
- pianificazione strategica;
- pianificazione operativa;
- progettazione dell'ambiente online;
- gestione della crescita.

L'analisi del contesto in cui si colloca una CdP è la fase in cui vengono descritti dettagliatamente il progetto e gli obiettivi che si intendono raggiungere.

Per ciò che concerne la pianificazione strategica, dovranno essere identificate le risorse umane necessarie per delineare la struttura organizzativa di una CdP, i ruoli principali che alcuni componenti dovranno assumere assieme alle competenze utili per svolgere le attività indicate. Formez [5] propone l'individuazione nella comunità dei seguenti ruoli principali:

- soggetto promotore: è l'ideatore della comunità, organizza i momenti di socializzazione tra i membri, facilita le loro attività e le loro relazioni e ne promuove l'immagine;
- *community manager*: è il rappresentante primario della comunità, nonché diretto responsabile del suo funzionamento; accoglie le proposte dei partecipanti, ascolta i loro problemi e offre risposte per soddisfare le diverse esigenze;
- *content manager*: è colui che si occupa dell'immagazzinamento, catalogazione, organizzazione, recupero e diffusione del materiale informativo utile per i membri della comunità;
- esperto: in virtù dell'autorevolezza e prestigio acquisiti è colui che interviene su argomenti di rilievo della comunità;
- *system administrator*: è colui che si occupa di questioni tecnologiche e della gestione dell'ambiente software; il corretto funzionamento e l'integrità dei sistemi informatici sono suoi interessi principali.

La stesura di un piano operativo diventa necessaria per definire la linea di condotta da intraprendere e le priorità da affrontare. È un punto fondamentale, poiché da esso dipende lo sviluppo e il mantenimento della CdP. Devono essere valutati il target a cui si indirizza la CdP, le tecnologie disponibili, le competenze degli utenti all'uso degli strumenti per la navigazione e la comunicazione in rete, nonché le motivazioni che spingono a entrare a far parte della comunità. Occorre avere una panoramica realistica degli obiettivi da sviluppare, poiché una sopravvalutazione del potenziale a disposizione pregiudicherebbe l'esito del progetto. La valutazione degli eventuali costi da affrontare e delle risorse umane da mettere in campo deve essere effettuata in questa fase.

Nella progettazione dell'ambiente online è certamente utile considerare soluzioni *open source* che consentono un notevole contenimento dei costi. In più gli strumenti del Web 2.0 facilitano l'accesso e l'interazione tra professionisti sanitari più consapevoli del proprio ruolo sociale e stimolati a un continuo aggiornamento.

La gestione della crescita è un compito tutt'altro che facile a cui tutti i membri, e in particolare il community manager e il promotore, devono porre particolare attenzione. La preparazione di materiale per coloro che accedono per la prima volta alla comunità è certamente un fattore che favorisce la crescita. È tipico di questa fase il monitoraggio della comunità.

6.8 Conclusioni

Lifelong learning, formazione *on demand*, apprendimento *just in time* sono concetti che possono trovare rivitalizzazione mediante le tecnologie telematiche, declinate principalmente verso l'organizzazione di apprendimenti collaborativi, che favoriscano la comunicazione tra pari e una maggiore interazione tra colleghi. A tale scopo le CdP rivestono un ruolo importante, poiché permettono la valorizzazione e la gestione della conoscenza condivisa, mettendo a disposizione non solo risorse utili e spendibili nell'immediato, ma anche materiale affidabile e di elevata qualità, perché controllato da utenti esperti del settore.

Bibliografia

1. Calvani A (2005) Rete, comunità e conoscenza. Costruire e gestire dinamiche collaborative. Erickson, Trento
2. Trentin G (2004) Apprendimento in rete e condivisione delle conoscenze. Ruolo, dinamiche e tecnologie delle comunità professionali online. Franco Angeli, Milano
3. Wenger E (2006) Communities of practice, a brief introduction. http://www.ewenger.com/theory/ (ultimo accesso effettuato l'1/10/2010)
4. Wenger E (1998) Communities of Practice: Learning as a Social System, The Systems Thinker. Vol. 9, No. 5. http://www.ewenger.com/pub/pub_systems_thinker_wrd.doc (ultimo accesso effettuato l'1/6/2010)
5. Centro Formazione Studi Formez (2002) Comunità di Pratiche, di Apprendimento e Professionali, una metodologia per la progettazione. Strumenti FORMEZ n. 10. http://www.formez.it (ultimo accesso effettuato l'1/6/2010)

E-learning 2.0

7

M. Masoni, M.R. Guelfi, J. Shtylla, F. Isabella, A. Stella

Abstract In questo capitolo vengono brevemente descritti i principali applicativi del Web 2.0. Queste innovazioni tecnologiche offrono l'occasione per considerazioni sull'evoluzione dell'e-learning.

7.1 Il Web 2.0

Da qualche anno si sono diffusi in Internet strumenti tecnologici che hanno ampliato e modificato le possibilità di comunicazione e interazione tra gli utenti, tanto che è stato coniato il termine *Web 2.0*. *Wiki*, *blog*, *podcasting*, e RSS (*RDF Site Summary*) sono i nomi di queste applicazioni software, caratterizzanti il Web 2.0.

Questi strumenti hanno trasformato il Web da strumento di sola lettura (*The Read Web* – Web 1.0), in cui venivano distribuiti in modo unidirezionale contenuti precostituiti e scarsamente modificabili nella forma di pagine statiche, al *Read/Write Web* (Web 2.0), rendendo più semplice e immediato l'inserimento e l'aggiornamento dei contenuti pubblicati. In questo modo la granularità minima dell'informazione in rete non è più rappresentata da documenti (pagine Web), ma da unità di microcontenuto distribuite e accessibili attraverso centinaia di domini. Il Web da mezzo diventa piattaforma, dove il contenuto pubblicato viene continuamente rigenerato e riproposto in modalità diversa, aggiungendo ulteriori significati al materiale originario.

Poiché questi strumenti hanno contribuito a modificare l'approccio degli utenti nei confronti del Web, la rivoluzione, più che tecnologica, è sociale e partecipativa. Connesso allo sviluppo del Web 2.0 è il concetto di *Web-based social networking*, in-

M. Masoni (✉)
Innovazione Didattica ed Educazione COntinua in Medicina – IDECOM,
Presidenza Facoltà di Medicina e Chirurgia, Università degli Studi di Firenze, Firenze

tendendo in tal modo un servizio basato su World Wide Web (WWW) che permette agli individui di costruire un profilo pubblico o semipubblico all'interno di un sistema confinato, di articolare una lista di utenti con cui condividere una connessione, e di accedere e attraversare le proprie liste e quelle di altri all'interno del sistema. La particolarità di siti di *social network*, quali *Facebook* o *Linkedin*, non è l'amplificazione degli incontri virtuali, ma piuttosto la possibilità di strutturare e rendere visibili le proprie reti sociali [1].

Descriviamo ora brevemente i principali strumenti tecnologici che hanno permesso lo sviluppo del Web 2.0. Accenneremo al wiki, al blog, al podcast e agli RSS. Il Web 2.0 comprende anche siti di *media sharing* (per esempio *YouTube*) e *social bookmarking*, in cui gli utenti della rete possono condividere i siti preferiti del proprio browser.

7.1.1
Blog

Il blog è una delle applicazioni del Web 2.0 più utilizzata dagli utenti della rete: la sua facilità d'uso ne ha infatti consentito una rapida diffusione. Il blog è un sito web che consente una costruzione dinamica delle pagine. Tale struttura complessa è trasparente all'utente, che può pubblicare in modo rapido e semplice materiali multimediali, conferendo all'ambiente un aspetto e contenuti personalizzati diretti a un'audience specifica. Gli interventi inseriti nel blog vengono disposti in ordine cronologico inverso (i primi post che compaiono nella pagina sono gli ultimi inseriti), inoltre si ha la possibilità di ordinare i post raggruppandoli in categorie scelte dall'autore del blog.

Il termine "blog" deriva dalla contrazione di *Web* e *log*, letteralmente "traccia sul Web", indicando così l'idea di diario online, che consente agli utenti di scrivere pensieri, riflessioni e qualsiasi altra cosa si desideri condividere con gli utenti della rete. Anche se il termine *weblog* esisteva già dal 1997, il primo utilizzo della contrazione blog risale al 1999 e viene attribuito a Peter Merholz, che nel 1999 ha usato l'espressione "we blog" nel suo sito, dando origine al verbo "to blog". La diffusione del fenomeno è stata accompagnata dalla nascita di neologismi specifici, quali:

- *blogger*: autore del blog;
- *blogosphera*: l'insieme dei blog esistenti;
- *to blog*: in italiano "bloggare".

Anche se il blog è nato come diario personale in rete, il suo utilizzo attuale è più vasto: tende infatti a sostituire i vecchi siti personali, permettendo a giornalisti, politici e personaggi pubblici di utilizzare nuove e alternative forme di comunicazione. Ma tende anche, nella sua versione tematica, a rimpiazzare i *newsgroups*, bacheche virtuali che consentono agli utenti di discutere di argomenti specifici. Poiché il blog viene utilizzato come strumento per la condivisione di conoscenza, riflessione e discussione, attorno a esso possono aggregarsi esperti di una particolare tematica

Clinical Cases and Images
Allergy & Immunology
Cardiology
Pulmonology
Gastroenterology
Nephrology
Endocrinology
Hematology & Oncology
Rheumatology
Infectious Diseases
Neurology
Geriatrics
Pain Management
Search
Clinical Cases by Organ System. Click on the menu buttons above to explore the cases.
After a few weeks of clinical practice, medical students and residents realize that patients are often different from the classic disease descriptions in the textbooks. One experienced physician summarized this by saying: "his asthma did not read the book." How to bridge this gap between theory and practice? Our answer was to create this free case-based curriculum of clinical medicine. ClinicalCases.org was featured in the British Medical Journal and Medscape.com, and was referenced several times in the medical education literature. The project is hyperlinked in the websites of 33 medical schools in the U.S., Canada, South America, Europe and Asia, and has had more than 5 million page views since 2005.
This case-based curriculum was started by physicians at Cleveland Clinic and Case Western Reserve University for the purpose of medical education. The published reports do not follow real cases. Health professionals are invited to submit cases of educational value without HIPAA identifiers through an online form. Please read the website disclaimer.
Procedure Guides Step-by-Step
Central line placement. See also Central line placement with ultrasound guidance.
Thoracentesis (pleural tap)
Paracentesis (ascites tap)
Arthrocentesis (joint tap)
Cushing's Disease Trial
Clinical Trial Supplies
Featured in BMJ and Medscape
5 million page views
SUBSCRIBE AND CONNECT

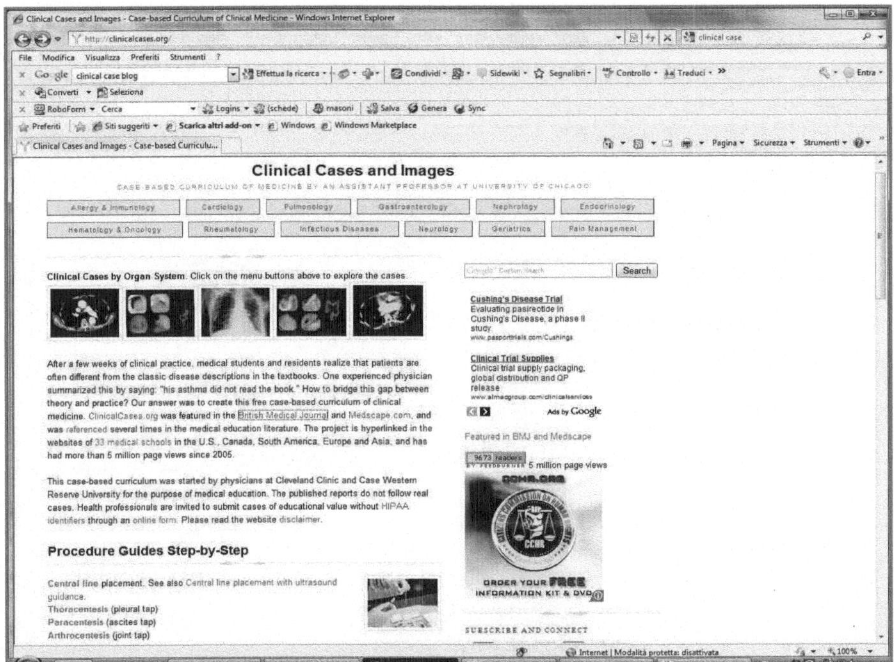

Fig. 7.1 Casi clinici presentati attraverso un blog (http://clinicalcases.org)

o patologia. Parimenti, in ambito sanitario, la versatilità di tale applicativo può essere utilizzata per la discussione di casi clinici (Fig. 7.1) o per la pubblicazione di un giornale online su di uno specifico argomento, scritto da un solo blogger o da una comunità di esperti [2]. In rete esistono anche blog creati da e per i pazienti, che nascono con l'idea di raccogliere e condividere esperienze, raccontare storie cliniche ed esporre eventuali problematiche (Fig. 7.2).

7.1.2 Wiki

Il padre del wiki, Ward Cunningham, prese spunto per il nome dal bus-navetta "Wiki Wiki" dell'aeroporto di Honolulu, che vide durante una sua visita alle Hawaii. Il termine significa "molto veloce," e sta a indicare la facilità e la rapidità con cui è possibile creare contenuti o modificarli [3].

Il wiki è un sito Web di natura prettamente collaborativa, la cui peculiarità risiede nel fatto che i contenuti sono creati in maniera collettiva dagli utenti che vi hanno accesso; è possibile anche modificare, correggere o cancellare documenti già esistenti e prodotti da altri.

I sistemi wiki sono siti dinamici costituiti da un database e da un linguaggio *script* lato server. Gli utenti possono scrivere i documenti utilizzando un normale browser e operando all'interno di moduli web.

http://www.pazienti.org/
RoboForm
Cerca
Logins
(schede)
masoni
Salva
Genera
Sync
Preferiti
Siti suggeriti
Scarica altri add-on
Windows
Windows Marketplace
Salute e sanità - informazione opinioni e servizi
Pagina
Sicurezza
pazienti.ORG
PER SCEGLIERE INSIEME
Login
Registrati
Trova il posto giusto dove curarti
1720 strutture sanitarie, 89 opinioni di pazienti
Es. Cardiologia Roma
Pubblica la tua opinione su una struttura sanitaria
Buone Notizie
Istituto Europeo di Oncologia-Milano
L'Istituto attua un nuovo principio nella...
FOCUS
Tumore all'endometrio e spirale
Il cancro all'endometrio (la mucosa che riveste le pareti interne dell'utero) colpisce ogni anno cinquemila donne in Italia. Si tratta, per fortuna, di un tumore poco aggressivo e "se diagnosticato agli stadi iniziali – spiega Mario Sideri, direttore dell'Unità di Ginecologia...
LIFESTYLE
Largo al factotum: la pressione si misura dal barbiere
Come affrontare il tema della prevenzione nell'epoca del "tutto e subito"? Si deve trovare un linguaggio creativo, idee che catturino l'attenzione anche dei meno informati in tema di salute. Anche stavolta, un'importante lezione arriva dagli Stati Uniti...
PAZIENTI@TAVOLA
Omega 3 e gengive più sane
Che gli acquari che si trovano spesso nelle sale d'attesa dei dentisti siano un messaggio subliminale per noi pazienti...? Da poco tempo a questa parte potrebbe anche essere, stando agli studi del Beth Israel Deaconess Medical...
pazienti on WIRED
Storie e tecnologie che cambiano il mondo della medicina

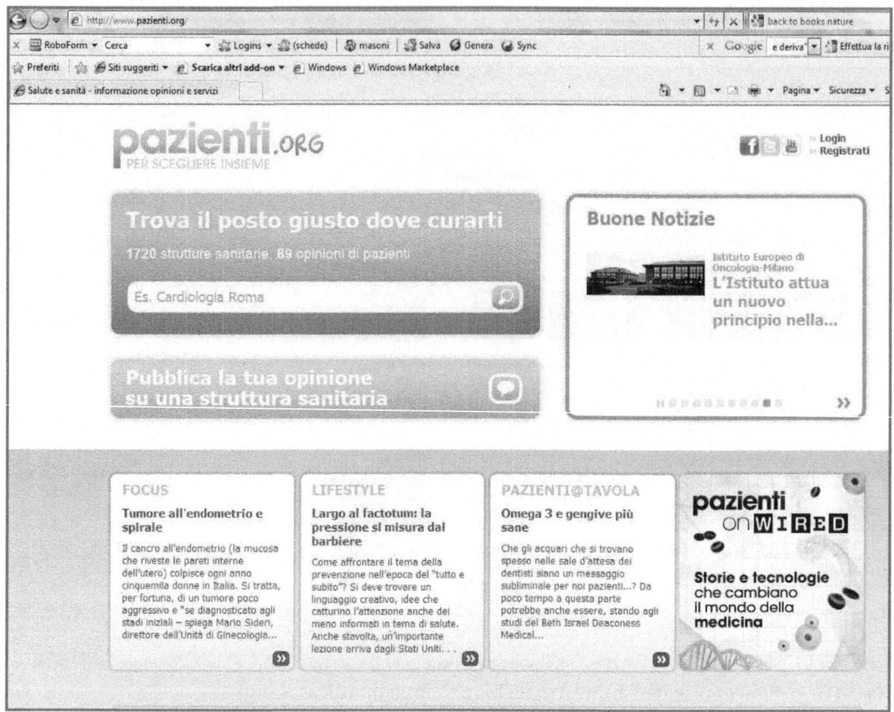

Fig. 7.2 Blog che raccoglie l'esperienza dei pazienti italiani con il servizio sanitario (http://www.pazienti.org)

Solitamente le nuove pagine vengono create inserendo un link appropriato, partendo da una pagina che tratta un argomento correlato, in modo da evitare pagine orfane (pagine che non hanno link che le riferiscono). Tale metodo genera una struttura ipertestuale e mantiene elevato il livello di connessione tra i documenti.

Una delle caratteristiche più importanti dei wiki è la capacità di mantenere una traccia cronologica di tutte le modifiche effettuate dagli utenti, consentendo la funzione di *roll-back*, ovvero la possibilità di tornare a versioni precedenti del documento qualora quest'ultimo sia stato modificato inopportunamente. I wiki sono spesso usati per attivare collaborazioni, scritture "a più mani", creare uno spazio virtuale nel quale il sapere è messo a disposizione di tutti. Non a caso è molto utilizzato:

- all'interno di comunità di sviluppo di software open source;
- nella costruzione di un knowledge base condiviso (condividere conoscenze e comunicare all'interno di un'organizzazione);
- nella stesura di enciclopedie, la più diffusa delle quali è Wikipedia, l'enciclopedia multilingue collaborativa, online e gratuita, nata con il progetto omonimo intrapreso da *Wikimedia Foundation*, una organizzazione statunitense non a scopo di lucro.

Anche in ambito sanitario i wiki sono assai diffusi: esistono wiki utilizzati all'interno di gruppi di ricerca per la realizzazione di progetti o per la costruzione di co-

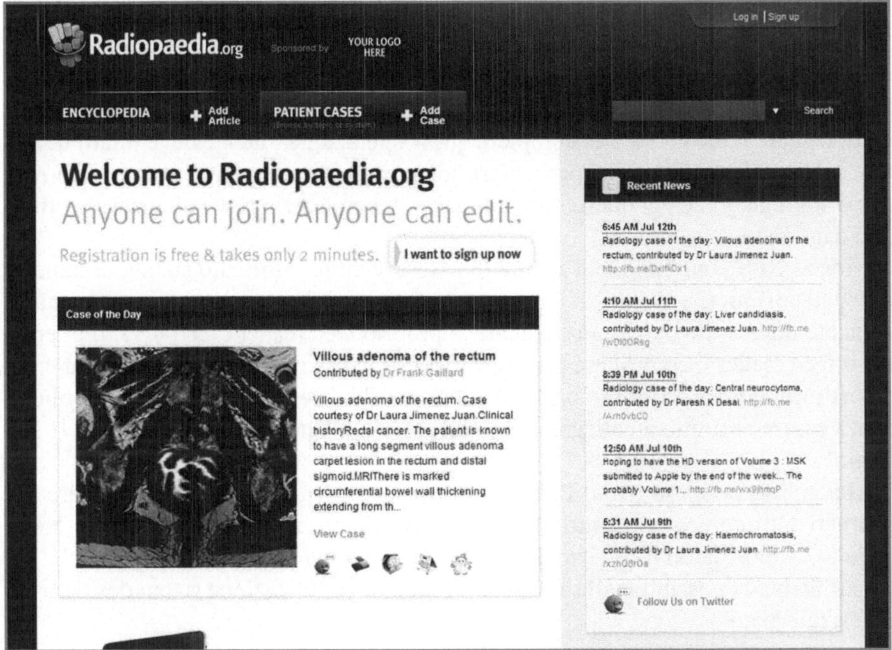

Fig. 7.3 Wiki per la formazione e l'aggiornamento professionale in Radiologia

noscenza, come pure wiki realizzati per l'aggiornamento professionale e l'apprendimento collaborativo.

Un esempio è *Radiopaedia* (Fig. 7.3), un wiki per la formazione e l'aggiornamento professionale in Radiologia (URL: http://radiopaedia.org) [4].

7.1.3 Feed *RDF Site Summary*

RSS (acronimo di *RDF Site Summary*) è un formato che viene utilizzato per descrivere i contenuti pubblicati su Internet e che è stato adottato da molti siti di informazione. Un documento RSS o feed RSS, come viene generalmente chiamato, non è altro che un elenco di elementi ciascuno contenente il link delle ultime informazioni pubblicate da un sito e una loro breve descrizione.

Il formato RSS è stato sviluppato nel 1999 da *Netscape* per gestire i contenuti del portale "My Netscape".

Nel corso del primo decennio del XXI secolo il proliferare di siti dinamici ha favorito un'enorme diffusione del formato RSS: soprattutto blog e quotidiani online si sono ben presto dotati del sistema RSS per mantenere costantemente aggiornati i propri lettori (da qui anche un'interpretazione alternativa dell'acronimo: *Real Simple Syndacation*; l'ultimo termine è di provenienza giornalistica e significa "diffusione tramite agenzia di stampa").

7

Per comprenderne il funzionamento occorre distinguere il lato *server* dal lato *client*: il lato server è rappresentato da un sito che, ogniqualvolta pubblica una nuova informazione, produce un feed RSS attraverso il quale intende offrire notizie costantemente aggiornate, mentre il lato client è rappresentato da un applicativo in grado di leggere il feed RSS. Per compiere quest'operazione l'utente deve infatti installare sul proprio computer un particolare software denominato *feed reader, RSS reader* o aggregatore. Oggi queste funzioni sono integrate nei principali browser utilizzati dagli utenti.

I feed RSS consentono all'utente di essere sempre informato su aggiornamenti presenti all'interno di siti di interesse, senza doverli necessariamente visitare. L'utente interessato può infatti indicare al proprio feed reader i feed RSS di interesse; il feed reader li controllerà periodicamente e in caso di novità avvertirà l'utente. Quest'ultimo riceverà sul proprio computer una lista degli ultimi articoli pubblicati senza essere costretto a collegarsi periodicamente al sito stesso e cercare fra le sue pagine.

In ambito sanitario i feed RSS sono per esempio molto utili per mantenere aggiornati tutti coloro che sottoscrivono abbonamenti a riviste scientifiche. Nella Figura 7.4 mostriamo il servizio di feed RSS della *Public Library of Science*, che offre all'utente la possibilità di selezionare il tipo di pubblicazione su cui desidera essere aggiornato.

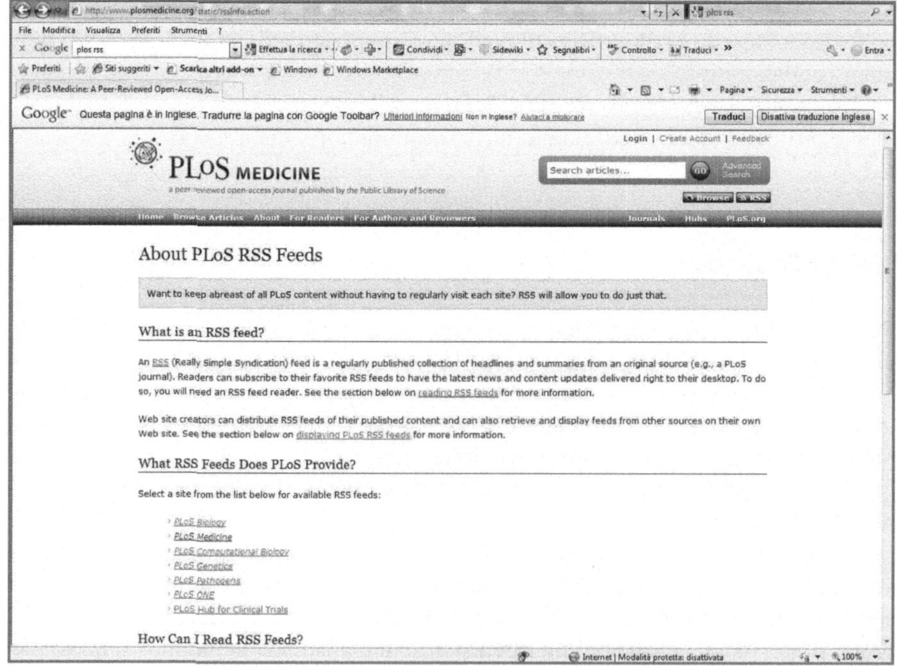

Fig. 7.4 Sezione dedicata ai feed RSS all'interno del sito della *Public Library of Science* (http://www.plosmedicine.org)

7.1.4
Podcasting

Il podcasting è un'applicazione del Web 2.0 molto conosciuta e utilizzata. La sua particolarità risiede nell'offrire file audio e (nel caso del *vodcasting*) file video che possono essere fruiti in qualunque momento e in qualsiasi luogo. Inoltre la possibilità di riprodurre i file su qualsiasi supporto (computer, *smartphone* ecc.) ne ha decretato in poco tempo l'enorme diffusione e il clamoroso successo. Tale portabilità ha reso il podcasting uno strumento molto utile per la fruizione di contenuti multimediali in ambiti diversi, dalla musica alla didattica, favorendone la condivisione da parte degli utenti.

Il termine *podcasting*, utilizzato per la prima volta nel 2004 in un articolo su *The Guardian* scritto da Ben Hammersley, deriva dalla fusione di due termini: *Ipod* (noto lettore di musica digitale prodotto dalla Apple) e *broadcasting*. Tale termine però risulta improprio, poiché attribuisce una stretta correlazione tra questa applicazione del Web 2.0 e l'azienda Apple: infatti non è necessario l'utilizzo di un Ipod per fruire dei contenuti podcast, né la Apple ha contribuito allo sviluppo di tale tecnologia [5].

Attraverso l'utilizzo di un particolare software, chiamato *aggregatore* e basato sui feed RSS, il sistema podcasting consente di fruire di contenuti multimediali (*podcast*), messi a disposizione su Internet.

Per usufruire del servizio sono necessari:

- un dispositivo connesso a Internet;
- un programma client apposito;
- un abbonamento con un fornitore di podcast.

Il funzionamento del podcasting è molto semplice: il software utilizzato individua in rete i nuovi podcast inseriti nei siti di interesse ai quali l'utente è abbonato e scarica i contenuti. La connessione alla rete è necessaria soltanto in questa prima fase di ricerca e download, dopodiché tali contenuti vengono memorizzati sul dispositivo ed è possibile fruirne anche in modalità offline.

Il sistema podcasting trova applicazione in ambito medico soprattutto nel settore della formazione, offrendo molte risorse utili agli studenti, per esempio:

- registrazione delle lezioni, utili a coloro che sono impossibilitati a frequentarle;
- registrazioni audio del contenuto di libri, suddivisi per capitoli, in modo da consentire agli studenti di fruire dei contenuti in contesti diversi da quello accademico.

Ma naturalmente il podcasting può essere utilizzato anche per distribuire materiale multimediale al cittadino, come suggerisce l'esempio che viene mostrato nella Figura 7.5 [6].

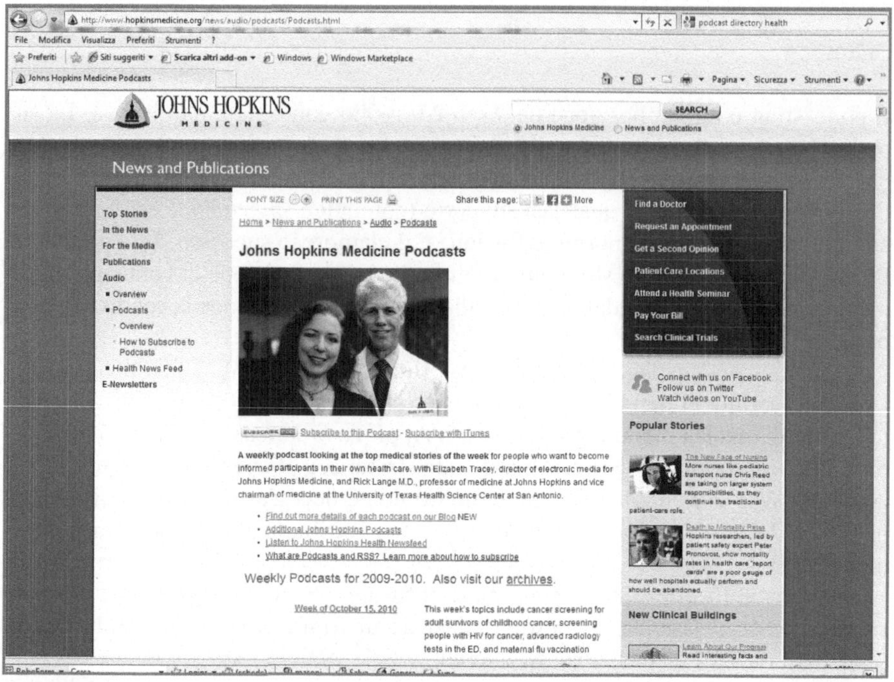

Fig. 7.5 La pagina Web dedicata ai podcast per i pazienti nel sito della John Hopkins Medicine (http://www.hopkinsmedicine.org/news/audio/podcasts/Podcasts.html)

7.2 E-learning 2.0

Non c'è da meravigliarsi che la rivoluzione tecnologica del Web 2.0 abbia influenzato in misura assai profonda l'e-learning e le teorie dell'apprendimento a esso correlate. Nuove modalità di riproposizione continuamente variabili del materiale e innovative forme di partecipazione sociale modificano il concetto di apprendimento basato su argomenti preassegnati, che sottende una costruzione di conoscenza progressiva che avviene tramite step predefiniti. L'apprendimento non è più il risultato di contenuti erogati in modalità preordinata, ma è generato e ricreato mediante strumenti che consentono di aggiungere, modificare e riproporre il contenuto preesistente.

L'e-learning 1.0 aveva già spostato il focus da chi insegna a chi apprende, ponendo quest'ultimo al centro di una pluralità di risorse a cui poter accedere. Lo scenario del Web 2.0 accentua ulteriormente il processo, conducendo alla rivisitazione di paradigmi formativi non nuovi tra gli esperti del settore, quali apprendimento personalizzato (*self-directed learning*) e apprendimento attivo (*active learning*), che a loro volta richiamano principi pedagogici tipici dell'educazione dell'adulto: coinvolgimento attivo, partecipazione e applicabilità pratica di quanto appreso [7].

Le tecnologie del Web 2.0 hanno inoltre stimolato discussioni relative ad apprendimento formale e informale, e hanno influenzato la progettazione e realizzazione delle piattaforme e-learning.

L'*apprendimento formale* è rappresentato da interventi formativi in contesti istituzionali basati su percorsi progettati ad hoc, finalizzati a obiettivi mirati in termini di risorse umane e contenuti educativi. L'*apprendimento informale* avviene principalmente nell'ambiente lavorativo e si basa sull'interazione tra colleghi e scambio di esperienze.

Rimandiamo il lettore interessato ad approfondire l'argomento al Capitolo 9.

Gli strumenti del Web 2.0 sembrano poter agire da mediatori tra questi due tipi di apprendimento tradizionalmente separati tra loro.

Quando gli educatori hanno iniziato a utilizzare wiki e blog hanno osservato che spesso la discussione online su contenuti del corso non si limitava ai componenti della classe, ma si allargava ad altri pari senza alcuna limitazione geografica [8]. Presto emerse che il blog non era adatto a contenuti predefiniti e preordinati, formali, perché il controllo delle persone che possono parteciparvi comporterebbe lo snaturamento della sua stessa funzione. Lo sviluppo del blog avviene tramite una rete di interazioni e interconnessioni che assomiglia molto a una rete sociale del mondo reale, anche se quest'ultima è molto più limitata. Nonostante il blog sia un sistema di pubblicazione basato su Web che offre una visione personale di un problema (quella del blogger, che può decidere tematica di discussione e aspetto del sito), qualsiasi persona connessa in rete può contribuirvi. Il blog conserva quindi una doppia veste, personale e sociale, in quanto presuppone discussione e argomentazione. Le potenzialità informali del blog vengono arricchite dal podcasting e dall'RSS. Quest'ultimo in particolare permette di aggregare microcontenuti e aggiornamenti da più fonti, consentendo la costruzione di ambienti sempre più personalizzati in funzione degli interessi degli utenti.

Da un punto di vista prettamente tecnologico l'e-learning 2.0 segna l'obsolescenza delle piattaforme tipiche dell'e-learning di prima maniera (*Learning Management System*, LMS).

In una prima fase gli sviluppatori hanno cercato di rispondere alle applicazioni del Web 2.0, integrando wiki, blog e altri strumenti all'interno delle piattaforme tradizionali. Tuttavia queste ultime, concepite come ambienti chiusi e confinati, si dimostrarono presto inadeguate di fronte alla pluralità degli strumenti del Web 2.0 e alla notevole partecipatività e amplificazione delle comunità virtuali da loro consentita. Emergono così i limiti di questi strumenti, in grado di erogare contenuti, di comunicare in modalità sincrona e asincrona e di gestire le attività dei discenti, ma organizzate in modo tale da riproporre tipiche situazioni di aula in un ambiente virtuale.

Il tempo è maturo per nuovi ambienti di formazione più flessibili e adatti ad apprendimenti di tipo informale, denominati *Personal Learning Environment* (PLE), costruiti a misura del soggetto e mirati a integrare tra loro più tecnologie per l'accesso e la condivisione e costruzione della conoscenza, comprese le tecnologie del Web 2.0. Caratteristica fondamentale di questo tipo di piattaforme è la capacità di integrare strumenti software che facilitano aggregazione sociale e partecipazione.

Maggiori dettagli sulle piattaforme e sull'evoluzione di questi strumenti tecnologici sono disponibili nel Capitolo 11.

7.3 Conclusioni

La maggior parte degli strumenti del Web 2.0 favoriscono occasioni di apprendimento informale, tipiche dell'e-learning 2.0. Quest'ultimo è diventato sinonimo di acquisizione personalizzata di conoscenze attraverso la partecipazione a reti sociali estremamente diversificate scelte dal discente. Come già aveva fatto l'e-learning 1.0, l'innovazione tecnologica del Web 2.0 sposta ulteriormente sul discente il processo di apprendimento.

Bibliografia

1. Boyd DM, Ellison NB (2007) Social network sites: Definition, history, and scholarship. Journal of Computer-Mediated Communication 13(1), article 11. http://jcmc.indiana.edu/ vol13/issue1/boyd.ellison.html (ultimo accesso effettuato il 29/09/2010)
2. Boulos MN, Maramba I, Wheeler S (2006) Wikis, blogs and podcasts: a new generation of Web-based tools for virtual collaborative clinical practice and education. BMC Med Educ 6:41. http://www.ncbi.nlm.nih.gov/pmc/articles/ PMC1564136/pdf/1472-6920-6-41.pdf (ultimo accesso effettuato il 29/09/2010)
3. Wikipedia. Wiki. http://it.wikipedia.org/wiki/Wiki (ultimo accesso effettuato il 29/09/2010)
4. Santoro E (2007) Web 2.0 e Medicina. Careonline. http://www.careonline.it/2007/6_07/pdf/parole_chiave.pdf (ultimo accesso effettuato il 29/09/2010)
5. Bonaiuti G (2006) E-learning 2.0. Erickson, Trento
6. Santoro E (2007) Podcast, wiki e blog: il web 2.0 al servizio della formazione e dell'aggiornamento del medico. Recenti progressi in medicina 98:484–494
7. Spencer JA, Jordan RK (1999) Learner centred approaches in medical education. BMJ 318:1280–1283
8. Downes S. E-learning 2.0. http://www.elearnmag.org/subpage.cfm?article=29-1§ion=articles (ultimo accesso effettuato il 29/09/2010)

Mobile learning in sanità

8

G. Gensini, L. Toniolo

Abstract Il *mobile learning* presuppone l'accesso attraverso dispositivi mobili a risorse didattiche disponibili in rete da qualsiasi luogo (*anywhere*) e in qualsiasi momento (*anytime*). Numerosi ambiti economici e professionali sembrano trarre vantaggio da questo nuovo paradigma pedagogico. Anche il settore sanitario risulta particolarmente indicato per il mobile learning, come dimostrano diversi progetti sperimentali avviati a livello internazionale. Dopo avere descritto le principali macroaree d'uso del mobile learning in sanità, descriveremo alcuni progetti in cui questa modalità di apprendimento si è rivelata estremamente efficace.

8.1 Introduzione

Le tecnologie mobili stanno riscuotendo un notevole successo, come dimostra la loro ampia diffusione nella maggior parte dei paesi del mondo. Telefoni cellulari di ultima generazione, PDA (*Personal Digital Assistant*), smartphone (cellulari dotati di funzionalità avanzate) e sempre di più i tablet-pc rappresentano ormai uno strumento indispensabile per molte persone. Il loro impiego ha modificato il modo di comunicare, di lavorare e di socializzare, influenzando ambiti molto diversi tra loro, a partire dall'attività professionale fino alla vita privata.

Come altri settori, anche la formazione è coinvolta in questo cambiamento: negli ultimi dieci anni sono stati avviati numerosi progetti con l'obiettivo di esplorare il rapporto tra dispositivi mobili e attività formativa. Le specifiche esigenze dei pro-

L. Toniolo (✉)
Consorzio Italiano per la Ricerca in Medicina - C.I.R.M., Milano

fessionisti della sanità che spesso devono accedere a informazioni accurate e complesse in piena mobilità hanno rappresentato uno dei settori privilegiati da queste sperimentazioni. Tuttavia, va sottolineato che l'impiego dei dispositivi portatili in ambito sanitario avviene già da diverso tempo: ne sono conferma numerose indagini su palmari e *pocket-pc* eseguite precedentemente l'emergere del paradigma del mobile learning [1].

8.2 Definizioni

Una prima definizione di mobile learning inquadra questa tipologia di e-learning come la "distribuzione di contenuti formativi tramite tecnologie mobili" [2].

Questa definizione pone l'accento non solo sull'apprendimento in quanto tale, ma anche sull'aspetto tecnologico, sottolineando che i dispositivi mobili rappresentano uno straordinario strumento, in grado di favorire nuove funzioni e caratteristiche: la possibilità di registrare video e suoni, la capacità di individuare la propria posizione attraverso il sistema *Global Position System* (GPS) e l'opportunità di collegarsi a Internet in qualsiasi circostanza. Tutte queste funzioni hanno favorito l'avvio di innovative applicazioni in campo didattico, come dimostrano i numerosi ed eterogenei progetti di ricerca internazionali.

Studi recenti hanno rivolto la loro attenzione sui processi di apprendimento che si sviluppano in mobilità, lasciando in secondo piano i dispositivi tecnologici impiegati [3]. Attraverso queste tecnologie, gli utenti possono accedere a contenuti didattici da qualsiasi luogo e in qualsiasi momento con importanti ricadute in diversi settori lavorativi. Per esempio, grazie al mobile learning è possibile progettare interventi formativi nei confronti dei lavoratori che operano lontano dall'ufficio, come i medici nelle ambulanze o gli operai nei cantieri.

In questo senso il mobile learning diventa "lo studio di come la mobilità dei discenti può contribuire al processo di acquisizione di nuova conoscenza, abilità ed esperienze" [4]. L'apprendimento in mobilità non è più collegato a un ambiente con caratteristiche precise, come l'aula o la propria postazione di lavoro, ma diventa un processo continuo e inarrestabile che si estende anche in contesti informali e non strutturati. Il mobile learning consente perciò di sostenere gli utenti anche in questi momenti, grazie alla flessibilità e portabilità dei dispositivi impiegati.

8.3 Periferiche mobili

I progetti di mobile learning sviluppati negli ultimi dieci anni sono molto differenziati e hanno adottato periferiche mobili molto diverse tra loro [4]. Alcuni progetti si sono concentrati sull'impiego dei PDA; altri invece hanno esplorato le possibilità offerte dai comuni telefoni cellulari, analizzando i possibili usi didattici di *Short Message Service* (SMS) e interazioni telefoniche; in alcuni casi sono stati utilizzati degli smartphone, sfruttando la possibilità di registrare filmati e condividerli con altri utenti; i progetti più recenti hanno impiegato invece dispositivi evoluti come l'Iphone o il Blackberry, utilizzando la capacità di collegarsi a Internet e visualizzare elementi multimediali e interattivi (Fig. 8.1).

La descrizione delle caratteristiche di ogni singolo dispositivo risulterebbe lunga e poco attinente agli scopi del presente contributo, anche in relazione alla continua evoluzione tecnologica che caratterizza questo ambito e che rende difficile una distinzione netta tra le diverse categorie di strumenti. In questo senso, risulta più utile individuare le linee di convergenza generali che influenzano lo sviluppo di tutte le periferiche.

Tra gli elementi distintivi più importanti è possibile annoverare le seguenti caratteristiche:

- *personalizzazione*: attraverso la personalizzazione di elementi estetici e funzionali del *device*, gli utenti possono adattare le periferiche mobili alle proprie abilità, preferenze ed esigenze;
- *portabilità*: grazie alle dimensioni ridotte, le periferiche possono essere utilizzate ovunque e in qualsiasi situazione;
- *multimedialità e interattività*: attraverso display ad alta definizione e "ampi" è possibile visualizzare elementi multimediali, come registrazioni audio e video, immagini e testi;

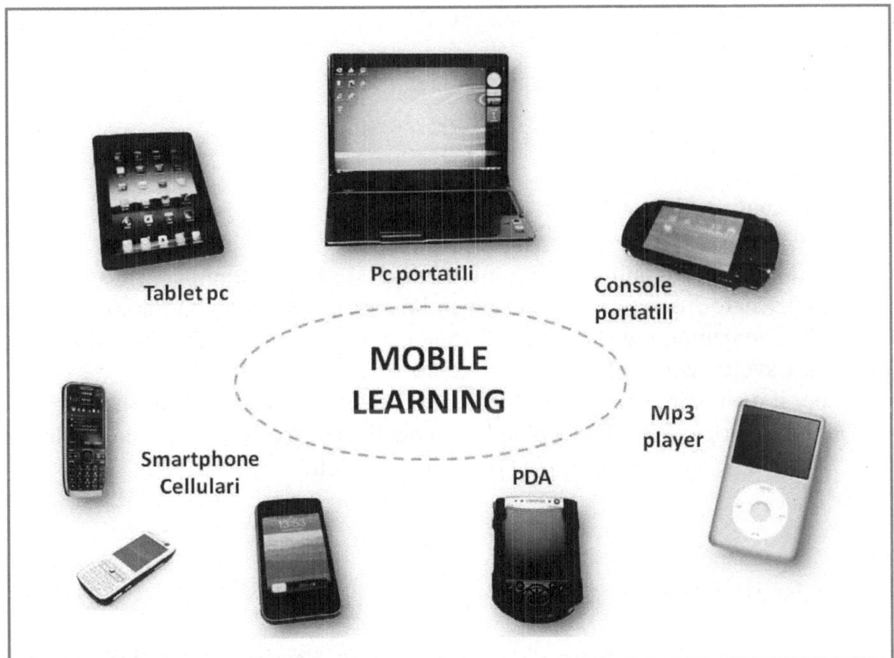

Fig. 8.1 Dispositivi per il mobile learning [5]

- *connettività*: per mezzo di reti Wi-Fi e *Universal Mobile Telecommunication System* (UMTS), l'utente può collegarsi a Internet e accedere a risorse didattiche aggiornate e puntuali,
- *context awareness*: attraverso il sistema GPS o *bluetooth*, il dispositivo mobile è in grado di riconoscere il contesto di utilizzo, adattando così i contenuti didattici al luogo di fruizione.

8.4 Mobile learning in medicina

Nell'ultimo decennio il settore sanitario si è dimostrato estremamente ricettivo nei confronti delle potenzialità offerte dalle periferiche mobili per esigenze professionali. All'interno del contesto americano, si calcola che il 20% del mercato mobile learning sia composto da iniziative nell'ambito della sanità; recenti statistiche dimostrano inoltre come oltre il 64% dei medici statunitensi utilizzi almeno una volta alla settimana questi strumenti come supporto della propria attività professionale [6]. Questi dati mostrano come le applicazioni mobili siano ormai parte essenziale del workflow quotidiano e costituiscano un elemento strutturale delle modalità operative. È possibile distinguere tra tre macroaree di utilizzo del mobile learning:

1. Educazione Continua in Medicina (ECM);
2. accesso a fonti informative;
3. sistemi di supporto alle decisioni cliniche.

8.4.1 Educazione continua in medicina

Corsi ECM accessibili online sono sempre più spesso fruibili tramite dispositivi mobili. Le attività formative consistono generalmente in contenuti strutturati, come video, testi e immagini, seguiti da test di valutazione o da questionari di gradimento. Dopo aver svolto le attività proposte, l'utente può ottenere crediti formativi, obbligatori per il mantenimento dell'abilitazione all'esercizio della professione.

Questa tipologia formativa riprende le modalità tipiche dell'e-learning tradizionale, adattandole agli standard delle periferiche mobili.

8.4.2 Accesso a fonti informative

Il primo impiego del mobile learning in sanità è stato l'accesso a fonti informative, che ha permesso di trasporre voluminosi manuali di Medicina in formato "mobile".

Grazie al proprio device portatile, il medico può disporre di tutte le informazioni necessarie direttamente sul luogo di lavoro, in un formato consultabile durante l'attività clinica quotidiana.

Un esempio di utilizzo è rappresentato dalla consultazione di prontuari farmaceutici per consultare i dosaggi dei farmaci più indicati in relazione alla patologia del paziente o per verificare eventuali interazioni con altre terapie in corso.

8.4.3
Sistemi di supporto alle decisioni cliniche

I sistemi di supporto alle decisioni cliniche sono strumenti che permettono di aiutare il medico nella formulazione della diagnosi.

L'utente inserisce all'interno della periferica mobile i sintomi del paziente, ottenendo in risposta un elenco delle possibili cause. In questo modo il medico può valutare ipotesi diagnostiche poco frequenti, che altrimenti potrebbe non aver preso in considerazione. Questa tipologia di mobile learning dimostra come la divisione tra formazione e *performance support* sia sempre meno netta e definita, anche come conseguenza della flessibilità e portabilità delle periferiche mobili.

Particolare interesse stanno destando i sistemi di supporto alle decisioni per gli operatori coinvolti in attività di emergenza e urgenza, nelle quali è necessario agire con rapidità e precisione.

Il valore delle periferiche mobili in questo caso è duplice: da un lato permettono di accedere a informazioni complesse e altamente specialistiche, in modo sicuro e veloce; dall'altro consentono di inviare a un Pronto Soccorso i dati necessari per predisporre un trattamento efficace prima dell'arrivo del paziente.

8.5
Casi di studio

Negli ultimi anni sono stati attivati numerosi progetti di mobile learning in ambito sanitario.

In questo contributo non è ovviamente possibile descrivere ogni singolo progetto, per questo motivo sono stati selezionati due casi di studio che, per obiettivi e contesto di utilizzo, riescono a sintetizzare in un quadro d'insieme le possibili applicazioni formative delle periferiche mobili in sanità.

Il primo progetto analizza i vantaggi del mobile learning in ambito accademico, evidenziando la funzione che esso può avere non solo a livello didattico, ma anche organizzativo. Il secondo caso descrive l'impiego del mobile learning in una realtà svantaggiata, come quella del Perù, evidenziando come le periferiche mobili possano sostituire i più costosi *Personal Computer* (PC).

8.5.1 Harvard Medical School Mobile

La *Harvard Medical School* (HMS) è un'istituzione scientifica riconosciuta a livello internazionale ed è una delle Facoltà più importanti di Harvard.

L'attività didattica per gli studenti di Medicina e Chirurgia del terzo e quarto anno si svolge in diverse sedi, a partire dalle lezioni in aula fino alla pratica in ospedale. Per organizzare al meglio il loro tempo, la HMS ha predisposto diverse applicazioni per dispositivi mobili.

Oltre a migliorare la comunicazione tra Università e studenti, queste applicazioni svolgono anche un'importante funzione didattica [2].

Attraverso la piattaforma "M-Business Anywhere" la HMS ha sviluppato "Mycourses", un software che raccoglie una serie di applicazioni di supporto all'attività didattica.

Utilizzando un PDA o un'altra periferica mobile, gli studenti possono accedere a diversi servizi:

- calendario di lezioni ed esami;
- registro dei pazienti in cura presso l'ospedale;
- note sui pazienti in cura;
- illustrazioni animate di anatomia;
- messaggi e comunicazioni urgenti da parte dell'Università;
- podcast e registrazione video delle lezioni.

I contenuti posso essere scaricati sul device mobile collegandolo a un computer o utilizzando la connessione Wi-Fi; dopo il download dei contenuti, questi possono essere consultati senza bisogno di connessione a Internet.

Il progetto Mycourses ha dimostrato di supportare in modo efficace gli studenti, spesso in movimento tra lezioni d'aula, attività pratiche in ospedale e momenti di studio a casa e in biblioteca. I costi del sistema sono stati in parte recuperati, diminuendo le spese di stampa legate ai tradizionali supporti cartacei [2].

8.5.2 Mobile learning per il personale sanitario in Perù

In Perù i professionisti che lavorano in ambito sanitario devono affrontare una sfida molto difficile: i casi di HIV nel paese stanno aumentando, ma pochi medici hanno le competenze necessarie per affrontare il problema in modo corretto. L'accesso a informazioni sanitarie specifiche è limitato e le infrastrutture di comunicazioni sono carenti: pochi medici hanno a disposizione un personal computer connesso a Internet.

Per risolvere il problema l'*Institute of Tropical Medicine Antwerp* e l'*Institute of Tropical Medicine Alexander von Humboldt* a Lima hanno avviato un progetto di mobile learning, con l'obiettivo di diffondere dati aggiornati sul trattamento dell'HIV e favorire lo scambio di informazioni ed esperienze professionali tra i medici peruviani [7].

Il progetto ha coinvolto venti medici sparsi in tutto il territorio nazionale, selezionati in base alle indicazioni del Ministero della Sanità Peruviano. A ogni medico è stato fornito un terminale mobile di ultima generazione, in grado di collegarsi a Internet, riprodurre video e filmati e supportare strumenti di comunicazione online.

Il percorso formativo, della durata di tre mesi, era composto da cinque moduli e ha trattato i seguenti argomenti:

- rischi e benefici di una terapia antiretrovirale precoce;
- nuovi farmaci antiretrovirali (ART) nel programma nazionale contro l'HIV;
- trasmissione dell'HIV madre-figlio;
- prevenzione e gestione degli effetti avversi dei farmaci ART;
- resistenza dell'HIV ai farmaci.

Ogni modulo era composto da cinque diversi step: test di ingresso, caso di studio presentato mediante filmato multimediale, discussione online, materiale didattico di riferimento e test di valutazione finale. Per erogare i materiali didattici e tracciare le attività degli utenti è stata impiegata la versione mobile della piattaforma e-learning Moodle, mentre per favorire il confronto e la discussione tra i partecipanti sono stati utilizzati software come *Skype* e *Fring*, che consentono di chattare ed eseguire telefonate *voice-over-ip* direttamente su dispositivo mobile (Fig. 8.2).

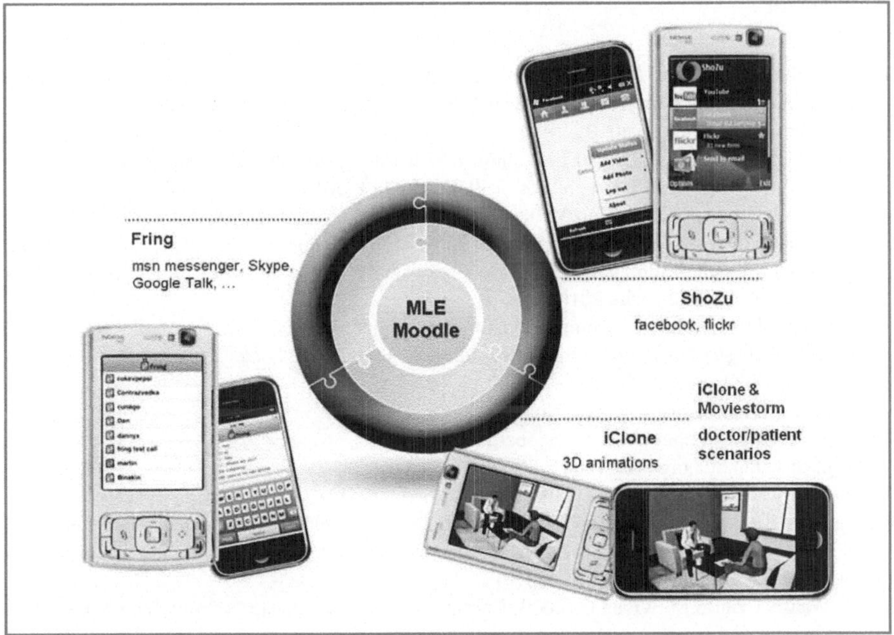

Fig. 8.2 Schema riepilogativo degli strumenti e delle risorse del progetto Tibotec (per gentile concessione di Inge de Waard)

8

La valutazione finale del progetto è risultata positiva: la maggior parte dei medici non ha incontrato difficoltà durante la fruizione del corso, mentre i contenuti didattici sono stati valutati come esaurienti e completi. Le periferiche mobili hanno offerto una soluzione a basso costo per il training online, ottima anche per utenti privi di specifiche competenze informatiche [7].

8.6 Conclusioni

Allo stato odierno il mobile learning è ancora in una fase sperimentale: questa disciplina comprende infatti un insieme eterogeneo di soluzioni e strategie didattiche basate su dispositivi tecnologici molto diversi tra loro.

Tuttavia, il progressivo diffondersi delle periferiche mobili tra i professionisti sanitari potrà trasformarli in strumenti strategici per la formazione.

Il mobile learning non sarà necessariamente legato ad azioni formative strutturate e definite: grazie alle caratteristiche delle periferiche mobili, questa pratica sarà un prezioso supporto all'apprendimento informale del personale sanitario soprattutto durante lo svolgimento della propria attività professionale.

Bibliografia

1. Cavallotti C, Livierani L (2004) L'uso dei palmari in sanità: Esperienze italiane ed estere: una breve panoramica. http://research.unicampus.it/hiss/Risorse/PalmariSanita.pdf (ultimo accesso effettuato il 22 aprile 2010)
2. Pieri M, Diamantini D (2006) E-learning e M-learning: uno strumento di valutazione per il Mobile Learning. http://isdm.univ-tln.fr/PDF/isdm25/PieriDiamantini_TICE2006.pdf (ultimo accesso effettuato il 22 aprile 2010)
3. Kukulska-Hulme A, Sharples M, Milrad M et al (2008) Innovazione nel mobile learning. http://www.itd.cnr.it/tdmagazine/PDF44/1-Innovazione_nel_mobile_learning.pdf (ultimo accesso effettuato il 22 aprile 2010)
4. Ally M (2009) Mobile Learning: Transforming the Delivery of Education and Training. AU Press, Athabasca University. http://www.aupress.ca/index.php/books/120155 (ultimo accesso effettuato il 22 aprile 2010)
5. http://it.wikipedia.org/wiki/File:Nokia_N73.jpg
   http://www.flickr.com/photos/aresjoberg
   http://it.wikipedia.org/wiki/Ipod
   http://www.flickr.com/photos/edufael
6. Parsons Burger J (2007) The Prognosis is Good for Mobile Learning: Healthcare Leads the Way. http://ambientinsight.com/News/AmbientInsight_MobileLearning_Healthcare.aspx (ultimo accesso effettuato il 22 aprile 2010)
7. de Waard I, Zolfo M, Kiyan C (2009) Continuing Medical Education through mobile devices for Health Care workers in developing countries. http://www.itg.be/tempupload/uploadfolder/Inge/profile/IADIS2009_IdW_def_change.pdf (ultimo accesso effettuato il 22 aprile 2010)

E-learning nell'apprendimento informale del medico

9

M. Masoni

Abstract. In questo capitolo prenderemo in considerazione le opportunità offerte dall'e-learning a sostegno dell'apprendimento informale dell'operatore sanitario, processo dal quale dipende la maggior parte delle conoscenze e competenze necessarie per l'esercizio di qualsiasi professione e a cui la ricerca non ha per ora dedicato molto spazio.

9.1
La formazione del medico tra apprendimento formale e informale

Fino a pochi anni fa la pianificazione del curriculum del medico era rigidamente organizzata in modo tale che venissero prima erogate le conoscenze relative alle scienze di base, successivamente quelle pertinenti le discipline cliniche e chirurgiche, e alla fine veniva introdotta la frequentazione nei reparti. L'ottica alla base di questa pianificazione formativa da parte delle Facoltà mediche italiane trovava le radici su teorie dell'apprendimento incentrate sulla convinzione che occorresse prima fornire le conoscenze specifiche di dominio e, in una seconda fase, dirigersi verso la loro applicazione.

Questa visione ha contribuito a una naturale separazione tra apprendimento formale e informale. Prima di procedere occorre chiarire la differenza tra queste due tipologie di apprendimento.

L'*apprendimento formale* è rappresentato da interventi formativi in contesti istituzionali basati su percorsi progettati ad hoc, finalizzati a obiettivi mirati in termini di risorse umane e contenuti educativi. L'*apprendimento informale* avviene princi-

M. Masoni (✉)
Innovazione Didattica ed Educazione COntinua in Medicina – IDECOM,
Presidenza Facoltà di Medicina e Chirurgia, Università degli Studi di Firenze, Firenze

palmente nell'ambiente lavorativo, in modo più o meno consapevole, esercitando l'attività clinica e assistenziale, e si basa sull'interazione tra colleghi e lo scambio di esperienze [1].

Una schematizzazione delle diverse caratteristiche dell'apprendimento formale e informale è mostrata nella Tabella 9.1.

Da pochi anni la maggior parte delle Facoltà di Medicina e Chirurgia ha anticipato la frequentazione nei reparti clinici da parte dei formandi, contribuendo ad avvicinare le due modalità di apprendimento, tradizionalmente separate nel curriculum del medico. Questo comportamento è in linea con quanto dimostrato da recenti studi, da cui emerge che la maggior parte delle conoscenze e delle competenze necessarie per l'esercizio di qualsiasi professione derivano da apprendimenti di tipo informale.

La formazione del medico non deve tuttavia esaurirsi nel Corso di Laurea e nelle Scuole di Specializzazione, ma proseguire in modo continuo lungo tutto l'arco dell'attività professionale (*lifelong learning*). Ciò è necessario perché il continuo progresso diagnostico e terapeutico determina, con il trascorrere del tempo, un inevitabile e progressivo disallineamento del patrimonio conoscitivo del medico rispetto al livello ottimale delle conoscenze e delle competenze relative ai diversi settori [2]. Oltre a ciò, altri aspetti dovrebbero indurre il medico a un continuo aggiornamento e a una revisione del proprio operato, tra cui la particolare attenzione posta oggi alla qualità dei servizi sanitari offerti che concorre a determinare continue trasformazioni nell'erogazione dell'assistenza sanitaria nel suo complesso.

L'Educazione Continua in Medicina (ECM) è definita come "qualsiasi modalità tramite la quale i medici apprendono dopo il completamento formale del curriculum tradizionale degli studi" [3]. Questa definizione, che coincide con il concetto di lifelong learning, comprende apprendimenti formali, che possono assegnare o meno crediti ECM, e informali. Scopo primario della ECM è migliorare la qualità dell'assistenza sanitaria nella sua globalità, e non solo far acquisire 50 crediti ECM nell'arco di un anno al professionista sanitario, così come richiesto istituzionalmente [4]. Di conseguenza l'ECM dovrebbe essere diretta non tanto a un mero ampliamento del patrimonio conoscitivo del medico fine a sé stesso, che col tempo andrà incontro a una naturale obsolescenza, ma all'acquisizione sia di abilità tecniche e manuali (saper fare) sia di capacità comunicative e relazionali (saper essere e saper far fare).

In genere l'approccio tradizionale, formale all'ECM utilizza varie tipologie di erogazione che si concretizzano nella partecipazione ad attività residenziali quali congressi, meeting, corsi e stage, oppure nella distribuzione di materiale testuale o cd-rom. Nelle principali riviste scientifiche internazionali è ampio il numero di stu-

Tabella 9.1 Principali differenze tra apprendimento formale e informale

Apprendimento formale	Apprendimento informale
Eterodiretto	Autodiretto
Predefinito	Relativo al contesto
Obbligatorio	A discrezione del discente
Rigido	Flessibile

di che mostra come questo tipo di interventi ECM formali a trasmissione verticale di conoscenza, spesso legati all'assegnazione di crediti istituzionali, siano incapaci di determinare cambiamenti comportamentali nel medico che si traducano in un miglioramento dei servizi sanitari offerti al paziente [5].

La telematica potrebbe giocare un ruolo essenziale nel trasformare l'attuale aggiornamento professionale del medico in un sistema di formazione permanente, efficace ed efficiente. A tal fine numerose sperimentazioni, in Italia e all'estero, hanno introdotto le tecnologie della rete all'interno di interventi ECM formali per favorire processi formativi mirati all'aggiornamento professionale del medico, ottenendo risultati interessanti in termini di soddisfazione, acquisizione di conoscenza e variazione della performance da parte di coloro che vi hanno partecipato. Rimandiamo il lettore interessato a queste sperimentazioni, ad alcune revisioni sistematiche che trattano dell'e-learning all'interno di interventi formativi formali [6-10].

Nel prossimo paragrafo prenderemo in considerazione le opportunità offerte dall'e-learning a sostegno dell'apprendimento informale del medico, argomento a cui la ricerca non ha per ora dedicato molto spazio. Analizzeremo inoltre come la *Information and Communication Technology* (ICT) possa suggerire soluzioni che le istituzioni statali potranno adottare per avvicinare modalità formative, formali e informali, tradizionalmente lontane tra loro.

9.2 E-learning nell'apprendimento informale del medico

Le tecnologie di rete offrono due sostanziali opportunità formative informali all'utente [11]:

1. enfatizzare il comportamento attivo del soggetto stimolando apprendimento personalizzato e interattivo;
2. relazionarsi con comunità online, favorendo in tal modo comunicazione e collaborazione.

Entrambe queste soluzioni sono perseguibili collegandosi a Internet, nel primo caso accedendo a un immenso corpus informativo in cui è possibile effettuare ricerche mirate, oppure, nel secondo caso, utilizzando strumenti di comunicazione sincrona e asincrona per entrare in contatto con comunità virtuali altamente variegate e specialistiche.

Per quanto riguarda l'accesso personale a Internet, da recenti studi emerge che l'utente di maggiore livello culturale è colui che sembra giovarsi maggiormente di un ambiente virtuale e plurale, poiché in grado di prendersi carico proattivamente del proprio aggiornamento lungo direttive prefigurate e non casuali (*self-directed learning*) [12]. Data la complessità delle scienze biomediche, riteniamo che il professionista sanitario appartenga a questa categoria di utenti.

Sembra che gli strumenti tecnologici possano indurre una maggiore consapevolezza del processo di apprendimento, aiutando l'individuazione di gap formativi. Sarebbe estremamente utile che questo riconoscimento fosse consapevolmente legato alla formulazione di specifici obiettivi didattici con attività correlate e valutazione delle competenze raggiunte, realizzando così un vero e proprio percorso formativo autodiretto, che potrebbe essere formalmente riconosciuto all'interno di un portfolio di conoscenze e competenze del professionista sanitario. La presenza di tale portfolio costituirebbe occasione di riflessione, che potrebbe evitare che le conoscenze apprese in modo informale rimanessero tacite e disconnesse da quelle già possedute. È importante che ciò che viene acquisito informalmente si sedimenti in modo armonico e strutturato su un patrimonio conoscitivo e di competenze di per sé ampio e complesso, per poterlo riutilizzare in altri contesti lavorativi [12]. In questo senso gli applicativi del Web 2.0, e in particolare il blog, costituirebbero fattori facilitanti la costruzione di un e-portfolio.

La seconda opportunità formativa consentita dalla rete esce da un'ottica individuale per procedere verso una comunitaria, che riproduce in modo virtuale le interconnessioni lavorative del mondo reale dell'operatore sanitario, amplificandole notevolmente. Il medico si trova all'interno di organizzazioni che possono essere considerate un insieme di comunità di pratica variamente interconnesse e costituite da individui interagenti, in cui il flusso (in)formativo è continuo e volatile (Fig. 9.1).

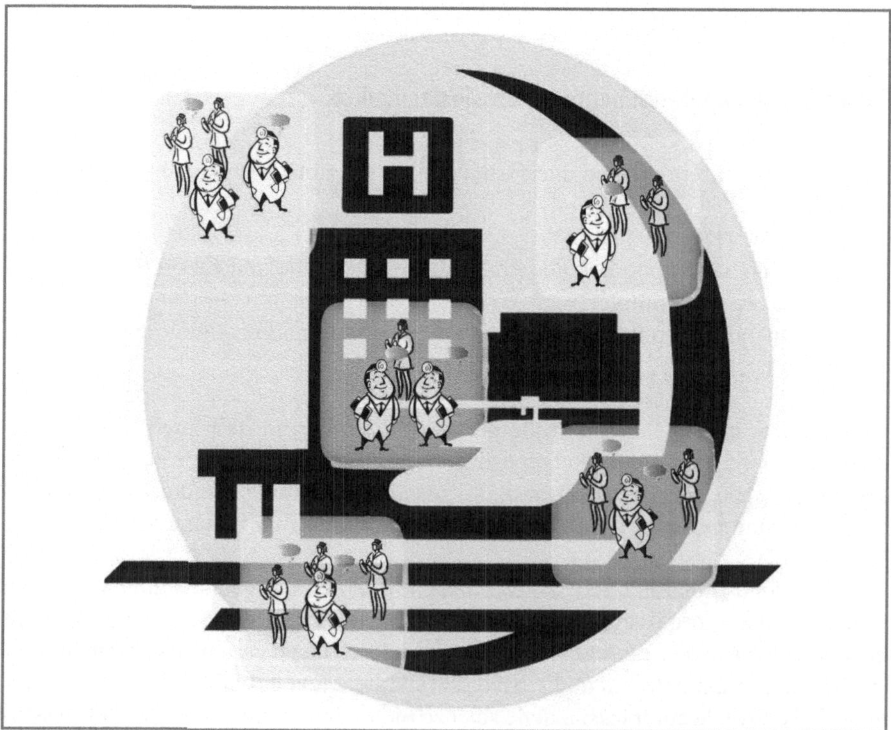

Fig 9.1 Organizzazioni sanitarie intese come insieme di comunità di pratica variamente interconnesse tra loro

Una comunità di pratica può essere definita come un insieme di individui tra i quali si stabilisce un mutuo impegno nello svolgimento di un'impresa comune e che produce un repertorio condiviso di risorse (linee guida, strumenti ecc.); al loro interno apprendimento e pratica sono difficilmente scindibili e intimamente connessi alla partecipazione al gruppo [13]. All'interno di queste aggregazioni le persone possono trovarsi ora in posizione centrale, ora in una periferica, e possono spostarsi frequentemente e agevolmente al loro interno.

Le tecnologie telematiche possono favorire la crescita e lo sviluppo di comunità di pratica esistenti, creando nuove forme di condivisione di informazioni e conoscenze, in cui le informali interazioni in rete e a rete tra individui possono produrre forme di apprendimento mutuato. A titolo esemplificativo prendiamo in considerazione una comunità di ex-corsisti [14].

Abbiamo già detto in precedenza che gli eventi formativi a trasmissione verticale di conoscenza organizzati dal sistema istituzionale ECM sono scarsamente efficaci nel determinare una variazione della performance assistenziale del professionista sanitario. Ciononostante, continuano a essere organizzati eventi residenziali con lo scopo di contrastare l'inevitabile obsolescenza del patrimonio conoscitivo del medico. Questa tipologia di corsi concentrano l'erogazione di conoscenze e competenze durante l'incontro in presenza, lasciando completamente solo il discente quando si trova ad applicare quanto appreso nella quotidiana attività clinica.

Il processo di trasferimento delle conoscenze nella prassi clinica non è né semplice né scontato. Esiste anzi un notevole gap tra ciò che sappiamo e come applichiamo queste conoscenze nella prassi clinica, e occorre tentare di colmare questo divario per migliorare i servizi sanitari al paziente. La scarsa considerazione dello scollamento tra teoria e prassi è probabilmente una delle principali cause della reiterazione a proporre eventi formativi quali letture magistrali, materiale testuale e cd-rom. Il fallimento di questo tipo di formazione nasce probabilmente dall'idea che sia sufficiente trasmettere conoscenza per produrre una variazione della performance assistenziale [4, 15].

Le tecnologie telematiche potrebbero contribuire a gettare un ponte tra teoria e prassi, tra apprendimento formale e informale. A partire dalla coesione sociale che si è creata tra i discenti durante l'incontro in presenza, è possibile stimolare la nascita e la crescita di una comunità di pratica di ex-corsisti che, a valle dell'intervento formativo tradizionale, continua a interagire realizzando forme di apprendimento mutuato che consentono reciproca assistenza nell'applicazione di quanto appreso. In questo modo le tecnologie telematiche possono favorire la creazione di comunità di pratica stimolando l'operativizzazione delle conoscenze acquisite durante un evento formativo residenziale, ponendosi in una posizione di collegamento tra apprendimento formale e informale. La partecipazione del discente alle attività a distanza a valle dell'intervento, opportunamente registrata e documentata, potrebbe essere analizzata per verificare la congruenza tra obiettivi didattici e risultati attesi, in una modalità molto più efficiente rispetto a quanto viene effettuato attualmente dagli organi istituzionali, che si limita a valutare le risposte dei discenti a un questionario con quiz a scelta multipla.

Un ultimo aspetto importante da sottolineare è che una comunità di ex-corsisti consente non solo di superare l'isolamento del discente successivo alla frequentazione di un evento di formazione residenziale, ma anche di dare origine a spazi comunicativi e informativi condivisi (la cosiddetta conoscenza comunitaria) che possono costituire depositi di conoscenze tacite e di buone pratiche da analizzare, trasferire e riutilizzare in altri contesti [14].

9.3 Conclusioni

L'e-learning è uno strumento che può aiutare le strutture che organizzano formazione ad avvicinare apprendimento formale e informale. In questo capitolo abbiamo proposto due possibili soluzioni che le Università e le Aziende Sanitarie impegnate in questa sfida potranno adottare.

La prima fa riferimento alla possibilità di accedere a un immenso deposito informativo che può stimolare il medico a definire percorsi didattici autodiretti, che possono essere documentati formalmente all'interno di un portfolio di conoscenze e competenze del professionista sanitario.

La seconda soluzione prende in considerazione le potenzialità delle tecnologie telematiche di dare continuità a un intervento formativo in presenza, favorendo l'operativizzazione clinica di quanto appreso, di catturare e amplificare la comunicazione interpersonale all'interno di una comunità professionale distribuita, e di analizzare le interazioni che avvengono in ambiente clinico, deposito di conoscenza tacita e buone pratiche, per riutilizzarle in altri contesti.

L'incorporazione di pratiche apprenditive informali rappresenta una sfida per le istituzioni statali, tipicamente dirette verso l'organizzazione di eventi formativi formali.

Crediamo che sarà possibile giungere a una maggiore sistematizzazione di metodologie formative che prevedano migliore compenetrazione tra apprendimento formale e informale non estraendo l'informale dal luogo di lavoro – poiché è assai complesso formalizzare tutte le conoscenze e competenze necessarie per l'esercizio della prassi clinica – bensì utilizzando situazioni di apprendimento legate al contesto come occasione di riflessione per favorire l'individuazione di lacune formative, per direzionare il proprio apprendimento e integrarlo con quanto precedentemente appreso, e per poterlo riutilizzare in altre situazioni professionali.

Bibliografia

1. Cross J (2007) Informal Learning: Rediscovering the Natural Pathways That Inspire Innovation and Performance. Wiley & Sons, San Francisco
2. Gensini GF, Guelfi MR, Masoni M (2002) E-learning come strumento per migliorare il trattamento del dolore oncologico nell'anziano. Giornale di Gerontologia e Geriatria 50:459–466

3. Davis D (1998) Global health, global learning. BMJ 316:385–389
4. Campbell AG, Rosenthal M (2009) Reform of Continuing Medical Education. Investments in Physician Human Capital. JAMA 302(16):1807–1808
5. Cantillon P, Jones J (1999) Does continuing medical education in general practice make a difference ? BMJ 318:1276–1279
6. Cook DA, Levinson AJ, Garside S et al (2008) Internet-based learning in the health professions: a meta-analysis. JAMA 300:1181–1196
7. Chumley-Jones HS, Dobbie A, Alford CL (2002) Web-based learning: sound educational method or hype? A review of the evaluation literature. Acad Med 77(10 Suppl):S86–93
8. Wong G, Greenhalgh T, Pawson R (2010) Internet-based medical education: a realist review of what works, for whom and in what circumstances. BMC Med Educ 2:10–12
9. Curran VR, Fleet L (2005) A review of evaluation outcomes of web-based continuing medical education. Med Educ 39(6):561–567
10. Valcke M, De Wever B (2006) Information and communication technologies in higher education: evidence-based practices in medical education. Med Teach 28(1):40–48
11. Trentin G (2005) From "formal" to "informal" e-Learning through knowledge management and sharing. Journal of e-Learning and knowledge Society, 1(2), 209–217
12. Dal Fiore F, Martinotti G (2006) E-learning. Mc Graw-Hill, Milano
13. Midoro V (2002) Dalle comunità di pratica alle comunità di apprendimento virtuali. Tecnologie Didattiche 25:3–10
14. Trentin G (2004) Apprendimento in rete e condivisione delle conoscenze. Franco Angeli, Milano
15. Gray M (2006) Knowledge Management: A Core Skill for Surgeons Who Manage. Surgical Clinics of North America 86(1):17–39

Knowledge management e e-learning in ambito sanitario

10

M. Masoni, M.R. Guelfi, A. Conti, G.F. Gensini

Abstract Il *Knowledge Management* (KM) viene spesso chiamato in causa in ambito sanitario per favorire la gestione centralizzata e il trasferimento delle informazioni tra organizzazioni sanitarie variamente distribuite nel territorio, per contrastare la naturale obsolescenza del patrimonio conoscitivo, in gran parte accentuata dall'impossibilità da parte del professionista di seguire il progresso scientifico distribuito in un'innumerevole quantità di pubblicazioni scientifiche, e per migliorare le capacità decisionali assunte durante la prassi clinica.

Poiché l'apprendimento presuppone sì assimilazione, ma anche produzione di nuova conoscenza, oltre agli importanti aspetti sopra citati, è parte integrante del KM anche la formazione del personale sanitario, a cui le nuove tecnologie sembrano contribuire in maniera sempre più preponderante (e-learning).

Dopo avere evidenziato affinità e differenze tra e-learning e KM, descriveremo alcune strategie a cui è possibile fare riferimento per gestire la conoscenza nelle organizzazioni. Una modalità assai utile è quella di veicolare conoscenza direttamente sul luogo di lavoro, quando il medico si trova a esercitare la prassi clinica e ad assumere decisioni che indirizzano il percorso diagnostico e terapeutico del paziente. È in questa fase che l'e-learning può essere uno strumento assai efficace al servizio del KM, contribuendo al miglioramento della qualità dell'assistenza sanitaria e costituendo al contempo apprendimento significativo, ripetibile e riproducibile.

M. Masoni (✉)
Innovazione Didattica ed Educazione COntinua in Medicina – IDECOM,
Presidenza Facoltà di Medicina e Chirurgia, Università degli Studi di Firenze, Firenze

E-learning in sanità. M.R. Guelfi, M. Masoni, A. Conti, G.F. Gensini (a cura di)

10.1 Knowledge management

Fin dalle sue origini, l'uomo ha sempre cercato di affrontare il problema della conoscenza e di darne una tassonomizzazione. Tra le varie classificazioni proposte, è certamente utile quella di Polanyi [1], che suddivide la conoscenza in tacita ed esplicita. La prima comprende sapere implicito, non codificato, per lo più connesso a esperienze individuali. La conoscenza esplicita invece è codificata, per esempio all'interno di documenti e/o database, e quindi facilmente trasmissibile e trasferibile.

La globalizzazione e l'avvento dell'era dell'informazione e della comunicazione hanno indotto le imprese a ridimensionare l'importanza dei beni materiali e a focalizzare la loro attenzione verso beni intangibili, consci che un vantaggio competitivo dipenda soprattutto da questi ultimi. Questo scenario internazionale, assieme al continuo progresso dell'*Information Technology* (IT), ha certamente favorito lo sviluppo del *Knowledge Management* (KM), una disciplina che si occupa di individuare metodologie e strumenti atti alla raccolta, codifica e organizzazione della conoscenza all'interno di una struttura, attraverso un approccio basato sull'innovazione culturale, organizzativa e tecnologica [2].

Obiettivo del KM è promuovere conservazione, crescita e circolazione della conoscenza in tutte le sue forme, tacita ed esplicita, al fine di ottimizzarne la disponibilità nei modi, tempi e luoghi più appropriati.

10.2 Relazione tra e-learning e knowledge management

Come abbiamo più volte ribadito in questo testo, l'e-learning può essere definito come l'uso delle tecnologie telematiche al fine di favorire i processi apprenditivi; il KM è invece una disciplina che si occupa di individuare le metodologie e gli strumenti atti a raccolta, codifica e organizzazione della conoscenza all'interno di una struttura.

Nato originariamente in ambito economico, il KM ha il suo focus sul miglioramento della circolazione della conoscenza all'interno di un'organizzazione, e a tal fine l'infrastruttura tecnologica gioca un ruolo fondamentale. L'e-learning rappresenta il "cruscotto di manovra" al servizio della disciplina del KM, poichè consente di erogare contenuti formativi, aggregare comunità virtuali e di pratica, con l'intento di condividere conoscenza e favorire la crescita di una *learning organization*, cioè di un'organizzazione che apprende.

Sbagliano quindi coloro che paragonano e-learning e KM, poiché rappresentano concetti di natura diversa, con il primo al servizio del secondo. Sono invece confrontabili gestione dell'apprendimento dei componenti di un'organizzazione (*learning management*) e gestione della conoscenza al suo interno, anche se potremmo ipotizzare il primo processo compreso nell'altro: il KM comprende infatti non solo la gestione

Tabella 10.1 Knowledge management e learning management a confronto (Ravet [4], ripresa da Trentin [5])

	Knowledge management	Learning management
Scopo	Sviluppare il capitale intellettuale[1] dell'organizzazione	Migliorare le prestazioni dell'organizzazione, dei gruppi e dei singoli
Attività relazionate alla conoscenza	Recuperare, catturare, immagazzinare, organizzare, interpretare, rappresentare, trasformare, trasferire, distribuire informazioni	Fornire collegamenti a quelle conoscenze che possono essere utili al processo di apprendimento; incapsulare conoscenze all'interno delle risorse destinate al processo di apprendimento; catturare la conoscenza prodotta durante le attività di apprendimento
Individui	Sono visti come repositori di conoscenza tacita, capaci di utilizzarla e trasformarla in prestazioni e conoscenza esplicita[2]	Sono coloro a cui si propongono le attività di apprendimento per svilupparne competenze e prestazioni ai fini della crescita professionale
Gruppi	Condividono dati, esperienze, buone pratiche e costruiscono valori comuni	Sviluppano significati condivisi dove l'apprendimento di ognuno si realizza attraverso l'apprendimento di gruppo
Competenze richieste	Catturare dati e informazioni dalle persone, trasformare conoscenza tacita in conoscenza esplicita, quando ciò è possibile e rilevante	Far sì che le attività di apprendimento siano un'opportunità per produrre nuova conoscenza, catturando quest'ultima a futuro beneficio di altri programmi formativi e fruitori
Tecnologie e mediatori di conoscenza	I sistemi "apprendono" dalle attività delle persone (data mining[3]) e da input esterni	Le persone apprendono dall'esperienza supportata sia dai sistemi informativi sia dalle altre persone
Strategia	Creare una learning organization	Creare una learning organization

[1] Il capitale intellettuale presente all'interno di un'organizzazione può essere suddiviso in capitale umano, capitale strutturale o organizzativo e capitale clienti [3]. Il capitale umano è definito come l'insieme di conoscenze che gli individui acquisiscono durante la vita e che utilizzano per produrre beni, servizi e idee in circostanze correlate alla loro attività. Il capitale organizzativo è ciò che un individuo lascia all'interno dell'Azienda al termine della giornata lavorativa e che può essere utilizzato per creare ulteriore capitale umano. Il capitale clienti è rappresentato dalla capacità di un'organizzazione di fidelizzare i propri clienti. Questi tre componenti rappresentano e comprendono l'insieme dei beni intangibili di un'organizzazione; la creazione del valore, intesa soprattutto come creazione di conoscenza, avviene mediante lo scambio tra queste diverse entità [6].

[2] La trasformazione della conoscenza da tacita in esplicita è il processo cardine su cui si basa la produzione di nuova conoscenza e che dovrebbe essere perseguito dalle Aziende che desiderano produrre innovazione ed essere competitive sul mercato.

[3] Il data mining è il processo di analisi ed estrazione, tramite strumenti automatici o semi-automatici, di nuova conoscenza a partire da grandi quantità di dati.

dell'apprendimento, ma anche di tutte le altre attività necessarie per un corretto funzionamento di una struttura (processi, tecnologie, comunicazioni coi clienti ecc.) [3].

La Tabella 10.1 mostra le principali differenze tra learning management e KM, e come la loro corretta collocazione possa favorire la crescita di una learning organization.

Dall'originario campo di applicazione prettamente economico, il KM si sta ora espandendo anche nell'ambito della formazione in Medicina, obbligando i professionisti sanitari a (ri)considerare le conoscenze sottese alla loro attività.

10.3 Knowledge management e e-learning in ambito sanitario

In Masoni et al. [6], gli Autori avevano evidenziato la scarsità di riferimenti bibliografici presenti in *Medline* che trattano la relazione tra e-learning e KM nella formazione, e che l'applicazione del KM avviene per lo più in contesti differenti rispetto a quelli didattici.

Poiché crediamo che l'e-learning possa rappresentare una risorsa fondamentale nella formazione, al servizio del KM, riteniamo auspicabile un futuro che preveda una maggiore diffusione delle ricerca scientifica in questa direzione. Peraltro, motivazioni indicate in letteratura che possono indurre un'organizzazione a dedicare maggiori risorse al settore del KM sono le seguenti [7]:

- conservare il *know-how* nel caso di trasferimento dei dipendenti;
- accelerare l'apprendimento di coloro che devono essere formati;
- rendere possibile la consultazione di *knowledge-base* per non disperdere l'esperienza acquisita, in termini di successi e fallimenti;
- tenere traccia di situazioni affrontate positivamente nel passato, in modo tale che la performance dell'azienda non vari in seguito a carenza di informazioni.

Questi obiettivi sono particolarmente rilevanti per qualsiasi struttura che si occupa di formazione in ambito sanitario, poiché il loro mancato raggiungimento è sempre causa di riduzione della performance assistenziale.

10.4 Strategie per il knowledge management

Esistono delle strategie per il KM, cioè dei modelli che possono costituire una guida per gestire in modo sistematico e organizzato la conoscenza all'interno di un'organizzazione?

Differenti organizzazioni sono caratterizzate da diversi obiettivi, processi, attività, strumenti, infrastrutture; da ciò deriva un numero teorico estremamente vasto di possibili strategie per affrontare in modo sistematico il problema del KM. Tra i numerosi approcci presenti in letteratura proponiamo quello di Hansen et al [8], che distingue tra *codifica* e *personalizzazione*.

La prima strategia, basata su IT, utilizza l'approccio "people to document" – letteralmente "dalle persone ai documenti" – per codificare e memorizzare la conoscenza in modo tale che possa essere facilmente riutilizzata dai dipendenti della stessa organizzazione, realizzando un'economia di scala in base alla quale si determina una riduzione dei costi medi totali del prodotto a fronte di un aumento della quantità fabbricata e venduta.

La seconda metodologia, fondata sul trasferimento della conoscenza tra individui, si basa sull'approccio "people to people", in cui le tecnologie dell'IT vengono utilizzate principalmente per favorire la comunicazione interpersonale.

La Tabella 10.2 mostra le principali differenze tra queste due strategie.

In genere le organizzazioni che gestiscono la conoscenza in modo efficace utilizzano una delle due strategie in modo predominante e l'altra a supporto della prima: approssimativamente si potrebbe affermare che la condivisione delle informazioni avviene per l'80% tramite una modalità e per il restante 20% mediante l'altra [8]. Ogni organizzazione interessata ad agire nel campo del KM dovrebbe pesare queste due soluzioni operando una scelta che consideri scopi, obiettivi e destinatari del proprio operato [6].

Tabella 10.2 Differenze tra i due approcci al KM (modificata da Hansen et al. [8])

	Codifica: "people to document"	**Personalizzazione: "people to people"**
Strategia competitiva	Implementa sistemi informatici di elevata qualità, affidabili e rapidi utilizzando conoscenza codificata	Permette soluzioni creative e analiticamente rigorose su problemi strategici complessi focalizzandosi sull'esperienza individuale
Modello economico	Consente di investire in una risorsa di conoscenza riutilizzabile (*economia di scala*)	Corresponsione di onorari elevati per soluzioni altamente personalizzate su problemi specifici (*economia basata su esperti*)
Strategia di gestione della conoscenza	Sviluppo di un sistema di documentazione elettronico che codifica, memorizza, diffonde e consente il riutilizzo della conoscenza	Sviluppo delle reti per connettere le persone in modo tale da poter condividere la conoscenza implicita
Tecnologia dell'informazione	Investimento pesante in IT: lo scopo è connettere le persone con conoscenza codificata riutilizzabile	Investimento moderato in IT: lo scopo è facilitare l'interazione e lo scambio di conoscenze implicite

Riteniamo che questa classificazione ben si applichi alle organizzazioni sanitarie che devono gestire attività routinarie assieme ad altre altamente specialistiche aventi scarsa riproducibilità.

Ciò significa che entrambe le strategie per il KM sono necessarie in questo ambito, con il processo di codifica a favore di situazioni ad alta riproducibilità e a vantaggio della personalizzazione quando occorre principalmente la soluzione di problematiche complesse [9]. Alcuni esempi possono chiarire meglio questo importante concetto.

Appartiene alla strategia di riuso di conoscenza codificata ciò che è stato realizzato da Access Health©, un poliambulatorio in cui, quando un utente contatta telefonicamente la struttura, risponde la voce registrata di un'infermiera che utilizza algoritmi decisionali per valutare i sintomi del chiamante, escludendo possibili situazioni patologiche, consigliando la visita del medico o il pronto soccorso. Il sistema software realizzato implementa algoritmi decisionali relativi ai sintomi di oltre 500 patologie, ma lo sforzo economico è stato ampiamente ripagato per la presenza di migliaia di utenze l'anno, che consentono di attribuire a ogni chiamata un costo estremamente basso [9].

Anche il *National Health Service* (NHS) inglese ha adottato questa strategia per la gestione della conoscenza in problematiche routinarie, quali il *National Service Frameworks* e gli algoritmi per la gestione del triage utilizzati nel NHS Direct decision support system [9]. In linea teorica esistono ampie possibilità di applicazione e di diffusione di questo approccio per la gestione della conoscenza: per esempio in distretti ospedalieri che trattano pazienti per lo più affetti da malattie croniche riguardanti singoli apparati (l'asma, la cardiopatia ischemica ecc.) o situazioni che il medico di base comunemente si trova ad affrontare nello svolgimento della propria professione.

Una clinica polispecialistica per la cura dei tumori è più probabile si affidi alla strategia per il KM denominata "personalizzazione". La definizione del trattamento più indicato per un paziente portatore di patologia oncologica avviene spesso successivamente ad accurate valutazioni e consulti effettuati da un elevato numero di esperti appartenenti a diverse discipline. A tal fine le tecnologie della comunicazione e dell'informazione sono utili per favorire il trasferimento di conoscenza tra clinici.

Come abbiamo affermato in precedenza, le nuove tecnologie possono essere particolarmente utili nel processo di codifica, in cui occorre trasformare in una forma adatta al computer conoscenza esplicitata (per esempio linee guida), mentre nel caso della personalizzazione il focus è più propriamente esplicitare conoscenza implicita derivante per lo più da esperienze individuali. Poiché stiamo focalizzando l'attenzione sull'aspetto tecnologico del KM, soffermiamoci soprattutto sul primo approccio, con l'obiettivo di costruire strumenti che consentano di standardizzare servizi assistenziali in base alle migliori pratiche per garantire equità delle cure, aumentare la performance dell'assistenza sanitaria a quello delle strutture più avanzate, come pure semplificare l'organizzazione dei servizi, ridurre gli errori e razionalizzare il contenimento dei costi.

A questo punto è lecita una domanda: esistono delle modalità preferenziali per "impacchettare" in sistemi informatici la conoscenza utile all'esercizio professionale del medico? Ancora: in quali condizioni fornire informazioni appropriate può determinare apprendimento efficace ed efficiente che conduce al miglioramento della qualità dell'assistenza sanitaria? Il paradigma del *just in time KM* può fornire una risposta a queste domande.

10.5 Just in time knowledge management

Seminari, congressi, corsi ECM sono metodologie di formazione formali sicuramente utili per veicolare conoscenza, che tuttavia mantengono spesso connotati principalmente teorici e che raramente passano a una fase operativa. La letteratura medico-scientifica a sostegno di questo argomento è abbondante: è ormai ampiamente acclarato che queste metodologie didattiche tradizionali, soprattutto se dotate di scarsa operatività, non sono molto efficaci nel migliorare la performance assistenziale del medico [10].

Molto più importante sarebbe riuscire a trasmettere conoscenza nel momento stesso in cui quest'ultima si rende necessaria, direttamente sul luogo di lavoro. Il medico impara e ricorda molto più facilmente quando le informazioni apprese diventano immediatamente operative. In questo senso la strategia per il KM "people to document" deve essere mirata a confezionare conoscenza specializzata all'interno di strumenti tecnologici ubiquitariamente disponibili, che possono assistere il medico nella fase cruciale di assunzione di decisioni, veicolando informazioni corrette e aggiornate nelle modalità appropriate, in luoghi e tempi opportuni (*just in time KM*).

Un processo cruciale nella pratica clinica è la fase di prescrizione al paziente delle indagini strumentali e/o di laboratorio e della terapia, momento in cui il medico operativizza la propria conoscenza. La presenza di una cartella clinica elettronica (EHR, *Electronic Health Record*), associata a sistemi di supporto alle decisioni, potrebbe essere utile per innescare processi di riflessione che permettono di migliorare la qualità dell'assistenza sanitaria. Tali sistemi potrebbero inviare dei suggerimenti (*alert*) al medico, lasciando comunque la possibilità a quest'ultimo di non tenerne conto e proseguire nell'intendimento originario (per esempio somministrare comunque acido acetilsalicilico a un paziente, nonostante il sistema abbia segnalato precedenti episodi emorragici).

Altri esempi di sistemi informatici che utilizzano questo approccio denominato *just in time KM* non sono unicamente associati a EHR, ma sono costituiti da software automatici di verifica di interazioni tra farmaci, che risultano utili soprattutto per pazienti in politerapia con polipatologie.

Tali sistemi sono oggi liberamente disponibili in rete anche senza essere integrati in altri sistemi software, e pertanto liberamente utilizzabili in tempo reale di fronte al paziente mediante dispositivi portatili.

Ciò costituisce un esempio di mobile learning, argomento trattato nel Capitolo 8.

10

10.6 Conclusioni

Crediamo che il KM sia una disciplina applicabile non solo alle *business community* ma anche a organizzazioni no profit quali scuole, ospedali, centri di ricerca ecc. Le strategie per il KM costituiscono un notevole ausilio ogniqualvolta si debbano coordinare gruppi di persone al fine di raggiungere obiettivi comuni, in quanto favoriscono e consentono di organizzare e coordinare il trasferimento delle conoscenze e competenze [6].

La strategia per il KM "people to document" risulta particolarmente utile per codificare conoscenze complesse in dispositivi tecnologici, quali computer o palmari, che assistano il medico *just in time* nell'esercizio della prassi clinica, una fase di operativizzazione della conoscenza su cui costruire apprendimento significativo, ripetibile e riproducibile, per migliorare la qualità dell'assistenza sanitaria.

Bibliografia

1. Polanyi M (1966) The Tacit dimension. Routledge & Kegan Paul, London
2. Sorge C (2000) Gestire la conoscenza – Introduzione al knowledge management. Sperling & Kupfer, Milano
3. Stewart TA (1997) Intellectual Capital: the new wealth of organizations. Nicholas Brealey Publishing, London
4. Ravet S (2003) E-learning and knowledge management. The Newsletter of the Prometeus Network 20
5. Trentin G (2006) Integrando e-learning e knowledge management/sharing. CNR – ITD. http://images.1-to-x.com/elrn/452.pdf (ultimo accesso effettuato il 4/10/2010)
6. Masoni M, Guelfi MR, Conti A, Gensini GF (2005) Knowledge Management nel Progetto E-learning della Facoltà di Medicina e Chirurgia dell'Università di Firenze. Je-LKS 1(3):385–395
7. Montani S, Bellazzi R (2002) Supporting Decisions in medical applications: the knowledge management perspective. International Journal of Medical Informatics 68:79–907
8. Hansen MT, Noria N, Tierney T (1999) What's your strategy for managing knowledge. Harward Business Review 77:106–116
9. Wyatt JC (2001) Management of explicit and tacit knowledge. J R Soc Med 94:6–99
10. Mazmanian PE, Davis DA (2002) Continuing Medical Education and the Physician as a Learner: Guide to the Evidence. JAMA 288:1057–1060

Parte II
Le tecnologie e gli standard

All'interno di un'organizzazione che intende adottare le nuove tecnologie telematiche a fini formativi, non è raro assistere a lunghe discussioni relative alla scelta dell'applicativo software. È certamente vero che il termine e-learning implica la presenza di una componente tecnologica a supporto dell'apprendimento, ma l'applicativo software deve essere inteso come uno strumento al servizio di nuovi paradigmi di apprendimento che sono prioritari e che devono guidare tutte le altre scelte.

Il Capitolo 11 tratta la nascita e l'evoluzione delle piattaforme, applicativi software che hanno favorito la diffusione dell'e-learning nelle istituzioni scolastiche di ogni ordine e grado. Ampio spazio viene dedicato al confronto tra piattaforme "open source" e commerciali e vengono fornite indicazioni su come orientarsi nella scelta tra le numerose piattaforme di pubblico dominio oggi disponibili.

Dopo aver descritto i *Learning Object*, nel Capitolo 12 vengono introdotti gli standard internazionali a cui le piattaforme e-learning dovrebbero essere conformi per garantire l'interoperabilità, cioè la possibilità di utilizzare i contenuti didattici in ambienti software diversi.

Piattaforme e-learning 11

M.R. Guelfi, M. Masoni, J. Shtylla, N. Aharpour

Abstract Questo capitolo tratta la nascita e l'evoluzione degli applicativi software che hanno fortemente contrassegnato la diffusione dell'e-learning nelle istituzioni scolastiche di ogni ordine e grado.

Il focus tecnologico del capitolo non deve tuttavia trarre in inganno il lettore: il termine e-learning sottende la presenza di una componente tecnologica a supporto dell'apprendimento, ma il software non è il tema centrale e/o l'oggetto del contendere. Troppo spesso in questi ultimi anni la discussione sull'introduzione dell'e-learning all'interno di un'organizzazione si è infatti limitata ed esaurita nella scelta dell'applicativo software più adatto, mentre quest'ultimo dovrebbe costituire unicamente uno strumento al servizio di nuovi paradigmi di apprendimento e insegnamento.

11.1 Introduzione

In una fase pionieristica dell'e-learning, singoli servizi Internet ospitati su server aventi diverse dislocazioni geografiche venivano variamente assemblati per sostenere tecnologicamente i processi di apprendimento: per esempio un sito Web per l'erogazione di contenuti didattici poteva essere associato a un forum per la loro discussione e la posta elettronica costituire un canale di comunicazione preferenziale per eventuali contatti personali con il docente. Questo tipo di utilizzo delle tecnologie telematiche a fini formativi era tuttavia particolarmente difficoltoso per i neofiti e ri-

M.R. Guelfi (✉)
Innovazione Didattica ed Educazione COntinua in Medicina – IDECOM,
Presidenza Facoltà di Medicina e Chirurgia, Università degli Studi di Firenze, Firenze

servato a quei docenti che avevano una certa perizia nell'uso di Internet e dei suoi servizi o a organizzazioni dotate di personale specializzato e dedicato da affiancare al personale docente.

La nascita di piattaforme a sostegno dell'apprendimento (piattaforme e-learning), capaci di integrare all'interno di uno stesso ambiente strumenti per l'erogazione di contenuti e per la comunicazione docente-discente e discente-discente, ha notevolmente ridotto il gap esistente tra utilizzatore e strumento tecnologico. Una piattaforma e-learning consente anche a quei formatori che non possiedono particolari abilità nell'uso dei servizi di rete di erogare corsi online e di assistere i discenti tramite strumenti di comunicazione sincrona e asincrona, nonché di produrre e inserire in modo autonomo materiale didattico sulla piattaforma.

11.2 Learning management system e learning content management system

Learning Management System (LMS) e *Learning Content Management System* (LCMS) sono termini che spesso vengono usati erroneamente come sinonimi. Sicuramente il nome simile e un acronimo condiviso contribuisce a creare confusione tra gli utenti interessati ad acquisire una piattaforma e-learning. I due oggetti rappresentano invece due categorie di prodotti distinti ma complementari, progettati per coprire l'intero processo di formazione in rete. Un LCMS si focalizza su sviluppo, gestione e archiviazione dei contenuti didattici; un LMS consente l'erogazione dei corsi e la gestione dei discenti. Comprendere la differenza può essere difficile, perché la maggior parte dei LCMS prevede anche funzionalità proprie di un LMS [1-3].
Tipicamente un LMS (Fig. 11.1) [4]:

- esegue la registrazione dello studente in piattaforma e gestisce l'iscrizione al corso;
- distribuisce i contenuti didattici;
- prevede strumenti per la comunicazione sincrona e asincrona docente-discente e discente-discente;
- consente la creazione e la somministrazione di questionari di (auto-)valutazione e registra i punteggi dei test;
- permette di suddividere la classe virtuale in gruppi di studenti a cui il docente può assegnare attività differenti;
- traccia e registra le attività di formazione del discente all'interno del sistema.

Occorre sottolineare che il tracciamento delle attività di formazione del discente è una funzionalità particolarmente significativa resa possibile dai LMS, che in precedenza, utilizzando servizi Internet variamente dislocati in rete e non integrati fra loro, non era consentita, o almeno era assai difficoltosa.

L'introduzione di questi sistemi software ha quindi rappresentato un importante valore aggiunto, poiché consente al docente di monitorare e valutare assai finemente il progresso dell'apprendimento del discente lungo tutto il percorso formativo.

Come abbiamo accennato, un LMS non si indirizza al bisogno di gestire i contenuti didattici di un sistema e-learning. Per queste funzionalità occorre rivolgersi a un LCMS che contiene appunto strumenti rivolti agli sviluppatori di corsi piuttosto che ai discenti (Fig. 11.2). Un LCMS è un ambiente multiutente dove gli sviluppatori possono produrre, indicizzare, archiviare, reperire e riusare contenuti didattici di-

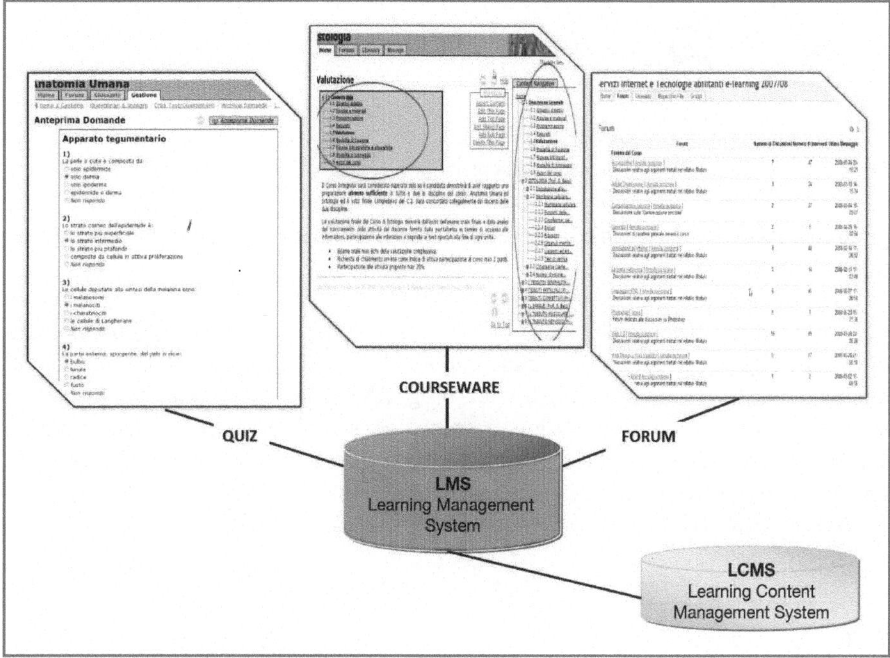

Fig. 11.1 Principali funzioni di un LMS

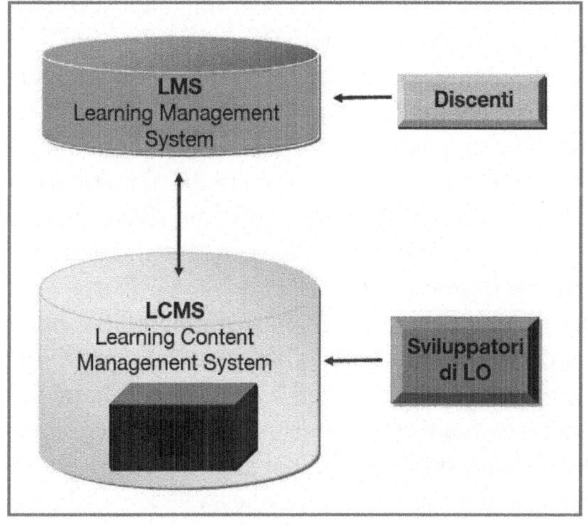

Fig. 11.2 Interazione dei discenti con LMS e degli sviluppatori con LCMS

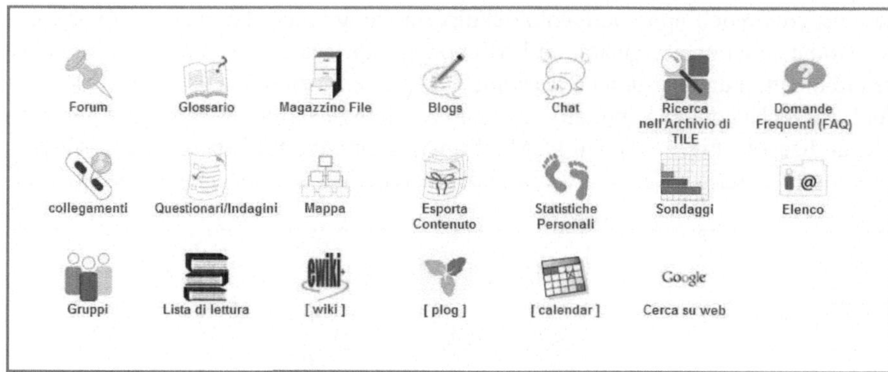

Fig. 11.3 Principali applicativi presenti nella piattaforma e-learning ATutor

gitali realizzati come oggetti di apprendimento riutilizzabili (*Learning Object* trattati nel Capitolo 12).

Oggi sempre più spesso viene utilizzato il termine *Virtual Learning Environment* (VLE), intendendo con questo termine un qualsiasi applicativo che crea un ambiente virtuale all'interno del quale si attua l'apprendimento. Rispetto a un LMS, un VLE aggiunge nuove funzionalità quali wiki, blog, RSS (*RDF Site Summary*) e spazi di apprendimento virtuali tridimensionali, come per esempio *Second Life*. Quest'ultimo approccio apre nuove possibilità per rendere possibile un apprendimento sociale, immersivo e interattivo [5].

Blackboard, *ATutor* e *Moodle* sono esempi di VLE (Fig. 11.3).

11.3 Scelta di una piattaforma e-learning

Prima della fine del secolo scorso la rapida diffusione dell'e-learning ha determinato una proliferazione di piattaforme commerciali, quali Blackboard, *WebCT* e *Learning Space*, prodotte da aziende che hanno cercato di conquistare quote di mercato in un settore del software non ancora maturo. Successivamente applicativi di tipo open source, prodotti da comunità di sviluppatori assai numerose, hanno progressivamente guadagnato le quote di mercato inizialmente occupate dai sistemi commerciali. Ricordiamo che il termine "open source" indica un software rilasciato con un tipo di licenza che consente agli utenti di accedere al codice sorgente e modificarlo al fine di migliorare pregressivamente il prodotto finale.

La proliferazione e la diffusione di piattaforme e-learning commerciali e open source ha poi introdotto la necessità della loro interoperabilità, cioè della possibilità di esportare corsi e-learning tra ambienti software diversi, mantenendo le medesime condizioni di erogazione. Numerose organizzazioni hanno affrontato il problema creando standard internazionali che sono stati descritti nel capitolo successivo e a cui rimandiamo il lettore interessato a tale argomento. In questa sede ribadiamo semplicemente che la compatibilità con tali standard è un requisito che le piattaforme e-learning dovrebbero possedere, e che questa caratteristica deve essere attentamente valutata nel momento in cui si decide di acquisirne una.

A questo punto è d'obbligo chiedersi se è meglio utilizzare una piattaforma open source (es. Moodle o ATutor) o una commerciale (es. Blackboard).

Gli esperti concordano nel considerare migliore la soluzione open source, principalmente perché tali piattaforme sono sostenute da una grande comunità di sviluppatori che aggiorna costantemente il software in funzione delle richieste degli utenti e degli avanzamenti tecnologici. La scelta open source è stata adottata da numerose e importanti organizzazioni accademiche, quali la *UK Open University*. La soluzione commerciale è più statica e vincolata alle decisioni della casa produttrice piuttosto che alle esigenze dei singoli utilizzatori; qualsiasi modifica che comporti l'intervento della ditta risulta onerosa per l'utente.

Tra i numerosi sistemi open source disponibili è certamente importante affidarsi a un prodotto maturo, con una comunità di sviluppatori nutrita, capace di assistere rapidamente coloro che intendono affidarsi a questo tipo di piattaforma e di mantenere un continuo aggiornamento in linea con il rapido progresso tecnologico. Inoltre la maggior parte degli applicativi open source sono oggi dotati di numerosi programmi aggiuntivi (*add-on*) che amplificano ulteriormente le già ampie possibilità di personalizzazione.

Ma tra le numerose piattaforme open source disponibili come deve orientarsi l'utente? A tale riguardo, oltre a citare *EduTools* (http://www.edutools.info/), un sito progettato con l'obiettivo di aiutare l'utente nella valutazione e comparazione dei diversi software destinati all'e-learning, riportiamo due interessanti lavori che possono aiutare l'utente a orientarsi nell'offerta.

Il primo fa riferimento all'articolo *Learning Management Systems Open Source a confronto*, apparso sul Giornale italiano per l'e-learning [6]. Nelle conclusioni del lavoro, il cui obiettivo è "offrire una panoramica aggiornata sui principali Learning Management Systems Open Source in uso, per cercare di individuare le caratteristiche e le funzionalità di maggior pregio e utilità da tenere in considerazione nella scelta di tali strumenti", si legge che "tenuto conto del fatto che un LMS dovrebbe porsi alcuni obiettivi fondamentali, quali supportare l'auto-apprendimento, il blended learning e la comunità virtuale di apprendimento, sono stati identificati tre prodotti che soddisfano tali requisiti e che offrono più elevati standard di progettazione. Da questo punto di vista, incrociando i vari documenti e le valutazioni raccolte attingendo alle fonti finora citate, i LMS più solidi sono, nell'ordine, ATutor, Ilias e Moodle".

Il secondo lavoro cita un'analisi effettuata dal Centro Nazionale per l'Informatica nella Pubblica Amministrazione (CNIPA) [7]. Il CNIPA ha al suo interno un Osservatorio open source che svolge un'importante funzione di catalizzatore delle "best practice" e della conoscenza in materia, e che si è impegnato in una valutazione delle piattaforme e-learning open source presenti sul mercato. Tra la fine del 2005 e l'inizio del 2006, presso il CNIPA è stata condotta una sperimentazione mirata ad acquisire conoscenze teoriche e pratiche circa le opportunità offerte dalle piattaforme open source per l'e-learning.

Dopo aver analizzato le differenti soluzioni presenti sul mercato, è stato scelto di testare due LMS: ATutor [8] e Moodle [9].

Nel prossimo paragrafo analizzeremo queste due piattaforme open source assai diffuse.

11.4 ATutor e Moodle a confronto

ATutor e Moodle sono due piattaforme e-learning open source ritenute tra le migliori dalla maggior parte degli studi comparativi. Non è questa la sede per descrivere le numerose funzionalità offerte da ATutor e da Moodle: per questa esigenza il lettore interessato può collegarsi ai rispettivi siti Web. In questo contributo cercheremo invece di evidenziarne punti di forza e criticità.

ATutor [8] è un LCMS/LMS e un ambiente per il "social networking" open source progettato ponendo particolare attenzione alle problematiche legate all'accessibilità. ATutor è un progetto nato nel 2002 sotto la direzione del Centro di Ricerche per le Tecnologie Adattabili (ATRC, *Adaptive Technology Resource Centre*) dell'Università di Toronto, uno dei centri leader nello sviluppo di tecnologie e di standard che assicurano alle persone diversamente abili la possibilità di avere accesso alle opportunità offerte dall'e-learning.

Questa missione continua a influenzare profondamente lo sviluppo della piattaforma stessa. ATutor possiede infatti utili applicativi basati su tecnologie assistive che facilitano la fruizione di corsi e-learning da parte di soggetti portatori di diverse abilità uditive e visive e che sono difficilmente riscontrabili in altre piattaforme:

- *AChat* (*Accessibility Chat*, http://www.atutor.ca/achat/): uno strumento accessibile per la comunicazione sincrona in chat tramite il quale ogni nuova stringa di testo inviata dai partecipanti viene letta con un sintetizzatore vocale;
- *AChecker* (*Accessibility Checker*, http://www.atutor.ca/achecker/): è uno strumento di valutazione che consente di controllare se una pagina Web ha problemi di accessibilità; AChecker è stato integrato nel *Content Editor* per consentire agli autori di valutare l'accessibilità dei loro contenuti per persone con disabilità;
- *AComm* (http://www.atutor.ca/acomm/): uno strumento per l'*Instant Messaging* e la lavagna condivisa che, tramite tecnologie assistive, consente a utenti diversamente abili di partecipare ad attività comunicative sincrone basate su Internet;
- *ATalker* (*Accessibility Talker*, http://www.atutor.ca/atalker/): è un sintetizzatore vocale utile per utenti con difficoltà alla lettura. ATalker può leggere testo pubblicato sul web; a oggi può produrre voci in lingua inglese e spagnola.

ATutor è stata la prima piattaforma LCMS a essere pienamente conforme alle specifiche per l'accessibilità WCAG 1.0 (*Web Content Accessibility Guidelines*), relative al livello A++, dettate dal progetto WAI (*Web Accessibility Iniziative*) del *World Wide Web Consortium* (W3C) [10], un progetto mirato allo sviluppo di strategie, linee guida e risorse per aiutare a rendere il Web accessibile a persone diversamente abili. Tale conformità di ATutor consente l'utilizzo della piattaforma da parte di studenti, docenti e amministratori, inclusi quelli con disabilità che possono accedere al sistema usando tecnologie assistive.

In Italia l'importanza dell'accessibilità è stata sottolineata dalla Legge Stanca del 9 Gennaio 2004 n.4 recante "Disposizione per favorire l'accesso dei soggetti disabili agli strumenti informatici". La Legge Stanca contiene elementi che la pongono all'avanguardia nel campo dell'accessibilità, in particolare "Prevede l'obbligo dell'accessibilità del materiale formativo e didattico utilizzato nelle scuole di ogni ordine e grado" (art. 5). ATutor è pienamente conforme alla Legge Stanca.

Moodle [9], acronimo di *Modular Object-Oriented Dynamic Learning Environment*, è un open source *Course Management System* (CMS), noto anche come *Learning Management System* (LMS) o *Virtual Learning Environment* (VLE), inizialmente realizzato da Martin Dougiamas a partire dalla sua tesi di Dottorato, il cui titolo era "The use of Open Source software to support a social constructionist epistemology of teaching and learning within internet-based communities of reflective inquiry". Questa ricerca ha fortemente influenzato lo sviluppo di Moodle che, come si può leggere sul sito ufficiale (http://docs.moodle.org/en/Philosophy), si basa sulla "pedagogia del costruttivismo sociale". In base a questa teoria dell'apprendimento, lo sviluppo della piattaforma consente ai docenti di strutturare corsi online con una particolare attenzione all'interazione e alla costruzione collaborativa dei contenuti.

Intorno a Moodle si è sviluppata un'ampia comunità di sviluppatori. Ciò rende rapida la risoluzione di eventuali problematiche che l'utente potrebbe incontrare durante l'installazione e la gestione della piattaforma e-learning, come pure l'aggiornamento e lo sviluppo di nuove funzioni che possono rendersi necessarie. La comunità di sviluppatori associata ad ATutor è numericamente inferiore rispetto a quella di Moodle: ciò rende il codice sorgente della prima maggiormente compatto e meno modulare rispetto a quello della seconda.

ATutor ha sempre prestato una grande attenzione all'interoperabilità tra piattaforme e al rispetto degli standard internazionali, sia per quanto riguarda la produzione dei contenuti formativi sia per altre funzionalità, quali la produzione di test e questionari. Il rispetto degli standard consente agli sviluppatori di creare contenuti riusabili che possono essere importati ed esportati da e verso altre piattaforme che supportano queste stesse specifiche e la riutilizzazione di test e questionari prodotti. La garanzia del rispetto degli standard internazionali ha rappresentato un obiettivo secondario in Moodle rispetto alle direttive di ATutor.

Concludendo, entrambe sono ottime piattaforme che condividono la maggior parte delle funzionalità, e nella sostanza una non è migliore dell'altra. Punti di forza di ATutor sono l'elevata attenzione rivolta alle problematiche legate all'accessibilità e all'interoperabilità tra piattaforme e al rispetto degli standard internazionali, mentre quelli di Moodle sono la forte attenzione rivolta agli aspetti pedagogici dell'apprendimento e la vasta comunità di sviluppatori. La scelta dipende unicamente dal contesto specifico in cui una piattaforma deve essere utilizzata. Per esempio, la Facoltà di Medicina e Chirurgia dell'Università di Firenze nel 2005 ha scelto di

11

adottare la piattaforma ATutor, poiché la propria offerta formativa prevede un Corso di Laurea per Fisioterapisti non vedenti, e per tale motivo le caratteristiche di accessibilità di ATutor sono state ritenute irrinunciabili.

Ricordiamo infine che l'adozione di una piattaforma può non escludere l'altra in quanto la semplicità di installazione e manutenzione rende percorribile l'adozione di entrambe in istituzioni scolastiche di grandi dimensioni e di privilegiare ATutor o Moodle in funzione dei diversi domini di applicazione.

11.5 Il futuro

La maggiore partecipatività consentita dal Web 2.0 e dagli applicativi che ne hanno condizionato lo sviluppo (wiki, blog, podcast, social network, RSS ecc.) ha diretto l'attenzione degli esperti verso forme più informali di apprendimento, che difficilmente potevano essere indirizzate tramite piattaforme e-learning comunemente intese, progettate per erogare apprendimenti di tipo formale, aventi cioè un inizio e un termine e organizzati in fasi e tempi ben definiti.

Lo sviluppo dell'e-learning 2.0 ha determinato una metamorfosi di questi strumenti software. All'inizio le comunità di sviluppatori hanno cercato di affrontare

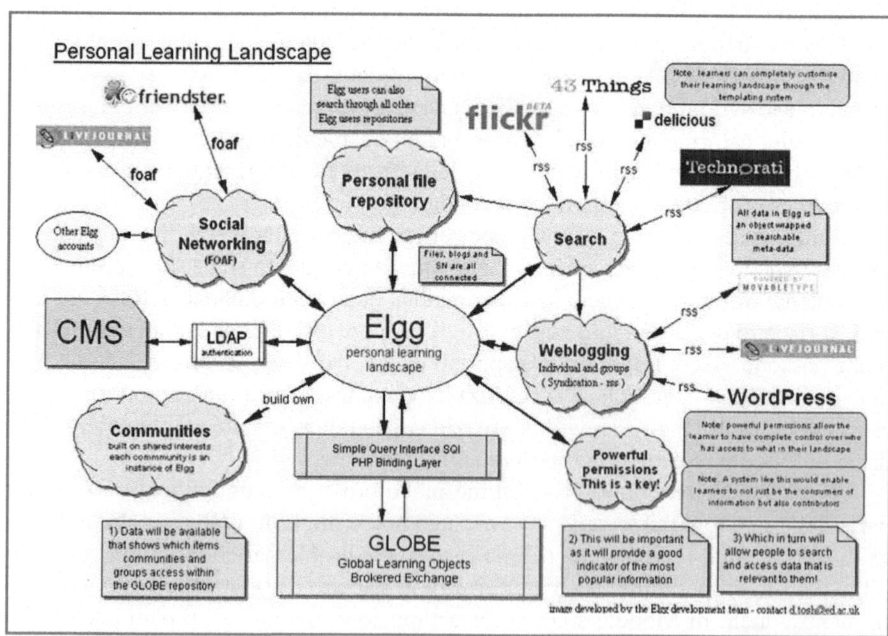

Fig. 11.4 Varietà di aggregazione e personalizzazione consentita da ELGG. Da: Tosh D and Werdmuller B (2005) Elgg: a personal learning landscape. www.tesl-ej.org/wordpress/issues/volume9/ej34/ej34m1/, con autorizzazione

queste nuove istanze formative incorporando gli strumenti tipici del Web 2.0 all'interno delle piattaforme e-learning tradizionali; in una seconda fase hanno riprogettato gli strumenti software trasformandoli in altri più flessibili e più adatti ad apprendimenti di tipo informale.

ELGG (http://elgg.org/) è un esempio di questi sistemi software, oggi denominati *Personal Learning Environment* (PLE), che comprende funzionalità tipiche degli applicativi del Web 2.0 che facilitano aggregazioni sociali tra coloro che sono impegnati in attività educative, fornendo le funzionalità necessarie per consentire la creazione di siti di social networking pubblici o all'interno di una Intranet [11]. A differenza di un VLE, che utilizza un approccio *teacher-centered*, un PLE consente al discente un vantaggio sostanziale in termini di personalizzazione dell'apprendimento, permettendo una maggiore integrazione tra apprendimento formale e informale. La Figura 11.4, sviluppata dall'*ELGG development team*, mostra l'ampiezza delle funzionalità offerte da questo software, assieme alle sue capacità di aggregare vari applicativi presenti in rete.

Bibliografia

1. Cognitive design solutions LMS – LCMS. http://www.cognitivedesignsolutions.com/Instruction/LMS-LCMS.htm (ultimo accesso effettuato l'1/10/2010)
2. Rengarajan R LCMS and LMS. Taking Advantage of Tight Integration. http://www.e-learn.cz/soubory/ lcms_and_lms.pdf (ultimo accesso effettuato l'1/10/2010)
3. Brandon Hall Research. LMS and LCMS Demystified – They sound similar, but they're very different. http://brandon-hall.com/ (ultimo accesso effettuato il 14/10/2010)
4. Wikipedia Learning Management System. http://it.wikipedia.org/wiki/Learning_management_system (ultimo accesso effettuato l'1/10/2010)
5. Wikipedia Virtual Learning Environment. http://en.wikipedia.org/wiki/Virtual_learning_environment (ultimo accesso effettuato l'1/10/2010)
6. Acquaviva M (2007) Learning Management Systems Open Source a confronto. Giornale dell'e-Learning 1(2). http://www.wbt.it/index.php?pagina=145 (ultimo accesso effettuato l'1/10/2010)
7. Massara A, Mobilio V Sperimentare piattaforme Open Source. Un esempio di applicazione della metodologia CNIPA. ATutor vs Moodle. http://www2.cnipa.gov.it/site/_files/Esempio%20di%20applicazione% 20della%20metodologia%20Cnipa.pdf (ultimo accesso effettuato l'1/10/2010)
8. ATutor. http://atutor.ca/ (ultimo accesso effettuato l'1/10/2010)
9. Moodle. http://moodle.org/ (ultimo accesso effettuato l'1/10/2010)
10. Web Accessibility Iniziative. World Wide Web Consortium, http://www.w3c.org/WAI/ (ultimo accesso effettuato l'1/10/2010)
11. ELGG. http://docs.elgg.org/wiki/What_is_Elgg (ultimo accesso effettuato l'1/10/2010)

Standard per l'e-learning e learning object

12

J. Shtylla

Abstract La grande proliferazione e diffusione di piattaforme e-learning ha fatto emergere la necessità della loro interoperabilità, cioè la possibilità di utilizzare i contenuti didattici in ambienti software diversi. In questo capitolo verranno introdotti brevemente gli standard internazionali a cui le piattaforme e-learning dovrebbero essere conformi, ma prima ancora è necessario introdurre il concetto di *learning object*.

12.1 Learning object

La filosofia secondo cui la conoscenza può essere scomposta e classificata in sottocomponenti che variamente ricombinati costruiscono percorsi formativi a differente strutturazione è alla base dei *Learning Object* (LO), letteralmente "oggetti di apprendimento".

Il concetto che sta alla base della filosofia dei LO è infatti la modularità, ovvero la scomponibilità dei contenuti di apprendimento in unità più piccole: riusabili, ricomponibili che secondo le teorie comportamentiste sono più facilmente comprensibili e assimilabili per la mente umana.

Va precisato che il termine LO non ha solamente un'accezione educativa, ma che con esso ci si può riferire anche a un oggetto tecnico, come verrà illustrato introducendo lo standard *Sharable Content Object Reference Model* (SCORM).

Non esiste una definizione univoca e pienamente soddisfacente di LO, soprattut-

J. Shtylla (✉)
Innovazione Didattica ed Educazione COntinua in Medicina – IDECOM,
Presidenza Facoltà di Medicina e Chirurgia, Università degli Studi di Firenze, Firenze

to per il fatto che tale termine è ampiamente utilizzato, e come tale può assumere significati diversi [1].

Il Comitato di standardizzazione delle tecnologie per l'apprendimento (LTCS, *Learning Technology Standards Committee*) definisce i LO come "Qualsiasi entità digitale o non digitale, che può essere usata, riusata e alla quale fare riferimento durante l'apprendimento supportato dalla tecnologia" [2].

Uno dei maggior esperti di questo argomento, David Wiley, considera la precedente definizione generica e precisa definendo i LO "ogni risorsa digitale che può essere riutilizzata per sostenere l'apprendimento" [3].

I LO, oltre a essere costruiti in un modo semplice e modulare che ne facilita la riusabilità in molteplici contesti e ambienti e-learning senza applicare su di essi modifiche, hanno altre caratteristiche interessanti da discutere e esaminare.

La Figura 12.1 riassume le principali caratteristiche di un LO, che di seguito verranno esplicitate.

Un LO è scomponibile in contenuti o moduli di apprendimento più piccoli aventi micro-obiettivi formativi indipendenti che si possono variamente ricomporre e riassemblare.

Occorre inoltre sottolineare che il concetto di riusabilità possiede una notevole attrattiva per il docente, poiché teoricamente gli consente di spostare a costo zero un oggetto tra diversi percorsi di formazione: ciò comporta un notevole risparmio di tempo e di finanziamenti da impiegare nella produzione di materiale formativo. In realtà tale situazione ideale è spesso lontana dalla pratica, perché tra oggetto didattico e contesto esiste sempre una forte connessione.

Ciò determina una certa difficoltà nell'estrapolazione e riuso di un LO in altre situazioni di apprendimento, contrastando in questo modo proprio la filosofia del riuso che è alla base della costruzione degli oggetti di apprendimento ("paradosso della riusabiltà" [4]).

Un concetto connesso a quello di riusabilità è la granularità, che possiamo definire come la quantità di conoscenza racchiusa in un LO. Tanto minore sarà la granularità del LO, tanto maggiore sarà la sua riutilizzabilità e la trasportabilità in altri con-

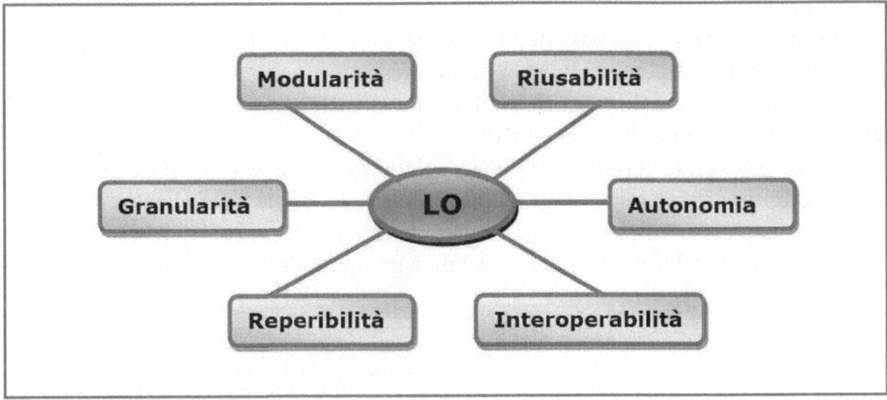

Fig. 12.1 Principali caratteristiche di un learning object

testi [5]. Un LO è completo, autonomo e autoconsistente. In quanto appartenente a un percorso formativo, un LO deve essere costruito intorno a un obiettivo didattico, deve comprendere attività che aiutano il discente ad acquisire conoscenze e competenze e strumenti di valutazione inerenti i contenuti proposti. Queste proprietà sono tipiche di ogni didattica che si possa definire tale.

Reperibilità e interoperabilità sono altre due importanti caratteristiche dei LO. Dopo essere stati memorizzati all'interno di un database, è importante che gli oggetti didattici possano essere facilmente ricercati e recuperati: ciò dipende dal corretto uso di metadati, descrittori o parole chiave, che descrivono le loro caratteristiche. Infine gli oggetti di apprendimento devono essere portabili e interoperabili, in modo tale da poter essere trasferiti tra piattaforme e-learning diverse senza essere modificati: per fare ciò è necessario che la loro costruzione rispetti degli standard.

Metadati e standard saranno gli argomenti dei prossimi due paragrafi.

12.2 Metadati

L'importanza di questo argomento va ben oltre l'e-learning. La diffusione e la crescita esponenziale del Web evidenzia la difficoltà da parte dei comuni motori di ricerca a recuperare efficacemente le risorse digitali di interesse, di conseguenza anche contenuti didattici, facendo emergere la necessità di strumenti aggiuntivi per reperire più facilmente le informazioni rilevanti. Le risorse restituite dai motori di ricerca del Web sono pagine html non corredate da alcuna informazione descrittiva del loro contenuto.

Sarebbe estremamente utile arricchire i documenti del Web associando loro delle metainformazioni, cioè dati che aggiungano significato al contenuto, in modo tale che possano essere interpretati da strumenti software che li classificano a seconda della loro importanza e rilevanza per l'utente (Web semantico).

Allo stesso modo, corredando i LO con descrittori che forniscono informazioni, quali per esempio l'autore, l'argomento, la lingua dell'oggetto, se ne ottiene una migliore reperibilità mediante specifici strumenti di ricerca che operano all'interno di specifici database.

I LO sono quindi formati da due componenti fondamentali: contenuto e metadati. Il contenuto è rappresentato dalle risorse multimediali che costituiscono l'oggetto didattico (testo, materiale multimediale, test di valutazione). I metadati sono invece dei descrittori, o parole chiave, che identificano e descrivono la risorsa didattica. La scelta accurata di questi dati agevola il loro reperimento all'interno di biblioteche digitali contenenti oggetti didattici, diversamente conosciute con il termine *repository*.

I metadati si possono distinguere in due categorie: oggettivi e soggettivi. I primi si ottengono direttamente dall'oggetto e in parte vengono generati automaticamente; i secondi sono scelti da colui che compila la descrizione dell'oggetto, che può es-

12

sere il creatore del LO oppure l'utilizzatore. L'uso dei metadati garantisce una maggiore accessibilità e diffusione dei LO ed è uno degli ambiti più importanti su cui si attua la standardizzazione.

12.3 Gli standard

La grande proliferazione di piattaforme e-learning ha fatto emergere la necessità di standardizzare i contenuti didattici in modo tale che questi possano essere interoperabili, cioè utilizzabili su piattaforme diverse.

Attualmente esistono numerose organizzazioni, consorzi e iniziative che lavorano sugli standard applicati agli ambienti e-Learning, per esempio: *Dublin Core Metadata Initiative* (DCMI) [6], *Institute of Electrical and Electronics Engineers* (IEEE) [7], *IMS Global Learning Consortium* (IMS) [8], *Alliance of Remote Instructional Authoring and Distribution Networks for Europe* (ARIADNE), *Aviation Industry CBT Committee* (AICC) [9], *Advance Distributed Learning Initiative* (ADL) [10] e altri ancora.

Gli standard formulati rappresentano un insieme complesso di regole, specifiche, indicazioni a cui occorre conformarsi affinché un LO possa essere trasferibile tra diverse piattaforme e-learning senza alcuna modifica e in modo completamente trasparente per l'utente. La creazione di uno standard che garantisca interoperabilità, portabilità e riusabilità crea ovviamente dei vincoli nella progettazione e realizzazione del software (piattaforma e-learning) che rende possibile l'erogazione e la gestione del percorso di formazione. Gli standard si pongono quindi come una sorta di "linguaggio comune" che favorisce la comunicazione tra utenti, contenuto formativo e sistemi tecnologici.

Gli standard racchiudono specifiche per le seguenti componenti dell'ambiente e-learning [12].

- *Metadati*: si tratta di un modello di dati, solitamente codificati in XML, usato per descrivere un oggetto di apprendimento, e altre risorse digitali analoghe utilizzate per sostenere l'apprendimento. Lo scopo dei metadati è quello di rendere possibile la riusabilità dei LO, aiutarne la reperibilità e facilitare la loro interoperabilità solitamente nel contesto degli LMS. Alcuni degli attributi più importanti da descrivere per un LO sono: tipo di oggetto, autore, proprietario, termini di distribuzione, formato. In genere gli standard specificano quali descrittori utilizzare e quali vocaboli possono essere adoperati per queste descrizioni. Un altro aspetto di cui si occupa uno standard è quello di definire come rappresentare in XML i campi descrittivi [11].
- *Struttura del corso*: riguarda la creazione di un formato comune che permette lo scambio di materiali tra ambienti software diversi. Si tratta del modo in cui i singoli componenti didattici che costituiscono un LO possono essere impacchettati (*packaging*) per costruire unità più complesse che rappresentano una lezione o

un corso completo. Il packaging non si concentra solo sulla creazione di pacchetti di oggetti didattici, ma anche di creare un oggetto tecnico che può essere importato ed esportato da una piattaforma e-learning all'altra.

- *Interfaccia di comunicazione*: rappresenta l'ambiente virtuale in cui si attua l'apprendimento: dall'avvio del corso, alla fruizione delle lezioni, alla somministrazione dei test di valutazione/autovalutazione e all'utilizzo di tutte le componenti a disposizione a supporto dell'apprendimento. Questo ambito tratta la comunicazione e l'interazione tra l'utente e gli strumenti della piattaforma e gli elementi predefiniti interscambiabili tra l'oggetto didattico e LMS.

Gli standard devono garantire l'interazione e l'interscambio dell'insieme di elementi e delle componenti descritti in precedenza tra diversi ambienti hardware e software.

Lo standard di riferimento più comune e più diffuso per la realizzazione di applicazioni software per l'e-learning è lo SCORM.

Lo SCORM nasce negli anni 2000 come risultato della strategia nominata *Advanced Distributed Learning* (ADL) che aveva come obiettivo quello di creare non solo un'architettura semplice, ma anche delle regole da seguire per assicurare l'accesso a contenuti didattici di elevata qualità, modellabili in funzione delle esigenze di chi ne fa uso, e accessibili e fruibili in qualsiasi momento. L'idea principale è stata quella di creare una sorta di libreria digitale all'interno della quale immagazzinare e catalogare contenuti didattici aventi specifiche peculiarità da rendere disponibili.

Lo standard SCORM definisce norme tecniche, specifiche e linee guida su come creare un oggetto digitale per l'apprendimento che possa essere riconosciuto, riutilizzato ed erogato da qualsiasi piattaforma e-learning SCORM compatibile, e su come deve essere sviluppata tale piattaforma per riconoscere, fornire agli studenti LO SCORM compatibili e tracciare le loro attività nell'ambiente in cui si crea la classe virtuale [13].

Riassumendo, un LO per essere considerato SCORM-compatibile deve possedere i seguenti requisiti:

- *essere catalogabile* attraverso l'uso dei campi descrittivi caratterizzanti – quali autore, versione disponibile, data dell'ultima modifica – che gli consentono di essere indicizzato e ricercato all'interno delle piattaforme LMS;
- *dialogare con l'LMS* in cui si trova, comunicandogli dati utili per il tracciamento delle attività svolte dello studente: per esempio il tempo totale dedicato alla consultazione delle lezioni, i risultati ottenuti nei questionari di autovalutazione/valutazione, gli interventi nei forum; questo avviene grazie all'interscambio di dati e informazioni tra LO e LMS;
- *essere riusabile*: l'oggetto didattico può essere importato/esportato tra qualsiasi piattaforma e-learning SCORM-compatibile senza perdere la sua strutturazione e funzionalità.

12

Concludiamo sottolineando che nella fase di scelta della piattaforma e-learning da adottare occorre porre molta attenzione agli standard a cui la piattaforma stessa è conforme.

Bibliografia

1. Mangione GRJ, Pettenati MC, Masseti M (2004) Molti modi per dire "Learning Object". http://formare.erickson.it/archivio/nov_dic03/7mangione.html (ultimo accesso effettuato il 24/06/2010)
2. Draft Standard for Learning Object Metadata Version 6.1, IEEE(2001) Lerning Tecnology Standards Commitee (LTSC). http://ltsc.ieee.org/wg12/files/LOM_1484_12_1_v1_Final_Draft.pdf (ultimo accesso effettuato il 24/06/2010)
3. Wiley, David A (2000) Connecting learning objects to instructional design theory: a definition, a metaphor, and a taxonomy. http://www.reusability.org/read/chapters/wiley.doc (ultimo accesso effettuato il 24/06/2010)
4. Parkin G (2005) The Learning Object Paradox. http://parkinslot.blogspot.com/2005/07/learning-object-paradox.html (acceduto il 19/07/2010)
5. Dal Fiore F, Martinotti G (2006) E-learning. McGraw-Hill, Milano
6. Dublin Core Metadata Initiative. http://dublincore.org/ (ultimo accesso effettuato il 19/07/2010)
7. Institute of Electrical and Electronics Engineers. http://www.ieee.org/ (ultimo accesso effettuato il 19/07/2010)
8. IMS Global Learning Consortium. http://www.imsglobal.org/ (ultimo accesso effettuato il 19/07/2010)
9. Aviation Industry CBT Committee. http://www.aicc.org (ultimo accesso effettuato il 19/07/2010)
10. Advance Distributed Learning Initiative. http://www.adlnet.gov/Pages/Default.aspx (ultimo accesso effettuato il 19/07/2010)
11. Learning object metadata. http://en.wikipedia.org/wiki/Learning_object_metadata (ultimo accesso effettuato il 19/07/2010)
12. Fini A, Vanni L (2004) Learning Object e Metadati. Erickson, Trento
13. Advanced Distributed Learning – SCORM Resources. http://www.adlnet.gov/Technologies/scorm/ SCORMSDocuments/SCORM%20Resources/ Resources.aspx (ultimo accesso effettuato il 19/07/2010)

Parte III
Sezione operativa

Questa parte ha una valenza prettamente operativa e offre diversi scenari d'uso delle tecnologie telematiche a fini formativi in ambito sanitario.

Il Capitolo 13, l'unico ad avere un impianto teorico, analizza le componenti che risultano fondamentali nella fase di progettazione di un corso e-learning ed evidenzia come la non corretta analisi di uno solo di questi fattori può comportare il fallimento dell'intero progetto. Il Capitolo 14 intende facilitare i docenti/tutor nella produzione delle informazioni accessorie necessarie allo svolgimento dei corsi e-learning da loro prodotti. I numerosi esempi riportati sono tratti dall'area sanitaria.

Gli altri tre capitoli rappresentano casi di studio in cui vengono operativizzati i concetti esposti in precedenza e che riteniamo possano essere utili a coloro che si trovano ad affrontare situazioni similari. Nel Capitolo 15 viene presentata la fase di analisi e la progettazione del Corso di Laurea online in Infermieristica. La descrizione dettagliata di questo progetto complesso, che ha coinvolto gli Autori per un lungo periodo di tempo, può costituire un punto di riferimento per coloro che intendono allestire percorsi formativi online altamente strutturati per l'area sanitaria.

Il Capitolo 16 illustra il progetto europeo *Palliative and Pain Medicine* e in particolare la fase erogativa di questa esperienza didattica condotta in modalità *blended learning*, mentre quello successivo descrive la Comunità di Pratica dei Tecnici di Fisiopatologia Cardiocircolatoria e Perfusione Cardiovascolare, evidenziando la complessità legata alla creazione e alla gestione di una tale comunità di pratica.

La fase di analisi di un progetto e-learning 13

M.R. Guelfi, M. Masoni

Abstract In questo capitolo vengono analizzati quei fattori che risultano fondamentali nella fase di progettazione di un corso e-learning e che influiscono fortemente sul risultato finale. La non corretta analisi di una sola di queste componenti può comportare il fallimento dell'intero progetto.

13.1 Introduzione

A prescindere da considerazioni sui costi che esulano dagli obiettivi di questo capitolo, una qualsiasi organizzazione che intende inserire nella propria offerta formativa corsi online dovrebbe prima effettuare un'attenta analisi dei fattori che possono determinare il successo di un corso e-learning o decretarne il fallimento.

L'erogazione online di una qualsiasi attività formativa, sia questa un insegnamento all'interno di un Corso di Laurea o un evento formativo per l'Educazione Continua in Medicina (ECM), dovrebbe infatti essere sempre preceduta da un attento studio di alcune variabili che risultano cruciali per le scelte da effettuare in fase di progettazione [1-3].

I principali fattori che suggeriamo di prendere in considerazione durante la fase di analisi di un progetto e-learning sono i seguenti:

1. risorse umane;
2. risorse tecnologiche;

M.R. Guelfi (✉)
Innovazione Didattica ed Educazione COntinua in Medicina – IDECOM,
Presidenza Facoltà di Medicina e Chirurgia, Università degli Studi di Firenze, Firenze

E-learning in sanità. M.R. Guelfi, M. Masoni, A. Conti, G.F. Gensini (a cura di)

3. formazione dei formatori;
4. tipologia didattica del corso;
5. familiarizzazione tecnologica.

13.2 Risorse umane

Nella fase di analisi occorre identificare tutte le risorse umane che saranno coinvolte nel corso del progetto. Le principali figure professionali che devono essere identificate, e di cui entreremo nel merito descrivendone i rispettivi compiti, sono le seguenti:

- project manager;
- docente;
- tutor online;
- consulente per il copyright;
- produttore corsi e-learning;
- gestore di sistema.

13.2.1 Project Manager

Il project manager svolge un ruolo fondamentale per il buon esito di un progetto e-learning; i suoi compiti possono essere così riassunti:

- in relazione alle richieste ed esigenze del committente, elabora il progetto e-learning che sarà integrato con eventuali attività di formazione tradizionali organizzate dalla struttura;
- ha la responsabilità della gestione e del coordinamento del progetto complessivo;
- effettua il monitoraggio dell'intero processo;
- seleziona i componenti del gruppo di lavoro e assegna le relative mansioni e responsabilità;
- coordina le figure professionali coinvolte e ne predispone la formazione;
- affianca il docente nella fase di progettazione dell'intervento formativo aiutandolo nell'individuazione della tipologia didattica più adatta in funzione degli obiettivi e dei contenuti del corso;
- sceglie la piattaforma tecnologica su cui il corso verrà erogato.

13.2.2
Docente

Il docente è l'esperto di contenuti che dovrà (ri)progettare la propria offerta didattica, il percorso formativo e gli strumenti docimologici in funzione di nuovi approcci didattici. Il docente interessato a erogare un corso online dovrà pertanto:

- trasformare le lezioni frontali in materiale adatto alla fruizione a distanza o predisporre materiale ex-novo nel caso di un corso di nuova attivazione;
- individuare i tutor online che assisteranno i discenti durante l'erogazione del corso. Il loro numero varierà in funzione della tipologia del corso realizzato (vedi Capitolo 3): per corsi erogati in wrap around a un e-tutor dovrebbe essere assegnata una classe virtuale composta al massimo da 20-25 discenti; il numero degli allievi potrà essere aumentato per corsi di tipo content + support.

Considerando il tempo necessario e le difficoltà che i docenti possono incontrare nell'utilizzare le tecnologie telematiche a fini formativi, sarebbe auspicabile che le istituzioni prevedessero degli incentivi, di tipo economico o di merito, per stimolare i docenti ad accettare la sfida dell'e-learning.

13.2.3
Tutor online

Il tutor online (*e-tutor*) è ritenuto dagli esperti una figura professionale centrale per determinare il buon esito di corsi erogati in modalità e-learning. I tutor online dovranno pertanto essere formati adeguatamente e scelti con grande cura. A questa figura professionale è dedicato l'intero Capitolo 5.

In ambito universitario il tutor online raramente è inserito negli organici del personale strutturato di Ateneo; in genere il suo ruolo viene svolto da docenti che allargano le loro competenze o da specializzandi/dottorandi che affiancano i docenti nelle sperimentazioni e-learning.

13.2.4
Consulente per il copyright

Nell'e-learning particolare attenzione va posta al problema del copyright: tutto ciò che viene pubblicato in rete deve essere frutto di lavoro originale oppure di riutilizzo di materiali di pubblico dominio. Diventa pertanto indispensabile la presenza di un esperto nel settore del "Diritto e nuove tecnologie" per affrontare le problematiche connesse a:

- creazione di materiale per la didattica online;
- protezione del diritto d'autore e della proprietà intellettuale di quanto i singoli docenti renderanno disponibile per le attività didattiche e-learning.

Qualora la struttura formativa debba progettare corsi e-learning solo saltuariamente, sarà sufficiente un consulente esterno; viceversa se l'attività didattica a distanza deve essere organizzata in modo sistematico dovrebbe essere garantita la presenza assidua nel team di lavoro di un esperto del settore.

13.2.5 Produttore corsi e-learning

Questo professionista cura la produzione del materiale multimediale e l'allestimento del corso sulla piattaforma di erogazione. In particolare:

- interagisce con gli autori/docenti del corso al fine di ottenere materiale didattico ottimale per una fruizione online;
- sviluppa il materiale didattico multimediale e lo inserisce sulla piattaforma e-learning;
- realizza il progetto grafico del corso;
- allestisce il corso e-learning in piattaforma, compresi gli strumenti per la comunicazione e per la fruizione del materiale didattico che si renderanno necessari durante l'erogazione del corso;
- prima dell'inizio della fase di erogazione, contribuisce al testing del corso in piattaforma.

Alcune di queste funzioni possono essere condivise con il gestore di sistema.

13.2.6 Gestore di sistema

Il gestore di sistema è colui che gestisce la piattaforma e-learning su cui verrà erogato il corso. Ha tra le sue attività:

- installazione e gestione della piattaforma e-learning;
- installazione e configurazione di tutti gli strumenti software che saranno necessari durante l'erogazione del corso;
- testing della piattaforma e-learning;
- consulenza e supporto tecnico per i docenti e i tutor online;
- tutoraggio tecnico a distanza per i discenti.

13.3 Risorse tecnologiche

Occorre poter disporre di una piattaforma e-learning da utilizzare nella fase di erogazione del corso online, nonché nella fase di produzione e testing del medesimo.

La soluzione più semplice è quella di poter usufruire di una soluzione offerta dalla propria struttura; ove ciò non fosse possibile occorre considerare l'opportunità di acquisire il servizio esternamente, valutando ovviamente costi e personale disponibile.

Oltre alle piattaforme commerciali, occorre sottolineare che esistono delle ottime soluzioni open source che possono essere installate presso provider commerciali. Il Capitolo 11 tratta in modo esaustivo questo argomento.

13.4 Formazione dei formatori

Una struttura di formazione che intende iniziare a erogare corsi online dovrà innanzitutto formare docenti e tutor online.

13.4.1 Formazione dei docenti

Il docente gioca un ruolo cruciale nell'introdurre metodologie e-learning all'interno dell'offerta formativa di un'organizzazione e nel garantirne il successo. È pertanto indispensabile attivare un progetto di formazione dei formatori avente l'obiettivo di educare i docenti all'utilizzo delle tecnologie e-learning e fornire loro non solo conoscenze e abilità di tipo tecnologico, ma anche e soprattutto concetti riferibili all'uso di nuovi approcci pedagogici, soprattutto di carattere costruttivistico, che l'e-learning consente di mettere in atto.

13.4.2 Formazione dei tutor online

Il tutor online è colui che ha il compito di insegnare, sostenere, gestire e valutare gli studenti in corsi che utilizzano in modo significativo le tecnologie telematiche.

Questa definizione potrebbe indurci a ritenere, in modo abbastanza ingenuo, che affinché il tutor possa svolgere i compiti richiesti siano sufficienti l'acquisizione di abilità tecnologiche, oltre alle tradizionali competenze di dominio. In realtà è necessaria la compresenza di competenze contenutistiche, tecnologiche, psicopedagogiche, relazionali e organizzativo-gestionali.

Riteniamo pertanto fondamentale che la struttura organizzi specifici corsi di formazione per coloro che svolgeranno attività di e-tutoring, con l'obiettivo di fornire le necessarie conoscenze e competenze per assistere i discenti nella fruizione di corsi online.

13.5 Tipologia didattica del corso

In funzione degli obiettivi formativi e dei contenuti da erogare, ogni docente, con il supporto del project manager, dovrebbe progettare il proprio corso e-learning.

Fondamentalmente due sono le tipologie didattiche per l'e-learning (vedi Capitolo 3) che possono essere utilizzate per trasmettere contenuti tipicamente erogati in presenza tramite corsi online:

1. content + support (*autoapprendimento strutturato*): consiste in una serie di materiali didattici strutturati multimediali su cui il discente lavora autonomamente, valutando il livello di conoscenze acquisite attraverso test, con la possibilità di contattare il tutor per chiarimenti e approfondimenti;
2. wrap around (*autoapprendimento non strutturato*): i materiali sono poco strutturati e consistono in una selezione di risorse didattiche da proporre agli studenti e su cui il tutor dovrà aprire discussioni e riflessioni.

Nella produzione dei corsi online si consiglia di calibrare opportunamente le due soluzioni, adottando la prima modalità per l'erogazione di concetti chiusi e predefiniti e la seconda per contenuti scarsamente strutturati e problematiche aperte, in cui è utile costruire e condividere conoscenza attraverso comunità virtuali di apprendimento.

In ambito sanitario, contenuti che si prestano a un autoapprendimento strutturato sono per esempio l'anatomia, l'istologia e la biologia; si prestano meglio a un autoapprendimento non strutturato quelli che prevedono l'acquisizione di capacità deduttive, relazionali e competenze interdisciplinari, come la clinica medica e la clinica chirurgica.

In base a queste considerazioni, nel modello didattico content + support andranno spese maggiori risorse nella fase di sviluppo dei contenuti didattici rispetto alle ore dedicate al tutoraggio online. Nell'autoapprendimento non strutturato l'onere maggiore sarà a carico della fase di tutoraggio rispetto a quella di produzione.

13.6 Familiarizzazione tecnologica

Un aspetto fondamentale da considerare è che qualsiasi strumento software a sostegno dell'apprendimento può creare una barriera tecnologica il cui superamento deve essere predisposto.

Durante la fase di formazione dei formatori, i docenti e i tutor online acquisiscono le conoscenze e le abilità necessarie per familiarizzare in modo adeguato con la piattaforma tecnologica. Qualcosa di simile deve essere predisposto anche per i discenti.

Per tale motivo un corso online dovrebbe sempre iniziare con un incontro in presenza in cui vengono introdotti agli iscritti i concetti di base dell'e-learning e illustrate, tramite esercitazioni guidate, le funzionalità della piattaforma tecnologica, al fine di eliminare eventuali barriere di accesso alla fruizione dei corsi. Per corsi erogati interamente online, dove non è possibile prevedere un primo incontro in presenza, l'inizio del corso dovrebbe essere preceduto da una breve fase precorsuale durante la quale gli iscritti possono fruire di un corso a distanza relativo all'uso della piattaforma e-learning, familiarizzare con gli strumenti presenti in piattaforma e porre quesiti tecnici; questo consentirà loro di affrontare le problematiche tecnologiche prima dell'inizio della fase contenutistica vera e propria.

Durante l'erogazione di un corso online dovrebbe inoltre essere sempre attivo un forum di supporto moderato da un tutor tecnico in grado di fornire aiuto e/o chiarimenti per problemi di natura tecnologica.

13.7 Conclusioni

Pur non esaurendo tutte le problematiche che andrebbero attentamente valutate nella fase di analisi di un progetto e-learning, in questo contributo abbiamo affrontato gli argomenti principali. Speriamo inoltre di essere riusciti a fare emergere la complessità che è alla base dell'erogazione di ogni attività a distanza e la forte interconnessione esistente tra le varie attività e le diverse figure professionali coinvolte. Scelte non ponderate e scarsa considerazione, anche di una sola delle diverse componenti analizzate nel capitolo, possono determinare il fallimento dell'intero progetto.

Bibliografia

1. Calvani A, Rotta M (2000) Fare Formazione in Internet. Erickson, Trento
2. Kahn B (2004) E-learning: progettazione e gestione. Erickson, Trento
3. Gensini GF, Conti A, Guelfi MR, Masoni M (2003) E-learning nella Facoltà di Medicina e Chirurgia nell'Università di Firenze. Atti Didamatica, 271–278

Come redigere la descrizione generale di un corso e-learning per l'area sanitaria

14

M.R. Guelfi, M. Masoni, A. Conti, G.F. Gensini

Abstract La formazione a distanza prevede due modalità di erogazione dei corsi: *blended learning* e *pure learning*. Nel blended learning didattica in presenza e a distanza si combinano secondo varie modalità e tempi, mentre nel pure learning un corso viene erogato esclusivamente a distanza. In entrambi i casi, ma soprattutto nel pure learning in cui il discente ha raramente un contatto diretto con l'insegnante e fruisce autonomamente del materiale didattico, docente e tutor dovrebbero porre particolare cura alla produzione delle informazioni accessorie (*descrizione generale*) necessarie allo svolgimento del corso.

Oltre ai materiali didattici veri e propri, un corso erogato in rete deve quindi prevedere un'accurata guida che ne indichi obiettivi, contenuti, programmazione, attività da svolgere, modalità di fruizione, criteri di valutazione e tipologia di tutoraggio online. Questo capitolo si propone una valenza operativa e intende facilitare i docenti/tutor nel redigere una corretta e completa descrizione generale dei corsi e-learning da loro prodotti.

14.1 Introduzione

La descrizione generale di un corso e-learning che andremo a illustrare si ispira a quanto pubblicato dal *Centre for Online and Distance Education* [1] e comprende le seguenti sezioni:

M.R. Guelfi (✉)
Innovazione Didattica ed Educazione COntinua in Medicina – IDECOM,
Presidenza Facoltà di Medicina e Chirurgia, Università degli Studi di Firenze, Firenze

1. sommario;
2. obiettivi didattici;
3. risorse e materiali;
4. programmazione;
5. attività da svolgere;
6. valutazione;
7. modalità di fruizione;
8. risorse bibliografiche e sitografiche;
9. tutoraggio;
10. autori.

Per ogni sezione viene illustrato il contenuto e forniti esempi che intendono chiarire i concetti espressi. Occorre sottolineare che l'intento di questo elenco è meramente indicativo: i docenti/tutor possono apportare variazioni a questa lista. Inoltre, poiché la maggior parte dei corsi e-learning è strutturata in moduli e unità, un sottoinsieme di queste sezioni dovrebbe essere anche utilizzato per redigere la descrizione di ciascuna di esse.

Un altro utile esempio di stesura della guida a un corso e-learning è pubblicato nell'Appendice del libro di Guglielmo Trentin *La sostenibilità didattico-formativa dell'e-learning* [2].

14.2 Sommario

Deve descrivere i contenuti del corso seguendo la sequenza logica che ha determinato la strutturazione dei moduli, definendone i punti fondamentali e le reciproche relazioni tra i temi trattati. In questa descrizione si può contestualizzare il corso, spiegare l'approccio filosofico alla produzione del materiale e le principali linee di ricerca sull'argomento.

14.2.1 Esempio 1: Insegnamento "E-health"

Docenti: Dr. M. Masoni, Dr.ssa M.R. Guelfi – Corso di Laurea in Medicina e Chirurgia, Università di Firenze

E-health può essere definita come una disciplina emergente "che si trova all'intersezione tra informatica medica, salute pubblica e imprese, che si occupa di servizi ed informazioni sanitarie distribuite o migliorate tramite Internet e le tecnologie correlate. In senso più ampio, il termine caratterizza non solo uno sviluppo tecnologico, ma anche un modo di pensare, un'attitudine ed un impegno per migliorare la sanità a livello locale, regionale e mondiale usando tecnologie dell'informazione e della comunicazione" (Eysenbach G, JMIR 2001).

Il Corso è erogato in modalità blended learning e comprende i seguenti moduli:

- Ricerca di informazioni in rete;
- Qualità dell'informazione sanitaria disponibile in rete;
- Linee Guida per l'uso della posta elettronica nel rapporto medico-paziente;
- Online Health Communities;
- Open Access.

Ogni modulo consiste di una parte teorica e di una operativa che consentirà di applicare le conoscenze apprese.

L'attività in presenza si svolge ogni due settimane. Per quanto riguarda l'organizzazione di tale attività ci riferiamo a quanto scritto da Trentin [3]. "L'attività in presenza si articolerà in diversi momenti, quali ad esempio:

- discussione approfondita con la classe sulle precedenti attività a distanza (confronto tra soluzioni a un problema, caso di studio, discussione sulla base di riflessioni sollecitate/stimolate dai materiali e/o dai tutor, richieste di chiarimento ecc.);
- trattazione del tema centrale dell'incontro in presenza (un'introduzione ai contenuti del successivo modulo formativo, un eventuale intervento frontale a cura di un esperto specialista, un lavoro di gruppo ecc.);
- preparazione della successiva attività a distanza (indicazione sugli obiettivi formativi, sulle attività proposte per raggiungerli, sulle modalità operative del lavoro a distanza ecc.)".

L'attività a distanza consiste nella fruizione del materiale didattico presente in piattaforma, nella partecipazione a forum specifici per la discussione collettiva dei contenuti che presentano maggiori criticità, nello svolgimento di eventuali questionari di valutazione relativi agli argomenti trattati e nella stesura di elaborati collaborativi.

14.2.2 Esempio 2: "Virologia", modulo del corso di Microbiologia e Microbiologia Clinica, I Anno, II Semestre

Docenti: Prof. A. Azzi, Dott. S. Giannecchini – Progetto CdL online in Infermieristica, Università di Firenze

Questo modulo ha come obiettivo la conoscenza della virologia. Questa parte della microbiologia si occupa dello studio dei virus (dal latino "veleno"), agenti infettivi di dimensioni sub-microscopiche (invisibili al microscopio ottico), costituiti essenzialmente di materiale genetico circondato da un rivestimento protettivo proteico.

Il termine venne usato per la prima volta alla fine del XIX secolo per indicare agenti infettivi patogeni più piccoli dei batteri.

Tuttavia, pur possedendo una natura strutturale molto semplice, sono centinaia (e ce ne sono molti altri emergenti in via di identificazione) i ceppi virali che causano infezioni nell'uomo, negli animali, negli insetti, nei batteri e nelle piante. In questo modulo cercheremo di conoscerne le principali caratteristiche strutturali, i meccanismi che regolano il rapporto virus-ospite, le patologie che possono indurre nell'uomo e i metodi con cui vengono fatte le diagnosi e i possibili mezzi di prevenzione. Verranno affrontati inoltre i principali virus di interesse medico, facendo particolare attenzione alle differenti vie di trasmissione dell'infezione nell'uomo.

Il modulo di virologia comprende 12 ore del corso ed è organizzato in 12 unità, divise in 28 lezioni (durata in ore delle singole unità: 2 da 30 minuti, 8 da 1 ora, 2 da 1 ora e 30 minuti).

Le prime 5 unità trattano argomenti di virologia generale, che affronta la natura e la classificazione dei virus, le loro interazioni con la cellula ospite e le differenti tipologie di infezione che determinano i virus nell'uomo. Inoltre, comprendono anche una breve descrizione della diagnosi e dei possibili mezzi di prevenzione e controllo delle infezioni virali. Nelle successive 7 unità verranno descritti i principali virus che possono determinare patologie nell'uomo.

14.3 Obiettivi didattici

Definiscono le conoscenze e le competenze che i discenti dovrebbero acquisire al termine del corso. È necessario comunicare al discente la complessità dei compiti che occorre "saper fare" per dimostrare di avere raggiunto una certa padronanza della materia.

Gli obiettivi didattici aiutano lo studente a focalizzare la propria attenzione sui punti chiave e sulle relazioni tra i maggiori temi del corso. Ciò deve essere fatto non solo per il corso in generale, ma anche per i singoli moduli e le unità didattiche [1].

Gli obiettivi didattici devono essere:

- consistenti con il contenuto del corso, coerenti con le attività e le valutazioni; questo è un aspetto fondamentale in ogni processo formativo;
- raggiungibili e misurabili;
- in funzione, se possibile, dell'input dei discenti;
- appropriati per il titolo di studio che i discenti devono conseguire.

Nella definizione degli obiettivi didattici si consiglia di evitare parole quali "sapere" e "capire", per focalizzarsi su altre più specifiche ("riconoscere i sintomi di", "identificare", "dimostrare", "condurre un esperimento" ecc.) e definire le condizioni in cui i discenti devono essere in grado di dimostrare le proprie competenze (per esempio "senza materiale di riferimento") [1].

Gli obiettivi didattici devono guidare docente e tutor nella produzione del corso ed essere costantemente verificati, in modo tale che gli studenti possano raggiungerli senza difficoltà.

14.3.1
Esempio 1: "Diagnosi e cura del dolore postoperatorio"

Docente: Dr. R. Vellucci – Scuola di Specializzazione in Anestesia e Rianimazione, Facoltà di Medicina e Chirurgia, Università di Firenze

Il corso si pone l'obiettivo di facilitare una capillare formazione dei medici iscritti alla Scuola di Anestesia e Rianimazione sulle tematiche del dolore acuto postoperatorio.

Alla fine del corso gli iscritti saranno in grado di:

1. diagnosticare e misurare il dolore utilizzando le scale più appropriate alla tipologia di paziente in trattamento, anche se demente o non in grado di collaborare;
2. strutturare un percorso terapeutico adeguato all'entità e alle caratteristiche del dolore;
3. comprendere e prevenire le ricadute del dolore acuto postoperatorio;
4. utilizzare i più moderni device oggi in uso per il trattamento del dolore acuto postoperatorio;
5. scegliere i farmaci più appropriati per la gestione delle diverse tipologie di pazienti e di dolore per il trattamento del paziente ospedalizzato e dopo la dimissione.

14.3.2
Esempio 2: Modulo di insegnamento "Assistenza alla persona con BPCO"

Docente: Dr. D. Donati – Corso Integrato "Infermieristica Clinica applicata alla Medicina e Chirurgia generale" del II anno, nell'ambito del Corso di Laurea in Infermieristica, Università di Firenze

Al termine del modulo lo studente sarà in grado di:

1. illustrare la rete dei Servizi e il percorso clinico assistenziale rivolto alla persona con Broncopneumopatia Cronica Ostruttiva (BPCO);
2. descrivere le principali attività infermieristiche in relazione alle principali indagini diagnostiche/di laboratorio;
3. descrivere le principali attività infermieristiche in relazione alle prescrizioni terapeutiche;
4. descrivere le linee di indirizzo per svolgere l'accertamento mirato;
5. gestire le principali diagnosi infermieristiche rilevate;
6. predisporre un intervento di educazione terapeutica rivolto alla persona con BPCO e al caregiver.

14.4
Risorse e materiali

Questa sezione deve elencare e descrivere le risorse e i materiali didattici che il docente metterà a disposizione dello studente. Per ogni risorsa si potranno indicare le ragioni che ne hanno motivato la scelta, come pure corrispondenti vantaggi e svantaggi.

Una possibile lista, non esaustiva, di risorse che possono essere fornite agli studenti in corsi a distanza è la seguente:

- materiali didattici del corso (online o cartacei);
- letture consigliate;
- testi;
- altri materiali online che informano su come accedere al corso:
  - sito Web del corso;
  - help sull'uso della piattaforma e-learning;
- audio e/o videocassette;
- cd-rom e/o altro software;
- altri materiali forniti agli studenti:
  - profilo del corso;
  - password di accesso alla piattaforma assieme a una guida per la fruizione del corso;
  - netiquette specifiche per il corso;
  - scheda per l'assegnazione di attività;
  - deadline delle attività e degli esami da svolgere.

Si consiglia il docente e il tutor di variare frequentemente la tipologia del materiale didattico destinato al discente (testuale, audio, video, audio-video) in modo tale da aumentarne l'interesse e il coinvolgimento. Ovviamente è possibile consigliare testi pubblicati dal docente.

Le informazioni generali per l'accesso alla piattaforma e-learning dovrebbero essere preparate preferibilmente da coloro che gestiscono lo strumento tecnologico.

14.4.1 Esempio: "Diagnosi e cura del dolore postoperatorio"

Docente: Dr. R. Vellucci Scuola di Specializzazione in Anestesia e Rianimazione, Facoltà di Medicina e Chirurgia, Università di Firenze

Le risorse e i materiali disponibili sono di seguito elencati:

- materiali didattici (disponibili in piattaforma);
- help sull'uso della piattaforma e-learning;
- altri materiali forniti agli studenti:
  - profilo del corso;
  - FAQs;
  - istruzioni per l'accesso alla piattaforma assieme a una guida per la fruizione del corso;
  - netiquette specifiche per il corso;
  - scheda per l'assegnazione di attività;
  - deadline delle attività da svolgere.

14.5 Programmazione

Serve a definire la tempistica della fruizione dei materiali didattici da parte dello studente, come pure le attività e gli esami da svolgere. Per ogni settimana occorre includere contenuti, eventuali letture, attività online, deadline dei compiti e date degli esami. Queste precisazioni risultano fondamentali per il corretto svolgimento del corso e delle attività collaborative, e sono utili anche agli studenti per pianificare il loro lavoro.

Si consigliano il docente e il tutor di suddividere le unità in lezioni online di non oltre mezz'ora di studio, in modo tale che lo studente percepisca di avere appreso "qualcosa" in breve tempo. Si consiglia inoltre di rappresentare la tempistica in forma tabellare per facilitarne la consultazione.

14.5.1 Esempio 1: "Chimica Medica", I Anno I Semestre

Docente: Prof. E. Giachetti – Progetto CdL online in Infermieristica, Università di Firenze

Il Corso di Chimica Medica è articolato didatticamente in sei settimane, secondo la Tabella 14.1.

Tabella 14.1 Programmazione didattica

I settimana	Argomenti di studio	I Principi, Atomo e legge di periodicità, Dagli elementi ai composti
	Attività da svolgere	Test 3 – Atomo e periodicità
II settimana	Argomenti di studio	Gli stati di aggregazione, Le soluzioni, Le reazioni chimiche
	Attività da svolgere	Test 5 – Stati di aggregazione, Test 6 – Le soluzioni
III settimana	Argomenti di studio	Termodinamica chimica, Cinetica chimica, Equilibrio chimico
	Attività da svolgere	Test 7 – Reazioni Redox, Test 10 – Equilibrio chimico
IV settimana	Argomenti di studio	Equilibri in soluzione, Nozioni di elettrochimica
	Attività da svolgere	Test 11 – pH
V settimana	Argomenti di studio	Chimica organica: Idrocarburi, Alogeno derivati, Alcoli e fenoli, Aldeidi e chetoni, Ammine
	Attività da svolgere	Test § 18.1 dal quesito 14.1.1 al 15.4.2
VI settimana	Argomenti di studio	Chimica organica: Acidi carbossilici e derivati, Isomeria ottica. Propedeutica biochimica: Carboidrati e Amminoacidi
	Attività da svolgere	Test § 18.1 dal quesito 15.5.1 al 17.1.3

14.5.2
Esempio 2: Insegnamento "Servizi Internet e Tecnologie propedeutiche all'e-learning"

Docenti: Dr.ssa M.R. Guelfi, Dr. M. Masoni – Master e-Medicine, Università di Firenze

L'insegnamento di "Servizi Internet e Tecnologie propedeutiche all'e-learning" si articola secondo la programmazione didattica mostrata nella Tabella 14.2.

Tabella 14.2 Programmazione didattica

<table>
<tr><th></th><th>I Settimana</th><th>II Settimana</th><th>III Settimana</th><th>IV Settimana</th><th>V Settimana</th><th>VI Settimana</th></tr>
<tr><td>Argomenti di studio</td><td>Modulo Introduzione a Internet</td><td>Modulo Posta elettronica</td><td>Modulo Comunicazione sincrona e asincrona</td><td>Modulo Linguaggio HTML</td><td>Modulo Web design e usabilità</td><td></td></tr>
<tr><td rowspan="2">Attività da svolgere</td><td rowspan="2">• Quiz</td><td rowspan="2">• Quiz
• Due attività a distanza relative a "Utilizzo di un client di posta elettronica"</td><td rowspan="2">• Quiz
• Attività a distanza relativa a "Utilizzo di skype"</td><td colspan="3">Attività a distanza relativa a "Creazione di pagine Web e loro pubblicazione su Server Web"</td></tr>
<tr><td></td><td colspan="2">Attività a distanza relativa a "Sviluppo di un sito Web tramite editor HTML"</td></tr>
</table>

14.6
Attività da svolgere

È importante ricordare al docente che ogni processo didattico che possa definirsi tale deve prevedere delle attività coerenti con gli obiettivi didattici specificati. A sua volta, la valutazione deve essere correlata alle attività proposte [4].

Questa sezione dovrebbe contenere una lista delle attività che lo studente deve completare, indicandone l'obbligatorietà o meno, e il loro eventuale peso nella valutazione finale. Le attività possono comprendere partecipazione a discussioni online, svolgimento di quiz e/o stesura di elaborati. La loro descrizione deve prevedere modalità di svolgimento e strutturazione.

Nel caso di questionari, occorre specificare la tipologia di domande che possono essere somministrate (scelta multipla, risposta breve, tema ecc.); per gli elaborati da sottomettere al giudizio del docente/tutor è importante descrivere lo stile, il formato, se sono da svolgere individualmente o in gruppo, e fornire esempi di prodotti finali.

Si consiglia il docente/tutor di inserire lungo il percorso formativo quiz di autovalutazione, che possono facilitare l'acquisizione di conoscenze e l'approfondimento dei materiali didattici da parte del discente, nonché favorire eventuali azioni di feedback da parte del responsabile del corso.

14.6.1
Esempio 1: "Istologia", I Anno, I Semestre

Docente: Prof. G. Vannucchi – Progetto CdL online in Infermieristica, Università di Firenze

Il Corso è articolato in dieci settimane. Al discente sono richieste le seguenti attività:

1. Svolgere i quiz di autovalutazione proposti al termine di ciascuna unità di studio. Ciascuno di essi è stato concepito anche con l'intento di indicare allo studente quali siano i concetti su cui egli dovrà focalizzare la propria attenzione. È obbligatorio sottoporsi ai test entro i tempi che verranno indicati di volta in volta. Il rispetto dei tempi di risoluzione dei test, la percentuale di risposte corrette e il minor numero di tentativi necessari alla soluzione costituiscono elementi che saranno presi in considerazione ai fini della valutazione finale. Essi non saranno in ogni caso considerati elementi di giudizio negativo, né, da soli, avranno valore determinante per il buon esito dell'esame finale.
2. Oltre a quest'attività, con prevalente funzione di autovalutazione, è prevista l'apertura di un forum che rimarrà attivo anche oltre le dieci settimane del corso, presumibilmente fino ad almeno 2 settimane prima dell'esame in presenza. È auspicabile che i temi del forum siano proposti anche dagli studenti stessi, dato che lo scopo del forum è quello di chiarire i dubbi su specifici argomenti del programma. Nel corso di ciascuna delle dieci settimane, ogni tutor avrà cura di organizzare una (o più) chat, nella quale saranno discussi i temi della settimana con e tra gli studenti a lui assegnati. I forum e le chat saranno considerati come espressione della partecipazione attiva dello studente, di cui tener conto secondo i criteri definiti nella sezione "Valutazione".
3. Attività integrative individuali o di gruppo, alle quali potrà essere anche attribuito valore di giudizio del profitto, potranno essere proposte da ciascun tutor ai propri studenti.
4. Effettuare la prova finale alla fine del corso. La data sarà stabilità in accordo coi discenti. Sarà un esame orale effettuato presso la sede di insegnamento dei docenti. Si svolgerà in presenza dei docenti dell'insegnamento e dei tutor (se diversi dai primi). Riguarderà tutto il contenuto dell'insegnamento tenendo conto della partecipazione e dell'interesse dimostrato dal discente durante il corso. La partecipazione alle discussioni online, nonché le richieste di chiarimenti sulla materia del corso fatte online al docente, se ben argomentate e coerenti con gli argomenti via via trattati, verranno valutate in 1/4 di punto da aggiungere al voto finale per un massimo di punteggio di 2 punti.

14.6.2
Esempio 2: Insegnamento "Servizi Internet in Medicina"
Docenti: Dr.ssa M.R. Guelfi, Dr. M. Masoni – Master e-Medicine, Università di Firenze

I discenti dovranno svolgere:

- attività a distanza e/o test presenti alla fine di ogni modulo, che saranno corretti e commentati dai docenti durante le lezioni in presenza;
- esame orale di verifica finale del corso.

È obbligatoria la produzione di un sito WWW che dimostri l'avvenuta acquisizione di specifiche competenze relative alla progettazione e produzione di pagine Web. La mancata realizzazione del sito sarà motivo di penalizzazione nella votazione finale.

Durante lo svolgimento del corso i docenti assegneranno ai discenti ricerche su specifici argomenti che dovranno essere discusse collegialmente e che si concluderanno con un elaborato che, se particolarmente interessante, potrebbe essere oggetto di relazione a Congressi o di pubblicazione.

14.7
Valutazione

Occorre descrivere chiaramente il peso di ogni attività a distanza e di ogni verifica nel contesto complessivo del corso, come pure le attese del docente e del tutor.

Quali sono i criteri a cui gli studenti si devono riferire? Cosa distingue l'eccellenza di un lavoro? Le modalità di presentazione di un lavoro saranno prese in considerazione (per esempio stile, grammatica, punteggiatura, formato ecc.)?

Per ogni criterio si dovrebbe indicare un livello di qualità per quel criterio: ciò faciliterebbe notevolmente il lavoro dello studente (indicare esempi di performance eccellenti, buone ecc.).

È possibile inserire prove di verifica intermedie durante il corso, come pure il docente può decidere di riproporre in sede di valutazione finale quiz proposti in precedenza. La produzione di elaborati può far parte di verifiche sia finali sia intermedie.

14.7.1
Esempio 1: Corso "Servizi Internet e Tecnologie propedeutiche all'e-learning"
Docenti: Dr.ssa M.R. Guelfi, Dr. M. Masoni – Master e-Medicine, Università di Firenze

Il corso verrà erogato in modalità blended learning.

Tale metodologia didattica presuppone criteri di valutazione diversi rispetto a quelli utilizzati nell'insegnamento tradizionale, per cui tale corso non prevede lo svolgimento di un esame finale, in quanto la valutazione dei discenti sarà effettuata dai docenti in base alle attività e ai risultati acquisiti nelle prove in itinere.

Concorrono alla formulazione del voto finale i punteggi ottenuti svolgendo le seguenti attività:

1. i questionari svolti come verifica dell'apprendimento relativamente ai seguenti moduli:
   a) introduzione a Internet;
   b) posta elettronica;
   c) comunicazione sincrona;
   d) WWW;
2. lo svolgimento delle due attività a distanza relative all'"Utilizzo di un client di posta elettronica" all'interno del modulo "Posta elettronica";
3. lo svolgimento dell'attività a distanza "Utilizzo di Skype" all'interno del modulo "comunicazione sincrona e asincrona";
4. lo svolgimento dell'attività a distanza "Creazione di pagine Web" nel modulo "Il linguaggio HTML";
5. lo svolgimento dell'attività a distanza "Web design e usabilità" nel corrispondente modulo;
6. lo svolgimento dell'attività a distanza "Sviluppo di un sito Web tramite editor HTML e Accessibilità" nel modulo "Accessibilità";
7. analisi del tracciamento delle attività del discente fornito dalla piattaforma in termini di accesso al materiale didattico e partecipazione alle interazioni;
8. i contributi personali che lo studente darà alle discussioni che avranno luogo tramite forum relativamente alle tematiche del corso.

Il peso assegnato a ciascuna attività verrà comunicato in piattaforma a inizio corso.

14.7.2
Esempio 2: "Istologia", I Anno, I Semestre

Docente: Prof. G. Vannucchi – Progetto CdL online in Infermieristica, Università di Firenze

La valutazione finale del Corso di Istologia deriverà dall'esito dell'esame orale finale e dall'analisi del tracciamento delle attività del discente fornito dalla piattaforma in termini di accesso alle informazioni, partecipazione alle interazioni e risposte ai test riportati alla fine di ogni unità.

In dettaglio:

- Esame orale: massimo 80% della valutazione complessiva.
- Richieste di chiarimento online come indice di attiva partecipazione al corso: massimo 2 punti.
- Partecipazione alle attività proposte: massimo 20%.

14.8 Modalità di fruizione

In questa sezione vengono fornite ai discenti informazioni dettagliate sui compiti iniziali da eseguire e su come procedere nella fruizione del corso a distanza. Suggerimenti, promemoria e checklist sono utili ai discenti. Per esempio, gli studenti dovrebbero essere istruiti relativamente alla successione delle attività da svolgere, come pure essere informati sulla necessità di eventuali letture da completare prima della fruizione di un'unità. È utile specificare la quantità di ore necessarie per settimana per apprendere i contenuti del corso. Convenzionalmente si assume che duecento battute corrispondano a circa un minuto di fruizione.

14.8.1 Esempio 1: Insegnamento "Teorie del Knowledge Management"

Docenti: Dr. M. Masoni, Dr.ssa M.R. Guelfi – Corso di Laurea in Teorie della Comunicazione, Università di Firenze

La fruizione del corso si articola in una fase precorsuale e in una erogativa.

Fase pre-corsuale:

- registrazione alla piattaforma e-learning utilizzata per l'erogazione del corso e iscrizione al corso stesso;
- fruizione del modulo "Utilizzo piattaforma e-learning ATutor";
- presentazione personale su forum "e-coffee" per favorire la socializzazione.

Fase erogativa:

- studiare i contenuti didattici presenti in piattaforma secondo la tempistica indicata nella sezione programmazione;
- svolgere i quiz di autovalutazione nei tempi richiesti. Il rispetto della tempistica consente una migliore circolazione della conoscenza all'interno della classe ed evita che parte dei discenti possano sentirsi esclusi da eventuali discussioni nei forum;
- svolgere le e-tivities assegnate e terminarle nei tempi richiesti;
- partecipare attivamente alle discussioni online che possono nascere spontaneamente e/o che sono stimolate da interventi del tutor/docente.

14.8.2
Esempio 2: "Microbiologia Clinica", I Anno, I Semestre
Docente: Prof. R. Rossetti – Progetto CdL online in Infermieristica, Università di Firenze

Per una corretta fruizione del corso occorre:
- seguire le indicazione dei tempi previste nella programmazione del corso;
- partecipare regolarmente alla discussione degli argomenti proposti nei forum di ogni unità;
- inviare al proprio tutor le attività a distanza assegnate entro i tempi definiti; oltre tali limiti i compiti non saranno considerati svolti e la lezione dovrà essere ripetuta dallo studente.

14.9
Risorse bibliografiche e sitografiche

Questa sezione deve contenere un elenco dettagliato delle risorse bibliografiche e/o sitografiche da utilizzare per una miglior acquisizione dei contenuti.

14.10
Tutoraggio

Questa sezione dovrebbe descrivere le modalità di tutoraggio e i compiti del tutor all'interno del corso. In una fase iniziale dell'erogazione è buona norma che il tutor invii un messaggio di benvenuto in cui indichi orario di reperibilità, telefono, utenza skype, indirizzo e-mail ed eventuale orario di disponibilità online.

14.10.1
Esempio: "Chimica medica", I Anno, I Semestre
Docente: Prof. E. Giachetti – Progetto CdL online in Infermieristica, Università di Firenze

A ogni tutor sarà affidata una classe virtuale di venticinque alunni al massimo.

I compiti del tutor sono quelli di facilitare l'apprendimento dei contenuti, di sincronizzare sia il percorso didattico, sia le attività integrative della classe, di tracciare il profilo curriculare del singolo studente relativamente all'attività svolta durante il corso online.

A tale scopo, il tutor:

- risponderà (mediamente entro le 24 ore) alle richieste di chiarimento inviate dagli studenti via e-mail;
- avrà cura di moderare quotidianamente i vari forum di discussione e di compila-

re settimanalmente un elenco di FAQ che, integrato con quelli degli altri tutor del corso, verrà pubblicato online;
- stabilirà l'orario delle chat settimanali, alle quali parteciperà attivamente con la funzione di moderatore; le chat avranno anche la funzione di verifica e di ottimizzazione del rispetto dei tempi della programmazione;
- si occuperà di correggere i test di autovalutazione, segnalando allo studente gli errori commessi e indicando le giuste soluzioni;
- potrà infine suggerire altre attività integrative, individuali e/o di gruppo.

All'inizio del corso, ogni tutor comunicherà ai propri studenti gli orari di reperibilità e di disponibilità online.

14.11 Autori

Lo studente a distanza apprezza un breve curriculum del docente/i del corso comprendente attività didattiche e di ricerca.

14.11.1 Esempio 1: Insegnamento "E-health"

Docenti: Dr. M. Masoni, Dr.ssa M.R. Guelfi – Corso di Laurea in Medicina e Chirurgia, Università di Firenze

Gli Autori di questo corso hanno una collaudata esperienza didattica nel settore e che svolgono da anni attività scientifica nel campo dell'e-Health con pubblicazioni su riviste internazionali e volumi dedicati all'argomento.

Masoni e Guelfi, rispettivamente laureati in Medicina e Chirurgia e in Scienze dell'Informazione, da anni svolgono la loro attività presso la Facoltà di Medicina e Chirurgia dell'Università di Firenze.

Bibliografia

1. Centre for Online and Distance Education – Simon Fraser University, Canada. http://code.sfu.ca/ (ultimo accesso effettuato l'1/10/2010)
2. Trentin G (2008) La sostenibilità didattico-formativa dell'e-learning. Franco Angeli, Milano
3. Trentin G (2004) Il Tutor di rete, For. Rivista AIF per la formazione (58):31–41
4. Dal Fiore F, Martinotti G (2006) E-learning. McGraw-Hill, Milano

Studio di un caso: il corso di laurea online in infermieristica

15

M.R. Guelfi, M. Masoni, A. Conti, G.F. Gensini

Abstract L'attivazione di un Corso di Laurea online espande infinitamente le problematiche connesse agli aspetti progettuali e organizzativi di un singolo corso e-learning.

In questo capitolo presentiamo la fase di analisi e la progettazione del Corso di Laurea online in Infermieristica della Facoltà di Medicina e Chirurgia dell'Università di Firenze. Riteniamo che la complessità insita in tale progetto lo possa candidare a essere un utile punto di riferimento per coloro che intendono allestire corsi online per l'area sanitaria.

15.1 Introduzione

Poiché il numero dei laureati in Scienze Infermieristiche a livello nazionale risultava, e risulta tuttora, sottodimensionato rispetto alle necessità di impiego da parte del Servizio Sanitario Nazionale, delle strutture sanitarie convenzionate e delle strutture sanitarie private, nel 2004 la Facoltà di Medicina e Chirurgia dell'Università di Firenze propose al MIUR (Ministero dell'Istruzione, dell'Università e della Ricerca) di attivare per l'a.a. 2006/07 un Corso di Laurea (CdL) online in Infermieristica.

Obiettivo primario del progetto era l'ampliamento del numero di studenti iscritti al CdL in Infermieristica, pur mantenendo il livello della formazione uguale o superiore al CdL "tradizionale".

Nel 2005 il Ministero approvò la proposta presentata dall'Ateneo di Firenze.

M.R. Guelfi (✉)
Innovazione Didattica ed Educazione COntinua in Medicina – IDECOM,
Presidenza Facoltà di Medicina e Chirurgia, Università degli Studi di Firenze, Firenze

Il CdL online in Infermieristica non fu tuttavia mai erogato, perché il 14 luglio 2006 il cosiddetto "Decreto Mussi" ne bloccò l'attivazione. In base a tale Decreto Interministeriale le Università degli Studi non possono infatti procedere a nuove iscrizioni ai Corsi di Laurea telematici per le professioni sanitarie. Pertanto, ai sensi della normativa vigente, la Facoltà di Medicina e Chirurgia dell'Università di Firenze non poté legittimamente attivare il CdL online in Infermieristica.

Ciononostante, tali sono state le criticità affrontate, da farci ritenere che la descrizione delle parti salienti di questo progetto possa essere fonte di utili riflessioni per coloro che intendono allestire un percorso formativo online per l'area sanitaria.

15.2
Il Corso di Laurea online in infermieristica

Il CdL online in Infermieristica, articolato come quello tradizionale in un piano di studio di 180 Crediti Formativi Universitari (CFU), fu progettato per essere erogato in modalità *blended learning*, combinando secondo modalità e tempi prestabiliti fasi a distanza con altre in presenza. Più specificatamente il CdL online prevedeva l'erogazione a distanza delle tradizionali lezioni svolte in aula e la possibilità di acquisire le abilità e competenze del tirocinio in strutture sanitarie accreditate sul territorio nazionale.

Gli esami previsti per ogni corso integrato si sarebbero dovuti svolgere obbligatoriamente in presenza con le stesse modalità previste per gli studenti iscritti al CdL tradizionale. Allo stesso modo, le attività formative relative alla preparazione della prova finale per il conseguimento del titolo sarebbero consistite nella discussione di una Tesi di Laurea e in una prova pratica, entrambe in presenza, con valore di esame di stato abilitante alla professione.

15.3
Il progetto

L'idea progettuale alla base dell'attività formativa a distanza è stata quella di prevedere, per ogni insegnamento, attività di tutoraggio al fine di sostenere gli studenti durante tutto il percorso formativo e creare un contesto sociale di apprendimento collaborativo.

Nei due anni di lavoro dedicati all'allestimento del CdL online in Infermieristica sono stati formati presso la Facoltà di Medicina e Chirurgia dell'Università di Firenze oltre 40 docenti e quasi 100 e-tutor, sono stati prodotti i materiali didattici per il I e II Semestre del I Anno del CdL ed è stata predisposta una piattaforma e-learning open source dedicata alla produzione e al testing dei corsi.

Per poter allestire il CdL online in Infermieristica furono dapprima analizzati quegli aspetti, descritti nel Capitolo 13, ritenuti cruciali, e in base ai risultati di questo studio furono effettuate le scelte progettuali e organizzative che andremo a descrivere.

15.4 Risorse umane

La Facoltà dapprima identificò i *project manager*, ai quali fu richiesto di costituire un team multidisciplinare dedicato composto da figure professionali capaci di produrre corsi online in area sanitaria, predisporre una piattaforma e-learning open source e assistere come tutor tecnici i discenti nella fase di erogazione del corso, nonché intervenire come formatori nei confronti dei docenti e dei tutor online per consentire loro di utilizzare l'ambiente software di gestione del corso in modo autonomo. In funzione del budget stanziato dall'Ateneo di Firenze, i due project manager individuarono le figure professionali necessarie. La Tabella 15.1 riporta la composizione del team dedicato al progetto di attivazione del CdL online in Infermieristica.

15.4.1 Docenti

I project manager ritennero che i fornitori di contenuto andassero cercati in seno alla Facoltà stessa, e in particolare tra il personale docente del CdL tradizionale in Infermieristica. La Facoltà decise allora di chiedere la partecipazione dei propri docenti nel ruolo principale di *esperti della materia* e di *autori dei contenuti.*

Fu subito evidente una certa carenza di conoscenze e competenze relativamente all'uso dell'ICT (*Information and Communication Technology*) a fini didattici da parte dei docenti, per cui i project manager si resero conto della necessità di *formare i formatori.* Fu così organizzato un primo ciclo di incontri di introduzione all'e-learning rivolto ai docenti del CdL tradizionale in Infermieristica, durante i quali furono anche descritte l'articolazione e la tempistica del progetto di attivazione del CdL online e illustrato chiaramente l'impegno richiesto.

Il numero dei docenti che al termine di questi incontri decisero di partecipare al progetto fu tale da consentire alla Facoltà di non ricorrere a fornitori esterni di contenuto. Questo fu un risultato importante, perché non solo consentiva di rendere i contenuti didattici del CdL online in Infermieristica completamente sovrapponibili

Tabella 15.1 Team multidisciplinare dedicato al Progetto

Team multidisciplinare	Unità
Project Manager	2
Produttori corsi e-learning	2
Gestore di sistema	1
Tutor tecnico	1

a quelli presenti nel CdL tradizionale, ma anche perché questa esperienza poteva costituire volano per un trasferimento delle competenze che i docenti della Facoltà di Medicina e Chirurgia avrebbero acquisito verso altri Corsi di Laurea in cui gli stessi insegnavano. Ai docenti furono attribuiti i seguenti compiti:

- trasformare le lezioni frontali in materiale adatto alla fruizione tramite piattaforma e-learning;
- individuare e proporre i tutor online del proprio insegnamento. Il docente/i stesso poteva ricoprire questo ruolo, ma poiché il CdL online prevedeva un numero massimo di iscritti pari a 100 unità, non era pensabile che il solo docente/i potesse gestire il tutoraggio a distanza per un numero così elevato di partecipanti. Fu allora stabilito che un tutor online avrebbe seguito una classe virtuale formata al massimo da 25 discenti e conseguentemente per ogni insegnamento fu richiesto al docente/i di individuare almeno 4 o 5 tutor online;
- svolgere la funzione di coordinatore dei propri tutor online.

In funzione del budget messo a disposizione dall'Ateneo fiorentino, i docenti avrebbero ricevuto un incentivo di tipo economico come riconoscimento del loro impegno didattico aggiuntivo.

15.4.2 Tutor online

I project manager ritennero importante che i docenti individuassero fin dalle fasi di avvio del progetto i tutor online dei propri insegnamenti; questo avrebbe consentito ai docenti e agli e-tutor di collaborare allo sviluppo dei corsi online, condividendo tutte le fasi del processo, dalla progettazione all'erogazione.

Per i docenti tale selezione non fu semplice. Fu deciso che il tutor doveva possedere buone conoscenze di dominio, esperienza didattica specifica e nel contempo abilità tecniche "superiori" al docente tali da consentirgli di interagire con i discenti attraverso strumenti di comunicazione sincrona (chat e videoconferenza) e asincrona (posta elettronica e forum). Fu inoltre stabilito che il candidato doveva aver acquisito uno dei seguenti titoli:

1. Laurea triennale in area sanitaria (o titoli equivalenti).
2. Laurea specialistica in area sanitaria.

I project manager prepararono un documento in cui furono specificate le *Attività obbligatorie del Tutor online* tra le quali annoveriamo:

- controllare almeno una volta al giorno i forum di discussione attivi nel proprio insegnamento e rispondere ai quesiti posti al massimo entro 48 ore;
- dare la disponibilità di almeno un ricevimento ogni due settimane tramite chat o videoconferenza;

– aggiornare il *knowledge base* del corso secondo necessità, per esempio la sezione FAQ sulla piattaforma, in modo da archiviare le domande più frequentemente poste nei forum e nelle chat;
– creare per ogni discente un profilo in modo da tenere traccia dello svolgimento dei quiz di valutazione, della partecipazione attiva ai forum e dei risultati conseguiti nelle attività a distanza assegnate dal docente;
– produrre un report dell'attività didattica di fine corso (tracciamento attività degli studenti, test di verifica, problematiche emerse ecc.).

15.4.3
Consulente per il copyright

Consapevoli che la creazione di materiale per la didattica online avrebbe richiesto una particolare attenzione al problema del copyright e che l'insorgenza di problematiche di tale natura avrebbe potuto compromettere l'esito dell'intero progetto, i project manager ritennero indispensabile la presenza assidua nel team di lavoro di un esperto in "Diritto e nuove tecnologie".

Tale esperto avrebbe affiancato il docente durante la produzione dei materiali didattici e affrontato le problematiche connesse a:

– utilizzazione all'interno dei corsi online di materiale coperto da copyright;
– protezione del diritto d'autore e della proprietà intellettuale di quanto i singoli docenti avrebbero reso disponibile per le attività didattiche e-learning.

La Tabella 15.2 elenca tutte le risorse umane coinvolte nella fase di progettazione, produzione e erogazione del I Anno del CdL online in Infermieristica, comprendente sia il team multidisciplinare sia il personale docente della Facoltà.

Nella Tabella 15.3 per ogni insegnamento di ciascun corso integrato del I Anno è indicato il numero dei docenti che lavorarono alla produzione dei materiali didattici e il numero dei tutor online che avrebbero dovuto assistere i discenti durante l'erogazione dei corsi online.

Tabella 15.2 Risorse umane coinvolte nel Progetto di attivazione del I Anno del CdL online in Infermieristica

Team multidisciplinare	**Unità**
Project manager	2
Produttori corsi e-learning	2
Gestore di sistema	1
Tutor tecnico	1
Consulente per il copyright	1
Personale docente della Facoltà	**Unità**
Docenti della Facoltà	44
Tutor online	92

Tabella 15.3 Docenti e tutor online del I Anno (I e II Semestre) del CdL online in Infermieristica

I Anno I Semestre			
Corso integrato	**Insegnamento**	**Docenti**	**Tutor**
Chimica Medica, Biochimica e Biologia Applicata – CFU 4,5	Chimica Medica – CFU 1,5-25 h	2	4
	Biochimica – CFU 1,5-25 h	*1*	4
	Biologia Applicata – CFU 1,5-20 h	1	4
Anatomia Umana e Istologia – CFU 5	Anatomia Umana – CFU 3,5-50 h	4	4
	Istologia – CFU 1,5 – 20 h	3	4
Scienze Psicologiche e antropologiche – CFU 5	Psicologia Generale – CFU 2 – 40 h	1	4
	Sociologia Generale – CFU 1 – 20 h	1	4
	Pedagogia generale e sociale – CFU 1 – 20 h	1	4
	Discipline demoetnoantropologiche – CFU 1 – 15 h	2	4
Infermieristica Generale e Teoria del Nursing – CFU 4	Scienze Infermieristiche Generali, Cliniche – 85 h Totali		
	MODULI:		
	Infermieristica Generale–30 h	1	4
	Filosofia e Teoria del Nursing–25 h	1	4
	Approcci Metodologici–30 h	1	4

(*cont.*↓)

Tabella 15.3 (*continua*)

I Anno II Semestre			
Corso integrato	**Insegnamento**	**Docenti**	**Tutor**
Fisiologia e Fisica Applicata – CFU 4.5	Fisica applicata	3	4
	Fisiologia–40 h	1	4
	Scienze Tecniche Dietetiche Applicate	1	4
Patologia Generale e Medicina di Laboratorio – CFU 4.5	Patologia Generale (inclusa Immunologia) – CFU 3,5 – 70 h	3	4
	Patologia Clinica – CFU 0,5 – 8 h	1	4
	Biochimica clinica e biologia molecolare clinica – CFU 0,5 – 14 h	3	4
Igiene, Epidemiologia, Microbiologia, Statistica e Informatica – CFU 5.8	Microbiologia e Microbiologia Clinica – CFU 2,5 – 40 h	4	4
	Igiene Generale e Applicata – CFU 1,8 – 20 h	2	4
	Informatica	1	4
	Statistica Medica	2	4
Metodologia Infermieristica – CFU 5.5	Scienze infermieristiche generali, cliniche – 110 h	5	4

15

15.4.4 Commissione peer-review

Fu istituita una "Commissione peer-review" avente la funzione di validare per ogni insegnamento del CdL online contenuti, metodologia didattica e rispetto del copyright, con l'obiettivo di garantire la qualità dei corsi e-learning realizzati.

Tale Commissione era composta da membri permanenti e da uno o più componenti *ratione materiae*, che variavano in funzione degli insegnamenti previsti nel semestre.

Nella Tabella 15.4 è riportata la composizione della Commissione del I Semestre del I Anno del CdL online in Infermieristica.

Il lavoro della Commissione si articolava in due fasi.

1. Il materiale multimediale prodotto dal docente/i veniva sottoposto a una prima revisione concernente:
   a) rispetto dei diritti d'autore e del copyright;
   b) metodologie formative adottate e organizzazione didattica dei contenuti. Se i materiali consegnati superavano i requisiti ritenuti indispensabili dai revisori, il produttore multimediale procedeva all'inserimento dei contenuti sulla piattaforma e-learning di sviluppo. Viceversa, il materiale veniva riconsegnato al docente che doveva revisionarlo per poi sottoporlo a nuovo giudizio da parte della Commissione.
2. Dopo essere stati inseriti sulla piattaforma e-learning, i materiali didattici venivano sottosposti a una successiva revisione effettuata dagli esperti ratione materiae. In questa fase veniva valutata la qualità dei contenuti sviluppati, e qualora fosse stato ritenuto necessario, la Commissione poteva richiedere la collaborazione di esperti esterni. Il giudizio veniva comunicato al docente in apposito modulo: in caso di esito negativo il docente doveva revisionare il materiale secondo quanto indicato.

Tabella 15.4 Commissione peer-review, I Anno, I Semestre

Membri permanenti	1. Preside o suo delegato 2. Presidente del CdL o suo delegato 3. Responsabile revisione metodologia didattica 4. Responsabile revisione strutturazione e organizzazione materiali didattici 5. Responsabile gestione diritti d'autore dei contenuti didattici online
Membri ratione materiae	1. Esperto contenuti Anatomia e Istologia 2. Esperto contenuti Chimica e Biochimica 3. Esperto contenuti Biologia 4. Esperto contenuti Infermieristica 5. Esperto contenuti Psicologia

15.5
Risorse tecnologiche

Per il CdL online in Infermieristica furono predisposte due diverse piattaforme e-learning:

- nella fase di produzione dei corsi e-learning e nella fase di testing dei medesimi fu utilizzata la piattaforma *Learning Content Management System* (LCMS) *open source* ATutor installata presso il Settore IDECOM (Innovazione Didattica ed Educazione COntinua in Medicina, http://idecom.med.unifi.it/index.php) della Facoltà di Medicina e Chirurgia dell'Università di Firenze;
- nella fase di erogazione del CdL online sarebbe stata utilizzata la piattaforma LCMS IBM Workplaces, che all'epoca era installata presso il Centro di Servizi Informatici dell'Ateneo di Firenze.

Essendo entrambe le piattaforme SCORM compatibili, il "porting" dei corsi non avrebbe dovuto generare particolari complicazioni. In realtà tale operazione non si dimostrò così semplice, ma fu comunque possibile grazie all'impegno e alla professionalità dei produttori multimediali e del gestore di sistema.

15.6
Formazione dei formatori

Fu subito chiaro che per una buona riuscita del CdL online in Infermieristica sarebbe stata cruciale una fase di *formazione dei formatori*.

La Facoltà predispose pertanto un articolato progetto di formazione dei docenti (produttori di contenuto) e dei tutor online consistente in:

1. un ciclo di incontri di introduzione all'e-learning rivolto ai docenti;
2. un corso di formazione diretto agli e-tutor;
3. incontri di addestramento all'uso della piattaforma e-learning ATutor della Facoltà.

Il *ciclo di incontri di introduzione all'e-learning rivolto ai docenti* aveva l'obiettivo di educare i docenti all'utilizzo delle metodologie e-learning e fornire loro non solo conoscenze e abilità di tipo tecnologico, ma anche e soprattutto concetti riferibili all'uso di nuovi approcci pedagogici, soprattutto di carattere costruttivistico, che l'e-learning consente di mettere in atto.

Nel corso degli incontri furono introdotti i concetti di base dell'e-learning e illustrate le possibilità che la formazione online offre al docente per trasformare contenuti didattici, tipicamente erogati in presenza, in corsi online. Ai docenti furono mostrati corsi e-learning realizzati secondo diversi modelli didattici in modo tale che, in funzione dei contenuti e degli obiettivi formativi, ciascun docente potesse identificare la soluzione più adatta da adottare.

Il *corso di formazione diretto agli e-tutor*, dal titolo "Il tutor online: profilo e competenze", aveva come obiettivo quello di fornire ai tutor le necessarie conoscenze e competenze per assistere i discenti nella fruizione di corsi online; consisteva in tre incontri in presenza della durata di quattro ore ciascuno alternati ad attività a distanza, fu reso obbligatorio per coloro che avrebbero dovuto svolgere attività di tutoraggio online per i cicli formativi del I Anno del CdL online in Infermieristica, e ne fu anche chiesto l'accreditamento ECM per incentivarne la partecipazione.

Nel corso furono affrontate le seguenti tematiche:

- aspetti tecnico-comunicativi della didattica a distanza;
- ruolo del tutor online;
- progettazione e gestione di una attività a distanza (e-tivity);
- netiquette;
- esercitazioni su piattaforma e-learning;
- esempi di moderazione delle interazioni;
- valutazione di una e-tivity.

Gli *incontri di addestramento all'uso della piattaforma e-learning* furono organizzati su due livelli:

- un livello base che aveva l'obiettivo di consentire ai docenti e ai tutor online di acquisire le abilità necessarie a utilizzare in modo autonomo l'ambiente software di gestione del corso;
- un livello avanzato per chi avesse desiderato acquisire anche quelle competenze e abilità necessarie per produrre in modo autonomo il materiale didattico e allestire il corso online sulla piattaforma e-learning.

La Facoltà ritenne utile promuovere questo tipo di formazione, certa del fatto che, se i docenti avessero posseduto queste competenze, l'aggiornamento dei materiali didattici online sarebbe stato più rapido e in fase di erogazione dei corsi sarebbe stata possibile una più tempestiva revisione in funzione del feeedback dei discenti. Inoltre in tal modo i produttori dei corsi e-learning avrebbero avuto una maggiore quantità di tempo da dedicare agli insegnamenti i cui docenti mancavano di queste competenze.

15.7 Tipologia didattica del corso

Con il supporto dei project manager, i docenti affrontarono il compito di trasformare la grande quantità di materiale didattico predisposto per le loro lezioni frontali in materiale adatto alla fruizione tramite corsi e-learning.

Negli incontri di formazione i docenti avevano appreso che fondamentalmente due erano le possibilità che la formazione online offriva loro:

- content + support (autoapprendimento strutturato);
- wrap around (autoapprendimento non strutturato).

In funzione degli obiettivi formativi e dei contenuti del corso, assieme ai project manager, il docente definì quali parti erogare con metodologia content + support e quali in wrap around.

Gli insegnamenti del I Anno del CdL online in Infermieristica (Tab. 15.3) si adattarono a soluzioni in cui fu possibile usare e dosare opportunamente le due opzioni all'interno di un disegno complessivo specifico per quella materia.

Per quanto riguarda i materiali strutturati, i project manager decisero che i contenuti didattici avrebbero dovuto essere predisposti per una fruizione asincrona, principalmente tramite courseware e solo limitatamente attraverso diapositive con sincronizzazione audio o lezioni registrate del docente, fruibili in streaming.

Queste ultime due soluzioni avrebbero infatti rappresentato una mera replicazione della lezione frontale senza consentire di sfruttare appieno le potenzialità formative delle nuove tecnologie.

Relativamente alla produzione dei *courseware*, i project manager prepararono delle linee guida per i docenti coinvolti nella preparazione del materiale didattico.

Create per evidenti ragioni di omogeneità tra i vari moduli formativi e per ottimizzare il processo di produzione del materiale didattico, tali linee guida consistevano in due distinte parti:

- una prima parte rivolta a quei docenti che autonomamente avrebbero prodotto il proprio materiale didattico multimediale e allestito il proprio corso online sulla piattaforma e-learning. A tali docenti fu consentito di registrarsi sulla piattaforma e-learning open-source ATutor della Facoltà di Medicina e Chirurgia, scelta per la fase di produzione e testing dei corsi e-learning, e di avere i necessari diritti di accesso;
- una seconda parte rivolta a quei docenti che avrebbero fornito il loro materiale didattico in formato digitale ai produttori dei corsi e-learning. Fu stabilito che la consegna del materiale dovesse essere accompagnata dalla firma di un documento che tenesse traccia dei contenuti che venivano progressivamente consegnati al produttore multimediale e che entrambi dovevano controfirmare.

Con il contributo dell'esperto in "Diritto e nuove tecnologie", nelle linee guida fu anche affrontata un'importante criticità che emerse durante la produzione dei materiali formativi relativa all'utilizzo di oggetti didattici (immagini, video ecc.) coperti da copyright. Come sottolineato in precedenza, la creazione di materiale per la didattica online richiede una particolare attenzione al problema del copyright: tutto ciò che viene pubblicato in rete deve essere frutto di lavoro originale oppure di riutilizzo di materiali di pubblico dominio.

15

Tabella 15.5 Database di immagini accessibili tramite Internet

HEAL Central
Health Education Assets Library - (HEAL) - http://www.healcentral.org/ HEAL è una libreria digitale che permette agli educatori sanitari di ricercare, scaricare e riutilizzare migliaia di risorse didattiche. Originariamente costituito da un consorzio rappresentato dalla *David Geffen School of Medicine at UCLA*, dalla *University of Utah Spencer S. Eccles Health Science Library* e dalla *University of Oklahoma College of Medicine*, ora fa parte della *National Science Digital Library*. Allo sviluppo di HEAL partecipa ora anche la *International Association of Medical Science Educators* (IAMSE). Per utilizzare le immagini presenti nella libreria è necessario menzionare sia la banca dati che il rispettivo autore indicato in calce all'opera, nonché specificare che l'opera è soggetta alla *Creative Commons License* specificandone la versione. Per approfondimenti sulle licenze *Creative Commons* vedi Capitolo 23. La possibilità di copiare e di riutilizzare il materiale multimediale è vincolata al completamento di una procedura di registrazione gratuita sul sito HEAL. All'interno del database sono state incorporate le tecnologie del Web 2.0 (vedi Capitolo 7).
Image Bank
http://bio.ltsn.ac.uk/imagebankuploads/ Image Bank è una libreria di immagini liberamente accessibile prodotta per scopi educativi da accademici, ricercatori e organizzazioni scientifiche. La banca dati è di proprietà del Centre for Bioscience, Higher Education Academy con sede nel Regno Unito. Le immagini possono essere liberamente utilizzate per scopi didattici in presentazioni Powerpoint, conferenze, tutorials online, pagine web ecc. È invece espressamente vietato modificare le immagini per riadattarle, in particolare non è consentito ritagliarle, cambiarne il formato, inserirvi informazioni anche testuali. Condizione per l'utilizzo dell'immagine è citare la fonte (la banca dati con relativo link e l'autore dell'immagine).
MERLOT
Multimedia Educational Resource for Learning and Online Teaching (MERLOT) http://www.merlot.org/merlot/index.htm MERLOT è una comunità costituita da Istituti accademici, organizzazioni scientifiche professionali e persone afferenti a varie discipline, che mirano a costituire una collezione di risorse multimediali accessibili tramite Web da cui sia possibile reperire materiale rivisto da colleghi e che possa essere utilizzato in corsi e-learning. Lo scopo di MERLOT è aumentare l'efficacia dell'insegnamento e dell'apprendimento migliorando la quantità e la qualità di materiale multimediale peer-reviewed presente online. Per tutelare i componenti e i contributi della comunità, MERLOT ha adottato le policy di protezione della proprietà intellettuale del consorzio Creative Commons. Ciò al fine di incoraggiare i produttori a condividere materiale didattico con gli altri membri e di proteggere il frutto del loro ingegno da cattivi usi ed abusi.
FleshAndBones (oggi dismesso)
http://www.flashandbones.com La banca dati apparteneva alla *Elsevier Science Ltd.*, con sede nel Regno Unito, che si riservava tutti i diritti. Alcune immagini erano gratuite, altre avevano un prezzo medio di 0,50 sterline, e non tutte le immagini acquistate potevano essere riutilizzate o modificate. Le immagini, una volta acquistate, potevano essere scaricate una volta sola e potevano essere utilizzate per scopi didattici e non commerciali. La banca dati è stata dismessa.

I docenti che aderirono al progetto manifestarono la necessità di riutilizzare immagini pubblicate su libri di testo o disponibili in rete: per far ciò era necessario acquisire i diritti dai relativi titolari. La soluzione più immediata fu quella di richiedere l'autorizzazione all'autore o alla casa editrice. Quest'ultima soluzione si rivelò tuttavia critica perché presentava tempi di risposta estremamente lunghi e costi elevati, oltre a una reale difficoltà incontrata nell'ottenere dalle case editrici le liberatorie per l'utilizzo di eventuale materiale iconografico presente nelle loro opere.

Nel tentativo di cercare nuove soluzioni, i project manager presentarono ai docenti diversi database di immagini accessibili in Internet che utilizzavano licenze particolari di diritto di autore (Tabella 15.5).

Ai docenti venne richiesto di visionare le banche dati indicate al fine di valutare se le immagini ivi contenute fossero sufficienti a esaurire le loro esigenze e di comunicare le loro valutazioni ai project manager. Qualora le risorse segnalate fossero ritenute insufficienti o non idonee, i docenti avrebbero potuto indicare altre risorse a loro necessarie per la produzione dei materiali didattici.

I database di immagini segnalati risultarono sufficienti e adeguati a soddisfare le esigenze dei docenti per la produzione dei corsi online del I Anno (I e II Semestre). In particolare per tutti gli insegnamenti si potè utilizzare materiale disponibile gratuitamente a eccezione dell'insegnamento di Istologia, per cui si rese necessario l'acquisto di materiale didattico dal sito *FleshAndBones*.

Questa modalità innovativa di reperimento di oggetti didattici consentì alla Facoltà di contenere i costi di produzione dei pacchetti formativi e di accelerare la produzione del materiale.

Le Figure 15.1-15.4 mostrano le videate di alcuni courseware sviluppati sulla

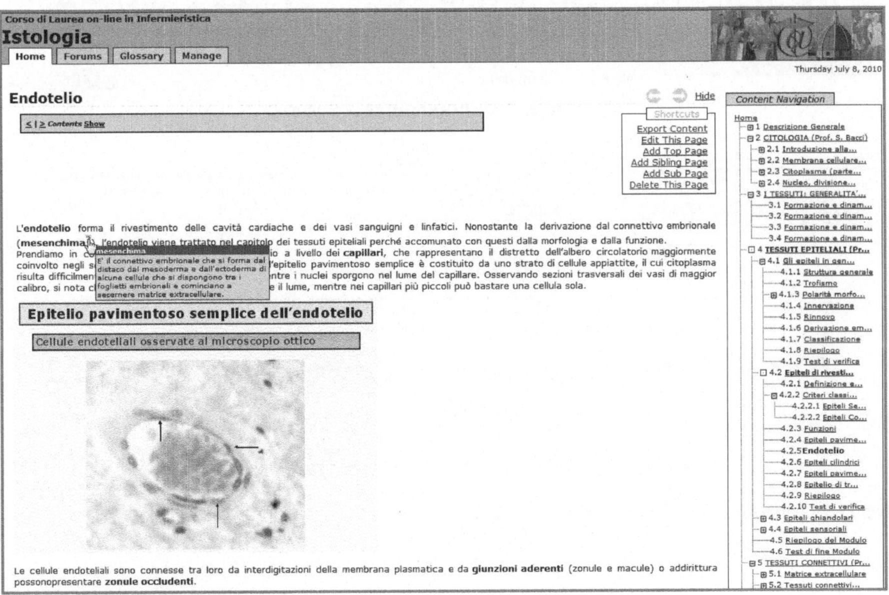

Fig. 15.1 Courseware di Istologia

15

piattaforma ATutor per gli insegnamenti del I Semestre del I Anno del CdL online in Infermieristica della Facoltà di Medicina e Chirurgia dell'Università di Firenze.

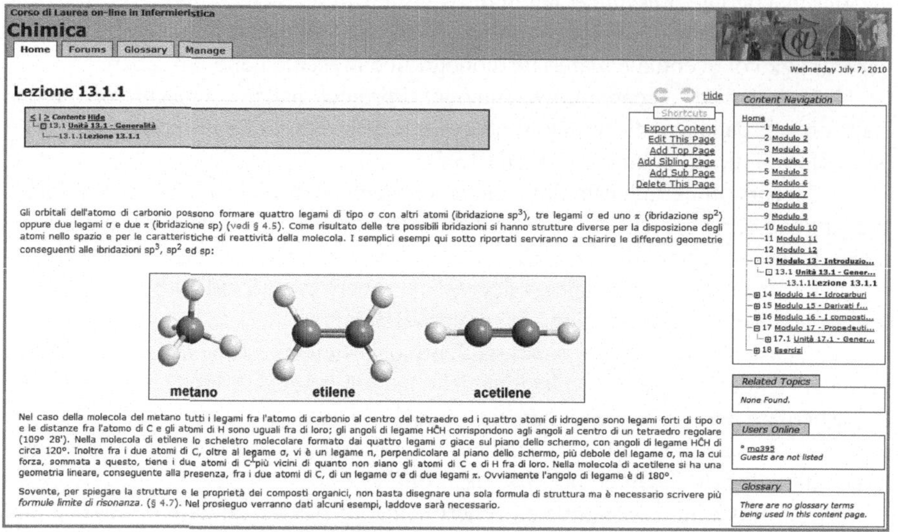

Fig. 15.2 Courseware di Chimica

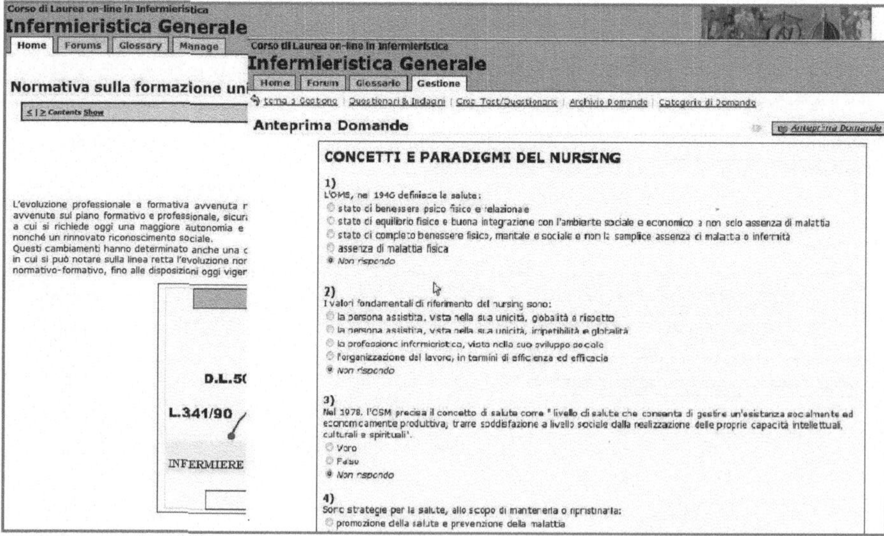

Fig. 15.3 Courseware di Infermieristica Generale

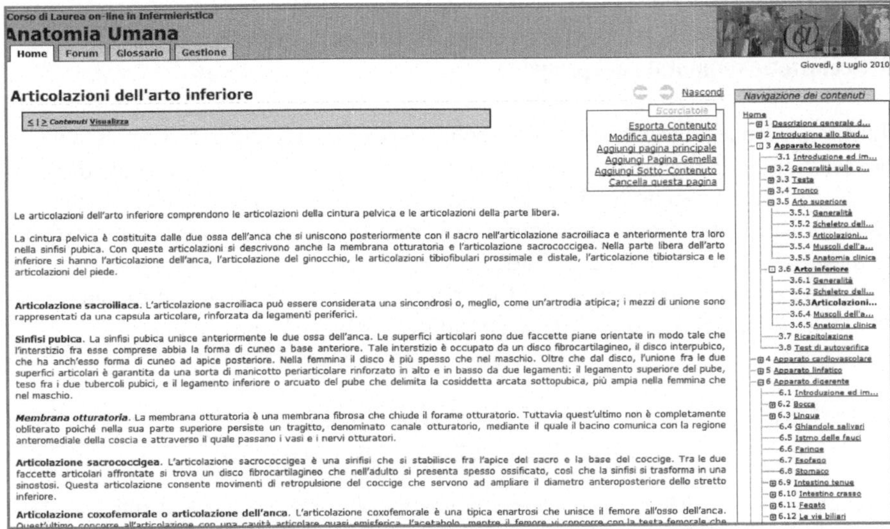

Fig. 15.4 Courseware di Anatomia Umana

15.8
Familiarizzazione tecnologica

Durante la fase di formazione i docenti e i tutor online acquisirono le conoscenze e le abilità necessarie per familiarizzare in modo adeguato con la piattaforma tecnologica.

Al fine di eliminare eventuali barriere di accesso alla fruizione dei corsi, un intervento simile fu predisposto anche per i discenti.

Fu pertanto deciso che il CdL online in Infermieristica sarebbe stato preceduto da una breve fase precorsuale obbligatoria per gli iscritti. Tramite un messaggio di posta elettronica, i discenti sarebbero stati invitati a iscriversi alla piattaforma e-learning e a fruire di un courseware erogato a distanza relativo all'uso della stessa. All'interno dell'ambiente didattico virtuale i partecipanti sarebbero stati invitati a socializzare in un forum appositamente predisposto.

Il CdL online avrebbe avuto inizio con un incontro in presenza in cui ai discenti sarebbe stata descritta l'articolazione del CdL, introdotti i concetti di base dell'e-learning e affrontate le eventuali problematiche tecnologiche emerse in fase precorsuale.

Per tutto il periodo di erogazione del CdL online, sarebbe stato attivo un forum di supporto moderato da un tutor in grado di fornire aiuto a chi avesse incontrato problemi di natura tecnologica.

15.9 Articolazione temporale del progetto

Terminiamo questo capitolo con la Tabella 15.6, che riassume le principali tappe in cui si articolò il progetto, dalla fase di accreditamento al MIUR alla data di attivazione del CdL online. In particolare riportiamo la scansione temporale che caratterizzò la fase di progettazione e produzione dei corsi online per gli insegnamenti del I Semestre del I Anno del CdL online in Infermieristica.

Come esposto in precedenza, il CdL online in Infermieristica non fu mai erogato perché il 14 Luglio 2006 il "Decreto Mussi" ne bloccò l'attivazione.

Tabella 15.6 Articolazione temporale del progetto di attivazione del CdL online in Infermieristica

Luglio 2004	Richiesta di accreditamento al MIUR
Gennaio-marzo 2005	Ciclo di incontri di introduzione all'e-learning rivolti ai docenti
Marzo-aprile 2005	Incontri di addestramento all'uso della piattaforma e-learning ATutor della Facoltà
Marzo-aprile 2005	Incontri tra il docente/i e i project manager per strutturare il corrispondente corso online
30 maggio 2005	Termine per la consegna da parte del docente al produttore multimediale di propria pertinenza del primo blocco di materiale didattico
Giugno 2005	Inizio della produzione dei corsi online e dell'interazione tra produttori e docenti
15 ottobre 2005	Termine per la consegna al produttore multimediale di propria pertinenza dell'ultimo blocco di materiale didattico
30 gennaio 2006	Disponibilità sulla piattaforma e-learning della Facoltà di tutti i corsi e-learning del I Semestre del I Anno
Marzo 2006	Testing dei corsi in condizioni sperimentali attraverso la fruizione da parte di un gruppo campione di studenti. Tale processo è utile per ricalibrare i corsi in funzione dei feedback del gruppo campione
Maggio-luglio 2006	Corso di formazione per tutor online
15-30 ottobre 2006	Fruizione obbligatoria da parte degli iscritti al CdL di una fase precorsuale erogata a distanza avente funzione di addestramento all'uso della piattaforma e-learning e di socializzazione tra gli iscritti, al fine di eliminare eventuali barriere, soprattutto tecnologiche, alla fruizione dei corsi online
Ottobre 2006	Attivazione del I Anno del CdL online in Infermieristica

15.10 Conclusioni

Poiché il progetto di attivazione del CdL online in Infermieristica è rimasto tale e non è mai entrato nella fase di erogazione, la sua descrizione rimane incompleta. Non abbiamo ovviamente dati relativi alla fruizione dei corsi online né possiamo offrire una valutazione qualitativa e quantitativa sull'intero processo in termini di apprendimento.

Riteniamo tuttavia quest'esperienza possa costituire un'utile riflessione per coloro che, in un futuro non molto lontano, si troveranno a organizzare percorsi formativi altamente strutturati come un CdL online.

A questo punto possiamo solo invitare gli organi di governo del nostro paese a riconsiderare il Decreto interministeriale del 14 Luglio 2006 che blocca "nuove iscrizioni ai CdL telematici per le professioni sanitarie".

Crediamo che l'e-learning, se ben organizzato e strutturato, possa costituire un valore aggiunto all'insegnamento tradizionale e contribuire a una formazione più efficiente ed efficace del personale sanitario.

Lettura consigliata

Khan BH (2004) E-learning: progettazione e gestione. Erickson, Trento

Studio di un caso: il progetto europeo "Palliative and Pain Medicine" 16

R. Vellucci, R. Mediati, A.R. De Gaudio

Abstract In questo capitolo presentiamo il razionale, le caratteristiche e la fase di erogazione del *Palliative and Pain Medicine Project*, un progetto europeo finalizzato alla diffusione delle competenze medico-scientifiche in paesi in cui le cure palliative e il trattamento del dolore si presentano in uno stadio embrionale. In particolare ci focalizzeremo sulla fase erogativa di questa esperienza formativa condotta in modalità *blended learning*.

16.1 Introduzione

Il Programma *Tempus* è un progetto attivato fin dal 1990 dalla Comunità Europea, con l'obiettivo di modernizzare i programmi formativi Universitari e promuovere progetti di cooperazione tra i paesi che ne fanno parte e che sono territorialmente vicini. In questo contesto si colloca il *Palliative and Pain Medicine Project* (PPMP).

L'Organizzazione Mondiale della Sanità sancisce il ruolo delle cure palliative come strumento rilevante per migliorare, attraverso la cura del dolore e dei sintomi, la qualità della vita degli affetti da malattia incurabile [1]. Da un'indagine condotta dalle principali Università Serbe e Croate coinvolte nei processi formativi del personale sanitario, emerge come esista una ridotta attenzione a una materia rilevante e delicata come quella del trattamento del dolore e delle cure palliative.

Il consorzio costituito dall'Università di Firenze, dall'Università di Lione, dal Children's Hospital di Zagabria, dalla Scuola di Medicina dell'Università di Belgrado e con il supporto attivo della Fondiaria SAI ha dato vita al PPMP, un pro-

R. Vellucci (✉)
Dipartimento di Oncologia, Azienda Ospedaliera Universitaria Careggi, Firenze

getto finalizzato alla realizzazione di un nuovo percorso formativo post Laurea inerente la medicina Palliativa e la Terapia del Dolore organizzato secondo un'ottica multidisciplinare. L'aspetto cruciale di questo progetto è rappresentato da una proposta formativa capace di dare vita a uno specifico percorso post Laurea in accordo con i bisogni universitari locali di Serbia e Croazia. Il raggiungimento di questo obiettivo è attuabile attraverso lo sviluppo delle metodologie necessarie al sistema educativo locale, incrementando lo spettro delle possibilità formative, mutuato dalla collaborazione con gli istituti dei paesi partner e la creazione di una *transnational dialogue network*.

Gli obiettivi del PPMP possono essere così sintetizzati:

- sensibilizzare verso la necessità di misurare il dolore e l'efficacia del trattamento;
- acquisire competenze sul corretto uso dei farmaci oppioidi, sui Farmaci Antinfiammatori Non Steroidei (FANS) e sugli adiuvanti;
- diffondere la cultura della diagnosi e della cura precoce del dolore, per prevenirne la cronicizzazione;
- trasmettere competenze sulle cure palliative come strumento per rispondere a specifici bisogni ed esigenze dei pazienti.

Per raggiungere tale scopo è stato sviluppato un progetto formativo teorico-pratico indirizzato a medici serbi e croati i quali, al completamento del corso, dovranno diffondere le competenze acquisite. In particolare il PPMP è rivolto a laureati in Medicina e Chirurgia, selezionati in relazione a specifiche attitudini e interessi dimostrati nell'ambito delle cure palliative e della terapia del dolore.

16.2 Fasi del progetto *palliative and pain project*

Il corso di formazione è stato erogato in modalità blended learning e si è articolato nelle seguenti fasi:

1. *selezione dei candidati* (novembre 2007), provenienti da ogni istituto di istruzione superiore dei paesi partner Serbia e Croazia;
2. *corso di formazione superiore in presenza* (gennaio-giugno 2008) svolto in Serbia (Università di Belgrado) e in Croazia (Università di Zagabria), e tenuto da formatori esperti provenienti dall'Italia e da tutta Europa supportati da tutor locali;
3. *stage teorico-pratici svolti in diversi centri in Italia* (giugno-dicembre 2008), finalizzati allo svolgimento di esercitazioni che ponessero i partecipanti a confronto con la pratica clinica e con le modalità operative locali;
4. *verifica di fase formativa ed erogazione di un corso online sul dolore cronico non oncologico* (febbraio-luglio 2009) tramite la piattaforma ATutor della Facoltà di Medicina e Chirurgia dell'Università di Firenze;

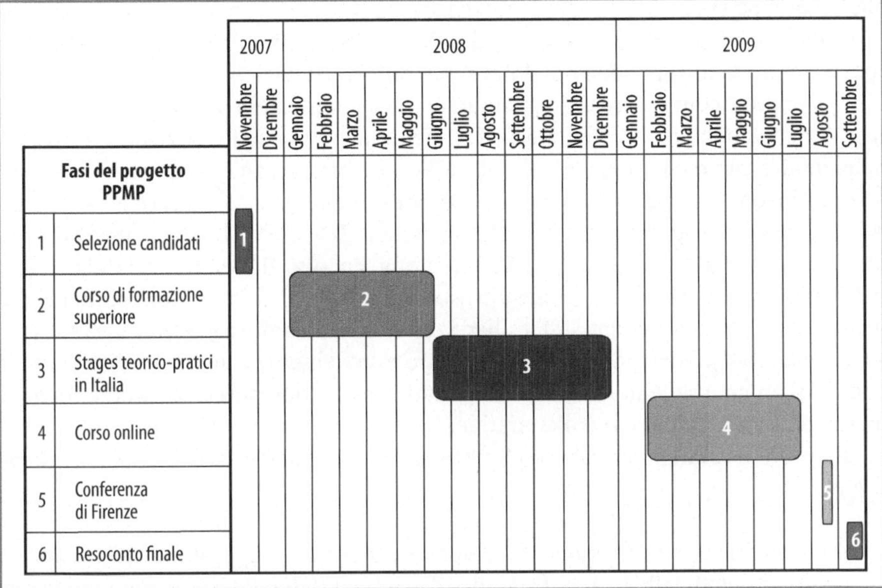

Fig. 16.1 Diagramma della successione temporale delle diverse fasi del progetto

5. *conferenza internazionale finale* relativa al progetto tenutasi a Firenze (luglio-agosto 2009);
6. *elaborazione di un resoconto finale* (settembre 2009) teso a evidenziare i risultati raggiunti.

La Figura 16.1 mostra la successione temporale delle diverse fasi del progetto.

In questo contributo ci focalizzeremo nel descrivere la strutturazione del corso erogato in modalità blended learning e dedicheremo particolare attenzione alla fruizione del corso online (fase 4).

16.3 Progettazione e sviluppo del corso e-learning

Per poter erogare il corso in modalità blended learning è stato necessario riprogettare interamente il percorso formativo rispetto a quanto sarebbe stato realizzato per una didattica centrata unicamente sulla presenza.

L'erogazione in blended learning presuppone una complementarietà fra i momenti d'aula e le attività a distanza, con un loro adeguato bilanciamento in modo tale che gli uni siano funzionali alle altre.

La fase 2, riguardante il trattamento del dolore cronico ed erogata frontalmente in Serbia e Croazia, è stata pertanto organizzata in modo complementare alla fase 4 che si sarebbe svolta a distanza. Nello specifico il corso in presenza (fase 2) è stato progettato in modo tale che una buona parte dei materiali didattici più nozionistici (per esempio la misurazione del dolore, l'approccio al paziente non collaborante) e tutti gli approfondimenti fossero riservati per essere erogati in piattaforma durante la fase 4, riservando i momenti d'aula agli aspetti più pratici dell'esperienza professionale. Inoltre durante lo stage in Italia (fase 3), sono stati organizzati per i discenti una serie di incontri in presenza, propedeutici all'utilizzo della piattaforma e-learning ATutor, messa a disposizione del PPMP dal Settore IDECOM (Innovazione Didattica ed Educazione COntinua in Medicina) della Facoltà di Medicina e Chirurgia dell'Università di Firenze. Tali incontri sono stati articolati in sessioni pratiche che hanno permesso agli studenti di familiarizzare con la piattaforma e-learning attraverso esercitazioni guidate; durante tale incontro è stato inoltre illustrato e distribuito il codice di comportamento da tenere in piattaforma (netiquette) e illustrati i concetti teorici dell'apprendimento collaborativo.

La parte formativa erogata in piattaforma (fase 4) si è concentrata sui seguenti *topic*:

- fondamenti sulla valutazione del dolore, riprendendo e approfondendo i concetti già affrontati nelle lezioni frontali a Zagabria e Belgrado e messi in pratica durante il tirocinio in Italia;
- strategie terapeutiche nel dolore cronico, focalizzandosi sulle caratteristiche e le criticità dell'uso dei farmaci oppioidi, degli antinfiammatori non steroidei e degli adiuvanti, in particolare inquadrandoli nel contesto della scala dell'OMS;
- approccio alle sindromi dolorose non oncologiche di maggior rilievo, riferendosi principalmente alla *Complex Regional Pain Syndrome* e al dolore neuropatico.

I principali obiettivi del corso online (fase 4 del PPMP) sono stati:

- monitorare e approfondire tematiche acquisite precedentemente durante le diverse fasi del corso erogate in presenza;
- utilizzare una piattaforma e-learning come base per consolidare una collaborazione transnazionale;
- dare vita a una comunità di specialisti che sviluppino un percorso di collaborative learning nel contesto della diagnosi e cura del dolore cronico.

La modalità didattica utilizzata nel corso online inizialmente è stata quella content + support, per passare successivamente a quella wrap-around e infine alla collaborativa, utilizzate alternativamente nei diversi moduli in cui si articola il corso in piattaforma. Il modello a cui ci siamo ispirati per la progettazione delle attività a distanza è in prevalenza quello definito *Learning Team-Centred* [2], con l'obiettivo di dare enfasi al confronto online delle opinioni, delle migliori pratiche cliniche, facilitando la diffusione delle esperienze singole a favore del gruppo.

Il corso in piattaforma (fase 4) è stato articolato in quattro moduli all'interno dei quali sono state previste una serie di attività a distanza, generalmente definite e-tivities (Fig. 16.2).

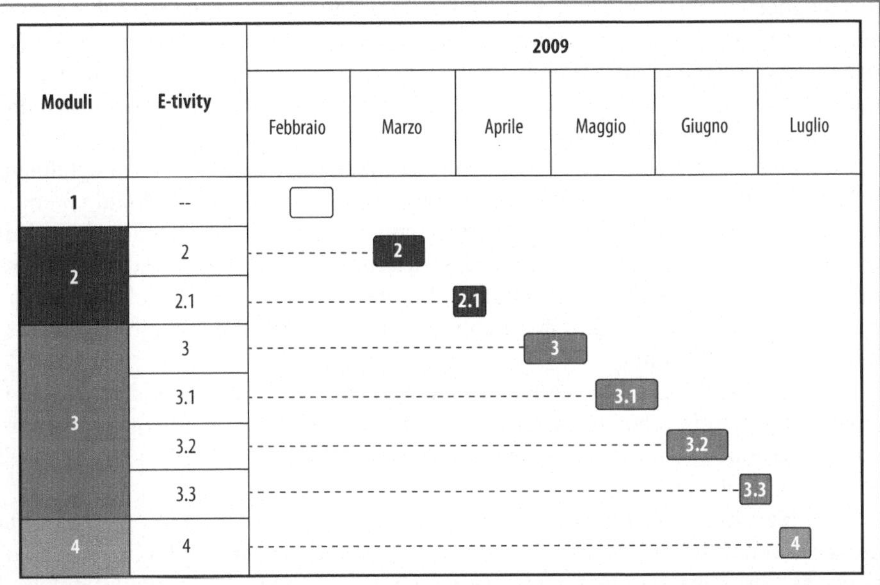

Fig. 16.2 Organizzazione temporale delle e-tivities nel corso online (fase 4)

- Modulo 1 – Familiarizzazione con lo strumento tecnologico, rinforzando quanto appreso durante gli incontri in presenza tenuti in Italia (fase 3), e socializzazione all'interno della classe tramite l'attivazione di uno specifico forum. Questo modulo ha anche previsto una riepilogazione degli argomenti trattati in fase 2, mettendo a disposizione in piattaforma e-learning i filmati e i materiali delle lezioni frontali tenute a Zagabria e Belgrado. A supporto delle diverse e-tivity del corso, è stato reso disponibile un courseware contenente le più recenti acquisizioni scientifiche inerenti gli argomenti trattati.
- Modulo 2 – Gestione di un I caso simulato, svolto attraverso attività collaborative.
- Modulo 3 – Gestione di un II caso simulato, svolto attraverso attività collaborative.
- Modulo 4 – Lavoro a piccoli gruppi per la stesura di documenti che fotografassero la situazione locale dei partecipanti.

La prima e-tivity prevista nel Modulo 2 richiedeva ai partecipanti di commentare e suggerire soluzioni diagnostico terapeutiche in merito a un caso clinico presente nel forum. L'e-tivity era progettata con il duplice scopo di stimolare un senso di appartenenza sociale nei partecipanti e sollecitare l'approfondimento scientifico. A conclusione del Modulo 2 al discente era richiesto di rispondere a una sequenza di domande a risposta multipla. Questa e-tivity era finalizzata alla valutazione delle competenze acquisite e dei risultati derivati dell'esperienza di case management.

Nel Modulo 3 sono state previste quattro e-tivities; la prima prevedeva che il partecipante lasciasse un commento e fornisse una risposta su una specifica problema-

16

tica diagnostica e di inquadramento clinico. L'e-tivity era progettata con lo scopo di aumentare il senso di appartenenza sociale dei partecipanti che dovevano rispondere a un loro collega in difficoltà, incominciando a interagire con una modalità uno a molti. Nell'e-tivity 2 del Modulo 3 al discente era chiesto di dare una risposta a una specifica problematica terapeutica.

L'e-tivity avrebbe dovuto stimolare i partecipanti a razionalizzare collegialmente le prospettive terapeutiche più appropriate. Nella fase finale del Modulo 3 erano previste due e-tivities: la 3, in cui i partecipanti erano tenuti a confrontarsi con l'utilizzo di un algoritmo diagnostico, e la 4, strutturata in una sequenza di domande a risposta chiusa organizzate per valutare il grado di comprensione delle tematiche trattate e inerenti un ventaglio di articoli scientifici di approfondimento messi a disposizione in piattaforma.

Nel Modulo 4 l'e-tivity 1 concludeva il ciclo delle attività, suddividendo i partecipanti in gruppi in relazione a diversi aree di interesse, intorno alle quali costruire una discussione che fotografasse le rispettive realtà locali e consolidasse il senso di appartenenza sociale.

A integrazione del materiale didattico e delle e-tivities è stato sviluppato un glossario con l'obiettivo di uniformare le competenze semantiche degli interlocutori, che si esprimevano in lingua inglese, ma che non erano di madrelingua anglosassone (Fig. 16.3).

Il materiale disponibile in piattaforma prevedeva anche una sezione dedicata alla sitografia e una alla bibliografia di approfondimento.

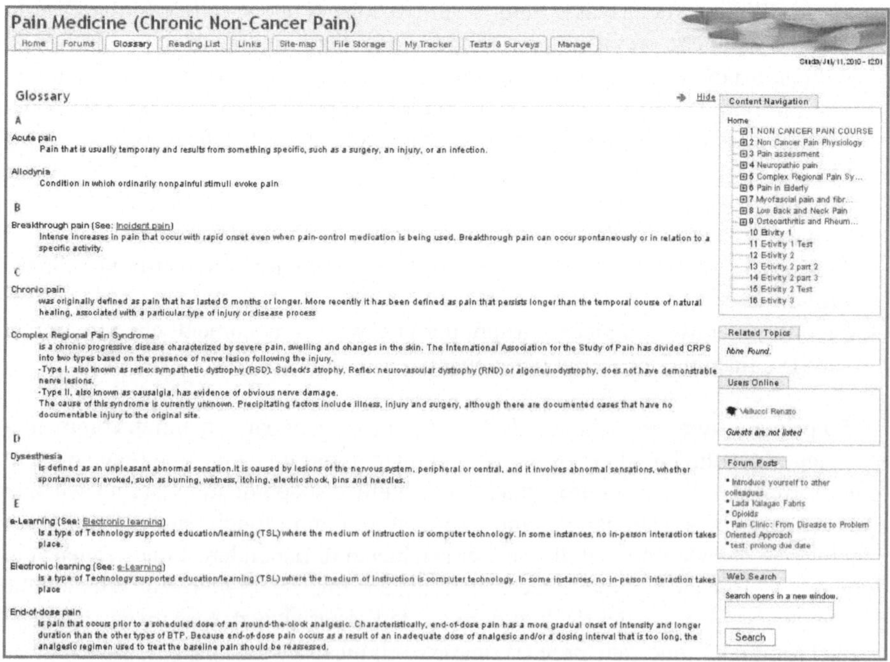

Fig. 16.3 Glossario del corso

16.4 Erogazione del corso online

La parte erogata in piattaforma del PPMP è stata strutturata per essere fruita in modalità asincrona e per impegnare gli studenti per un totale di 150 ore su un arco temporale di 150 giorni. La classe era formata da 23 medici, specialisti di provata esperienza clinica, in possesso di un eterogeneo bagaglio culturale.

Il ruolo del docente classicamente inteso è stato progressivamente abbandonato a favore di quello di tutor, che assume le vesti di facilitatore e moderatore/animatore, interpretate a seconda delle necessità. Solo una paziente e organica attività di tutoraggio ha progressivamente avvicinato i partecipanti verso il modello di interazione collaborativa, evoluzione che è coincisa con una progressiva riduzione di apporto del tutor. Durante lo svolgimento del corso il tutor ha inoltre provveduto a una continua integrazione del materiale scientifico disponibile in funzione dell'evoluzione dei bisogni formativi del gruppo.

Un momento critico dell'erogazione del corso online è coinciso con il suo inizio. La fase di avvio è stata infatti caratterizzata da una certa resistenza da parte dei partecipanti a intraprendere il lavoro sulla piattaforma. Questa situazione di stallo è stata superata proponendo sul forum un caso clinico inviato privatamente al tutor da uno dei partecipanti. Ottenuto il permesso dal discente, il tutor ha avviato la discussione relativa al caso, in sostituzione della e-tivity prevista. La condivisione della

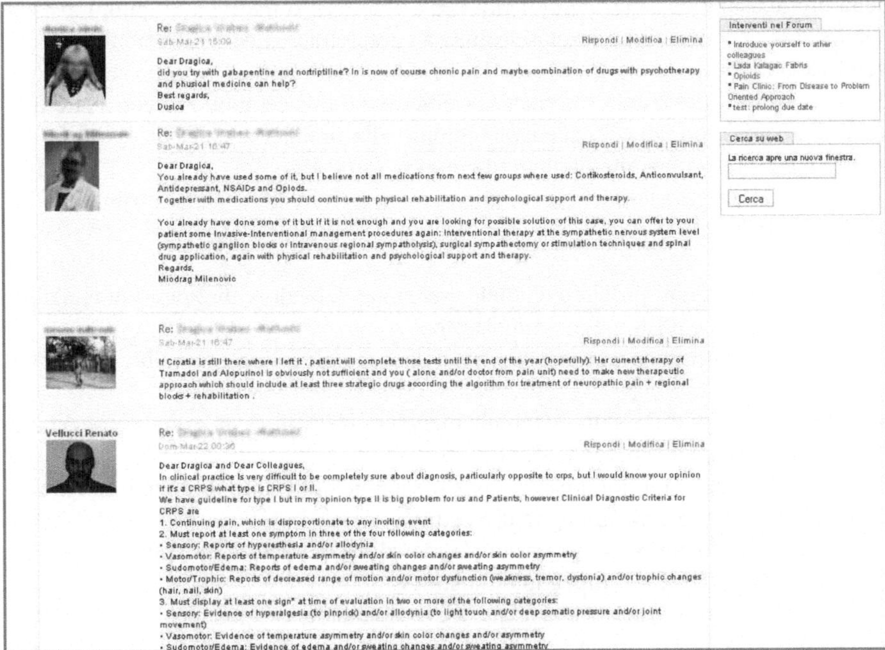

Fig. 16.4 Post inviati su un forum dedicato alla discussione di un caso clinico

problematica clinica all'interno della comunità ha promosso interazione e coesione, a cui ha fatto seguito l'invio di numerosi post sul forum dedicato, come si può notare nella Figura 16.4.

Il superamento di questa momentanea incertezza ha inoltre facilitato la partecipazione alle successive e-tivity proposte. Quanto accaduto sottolinea l'importanza dell'attività del tutor nel ristrutturare l'erogazione del corso formativo, in funzione delle opportunità e delle necessità dei discenti.

16.5 Valutazione

La valutazione del processo formativo è stata effettuata su due piani. Il primo riguardava la stima del gradimento del corso da parte dei discenti mediante la somministrazione di un questionario; il secondo era diretto alla determinazione del livello di acquisizione di conoscenza dei partecipanti.

In quest'ultimo caso le due principali categorie di valutazione di un intero processo formativo o del singolo studente sono quella formativa e quella sommativa. La valutazione formativa rappresenta un processo finalizzato ad aiutare prevalentemente lo studente a comprendere lo stato di avanzamento delle proprie conoscenze. Tutte le verifiche condotte sono utilizzate come strumenti di autovalutazione; non sono quindi funzionali alla formulazione di un giudizio di merito, ma al rilevamento della progressione nel raggiungimento degli obiettivi formativi. Dal punto di vista del docente, la valutazione formativa aiuta a comprendere quali variazioni e/o interventi vadano apportati nei confronti del percorso, dei materiali e delle strategie didattiche. Nella valutazione sommativa l'obiettivo è invece quello di verificare il livello di acquisizione di conoscenze raggiunto alla fine del corso, perseguendo l'obiettivo della formulazione di un giudizio di merito [3].

Durante l'erogazione del corso, alle diverse e-tivity sono state attribuite le seguenti valutazioni:

- e-tivity 1: 10 punti più un'eventuale menzione del valore di 2 punti in relazione all'originalità e all'impegno dimostrato;
- e-tivity 1.1: strutturata in una sequenza di domande a risposta multipla, 18 punti;
- e-tivity 2: 10 punti più un'eventuale menzione del valore di 2 punti in relazione all'originalità e all'impegno dimostrato;
- e-tivity 2.1: 10 punti più un'eventuale menzione del valore di 2 punti in relazione all'originalità e all'impegno dimostrato;
- e-tivity 2.2: 10 punti più un'eventuale menzione del valore di 2 punti in relazione all'originalità e all'impegno dimostrato;
- e-tivity 2.3: strutturata in una sequenza di domande a risposta chiusa, 22 punti.
- e-tivity 3: lavoro di gruppo, 10 punti.

Per quanto riguarda le e-tivities basate su forum, l'impegno è stato misurato valutando i diversi post prodotti dai singoli partecipanti in relazione alla qualità scientifica, all'aderenza al topic affrontato, al contributo offerto al gruppo e all'aderenza alle netiquette.

La valutazione di ogni partecipante è stata completata attraverso l'analisi delle attività svolte in piattaforma.

All'interno del corso PPMP abbiamo ritenuto di dare minore importanza alla valutazione sommativa rispetto a quella formativa, perché nell'apprendimento collaborativo il docente acquisisce informazioni sulla progressione dell'apprendimento attraverso l'osservazione di ciò che accade nell'ambiente virtuale di interazione; inoltre abbiamo ritenuto che una valutazione potesse costituire elemento frenante a instaurare un rapporto di cooperazione all'interno del gruppo.

Per valutare il grado di soddisfazione dei partecipanti relativo alla fruizione del corso online, è stato richiesto loro di rispondere a un questionario anonimo. A seguire presentiamo come si sono distribuite le risposte dei discenti ad alcune delle domande poste (Figg. 16.5-16.8).

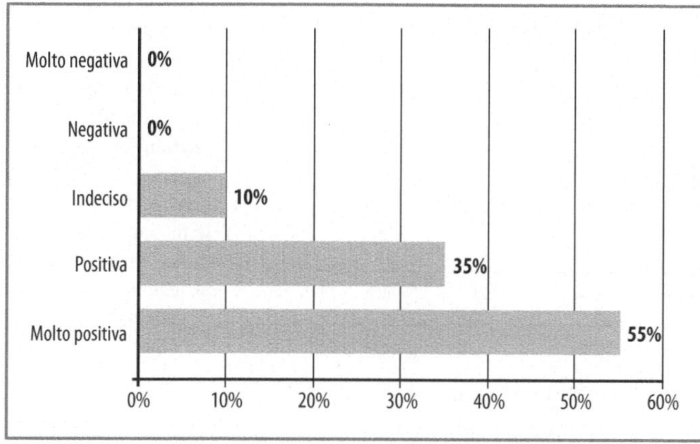

Fig. 16.5 Distribuzione delle risposte alla domanda "Globalmente come giudichi la tua esperienza e-learning?"

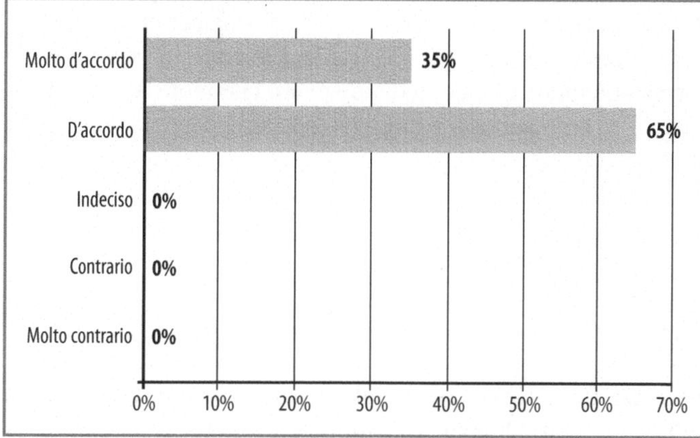

Fig. 16.6 Distribuzione delle risposte alla domanda "Ritieni preferibile svolgere corsi erogati in blended learning?"

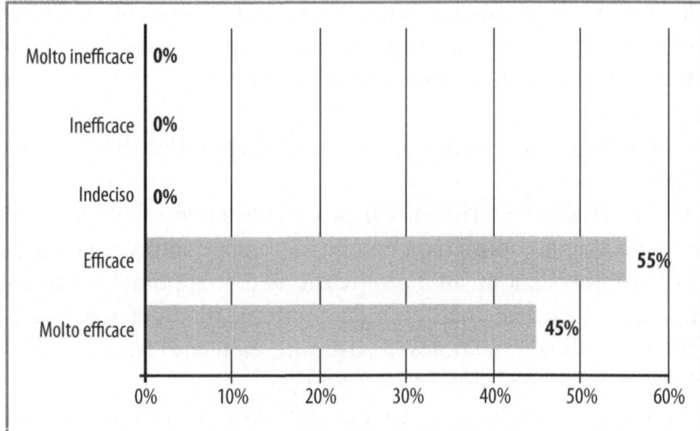

Fig. 16.7 Distribuzione delle risposte alla domanda "Ritieni che questa esperienza e-learning sia stata efficace nell'incrementare le tue competenze?"

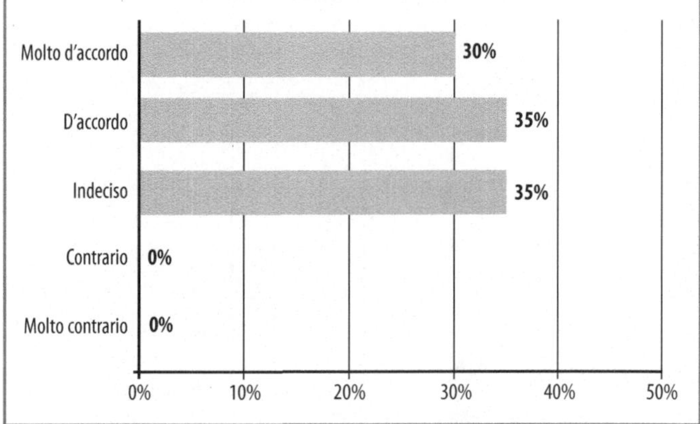

Fig. 16.8 Distribuzione delle risposte alla domanda "Ritieni che questa esperienza abbia migliorato le tue capacità di lavorare efficacemente in gruppo?"

Le risposte pervenute al questionario sono state 20 su 23. Dai risultati esposti nei grafici appare evidente come la maggioranza dei partecipanti reputino l'esperienza e-learning molto positiva e utile. A nostro avviso è risultato rilevante quanto i colleghi reputino efficace l'esperienza appena trascorsa in piattaforma per quanto attiene alla crescita delle competenze. La nostra opinione sulle difficoltà incontrate nella fruizione della piattaforma coincide con quella dei discenti, che molto di rado hanno richiesto supporto tecnico, fatto salvo il primo periodo di frequentazione dello strumento tecnologico.

16.6 Discussione

I risultati di questa esperienza formativa e collaborativa possono essere analizzati in base a due ottiche: quella dell'apprendimento disciplinare e una più ampia educativa. Nel primo caso la frequentazione di un ambiente ricco di stimoli e risorse, nel quale il rapporto con il docente diviene più assiduo, può facilitare e promuovere un processo di apprendimento attivo del soggetto.

Sul versante più ampiamente educativo, è di rilievo l'acquisizione di metodi di lavoro e di studio collaborativi propedeutici alla cultura della pluridisciplinarietà (ancora poco diffusa in ambito medico), in grado di attivare sinergie professionali finalizzate a strategie di problem solving, nello specifico stimolate attraverso il case management. In questo ambito è da sottolineare l'acquisizione di competenze trasversali nell'uso delle ICT, quali il reperimento di risorse in rete per provvedere autonomamente al proprio aggiornamento professionale.

16.7 Conclusioni

L'assenza di un gruppo di controllo sottoposto a intervento formativo frontale ci impedisce di valutare se l'esperienza condotta in blended learning abbia ottenuto risultati migliori rispetto a una tradizionale. Nel PPMP l'ampia distribuzione geografica dei partecipanti, gli obiettivi generali del corso e lo scarso tempo da dedicare all'erogazione in presenza hanno reso funzionale l'erogazione di parte del corso a distanza.

Rimane evidente il grado di soddisfazione dimostrato dai discenti e il fatto di aver posto le basi per la creazione di una piattaforma di collaborazione transnazionale, in grado di avvicinare tutti i partecipanti e i formatori, sensibilizzandoli alle cure palliative e alla terapia del dolore. Durante lo svolgimento del corso, il gruppo ha acquisito progressivamente i connotati di una comunità di apprendimento.

Il ruolo del docente si è rivelato sin da subito più impegnativo rispetto a quello tipico delle lezioni frontali. Nei corsi erogati in blended learning al docente, ancor più se assume il ruolo di tutor, spetta un carico lavorativo notevole, per l'impegno da dedicare alla progettazione del corso, all'adeguamento progressivo dei contenuti scientifici, all'animazione dei forum e al coordinamento delle e-tivities.

È importante infine sottolineare che all'erogazione del corso ha fatto seguito la pubblicazione a congressi europei e nazionali di abstract inerenti all'esperienza in oggetto e ai temi trattati.

Bibliografia

1. WHO – *World Health Organization* (1986) Cancer pain relief. World Health Organization, Geneva, Switzerland
2. Roberts TM (2004) Online Collaborative Learning: Theory and Practice. Information Science Publishing, Hershey, PA
3. Trentin G (2008) La sostenibilità didattico-formativa dell'e-learning: social networking e apprendimento attivo. Franco Angeli, Milano

Studio di un caso: la comunità di pratica dei TFPCC

17

F. Zecchillo, A. Vailati

Abstract In questo capitolo cercheremo di applicare i concetti teorici esposti nel capitolo dedicato alle comunità virtuali a un caso reale in ambito sanitario, la Comunità di Pratica (CdP) dei Tecnici di Fisiopatologia Cardiocircolatoria e Perfusione Cardiovascolare (TFPCC).

17.1 Progetto

Nell'anno 2007 l'autore Zecchillo ha frequentato come discente il Master in "e-Medicine", un corso di formazione post Laurea organizzato dalla Facoltà di Medicina e Chirurgia dell'Università di Firenze, in cui i temi principali dell'e-learning sono stati trattati in modo esaustivo. Come argomento di tesi finale di Master è stata scelta la progettazione e la realizzazione di una Comunità di Pratica (CdP) dei Tecnici di Fisiopatologia Cardiocircolatoria e Perfusione Cardiovascolare (TFPCC) da parte dell'autore, che ha assunto il ruolo di soggetto promotore.

Il TFPCC è un operatore sanitario normalmente impiegato in ambito cardiochirurgico per l'utilizzo di macchinari inerenti la circolazione extracorporea. La necessità di estendere le conoscenze e le competenze di questi professionisti sono state recepite a livello ministeriale con la riforma universitaria del 2001, che ha previsto l'unificazione di due corsi di Laurea, quello di Tecnici di Cardiologia e di Tecnici di Fisiopatologia Cardiocircolatoria.

Questa fusione ha determinato un ampliamento delle competenze professionali

F. Zecchillo (✉)
CdL Tecniche di Fisiopatologia cardiocircolatoria e Perfusione cardiovascolare,
Facoltà di Medicina e Chirurgia, Università degli Studi dell'Insubria, Varese

dei tecnici in ambiti per i quali il rispettivo ordinamento didattico non prevedeva una preparazione specifica.

Date queste premesse, lo scopo di creare una CdP dei TFPCC è quello di fornire uno strumento utile a colmare lacune formative e contemporaneamente mettere a disposizione dei partecipanti conoscenza, esperienza e strumenti di lavoro utilizzati negli ambiti specifici di applicazione (protocolli, linee guida, narrazioni) che possano aiutare i singoli soggetti ad affrontare le nuove esigenze professionali.

Per ragioni di spazio, esponiamo brevemente la progettazione effettuata che ha seguito l'approccio metodologico del Formez esposto nel Capitolo 6 [1].

L'analisi del contesto è stata effettuata mediante un incontro in presenza tra il soggetto promotore, affiancato dall'autore Vailati in questa attività, e il gruppo degli esperti. In tale sede è stato steso un questionario esplorativo-conoscitivo da inviare tramite e-mail ai TFPCC presenti in Italia, in base a una mailing list preesistente.

Il questionario (vedi "Appendice") comprendeva domande relative a informazioni personali e attività lavorativa, alla familiarizzazione tecnologica dei partecipanti, alle motivazioni che avrebbero portato o meno a una possibile collaborazione allo sviluppo della CdP, nonché all'interesse verso corsi di aggiornamento realizzati per l'acquisizione di crediti formativi ECM.

I questionari sono stati inviati a 180 indirizzi di posta elettronica; le risposte ricevute sono state 88, pari al 49% dei contattati.

Dall'analisi dei risultati è emerso che i tecnici, soprattutto quelli di "vecchia generazione" ritenuti professionisti esperti e di riferimento ma con maggiori carenze rispetto ai nuovi indirizzi della professione, lamentavano una carenza di aggiornamento e di formazione. Notevole interesse hanno suscitato le domande relative alla possibilità di fruire di corsi online che assegnino crediti ECM istituzionali, tanto da stimolare la progettazione e lo sviluppo di corsi su specifici argomenti di interesse.

La pianificazione strategica effettuata dal soggetto promotore e dal gruppo di esperti ha previsto l'apertura di un blog (all'indirizzo http://tfpcc.wordpress.com), con il duplice scopo di favorire l'interazione su problemi reali e di stimolare una maggiore familiarizzazione degli utenti con la rete. La progettazione dell'ambiente virtuale all'interno del blog è stata effettuata dal soggetto promotore, il quale ha scelto lo strumento software open source *Wordpress* (http://it.wordpress.it), per ovvie ragioni di contenimento dei costi, di semplicità e fruibilità.

Dopo l'apertura della comunità professionale, il passo successivo (pianificazione operativa) è stato quello di proporre argomenti "specifici" alla discussione online, tenendo in considerazione anche le risposte al questionario. Durante le attività e le interazioni all'interno della CdP è emersa la necessità di sviluppare protocolli e linee guida, attualmente disponibili all'indirizzo http://tfpcc.pbworks.com, che sono state realizzate mediante un ambiente wiki per la scrittura collaborativa denominato PBworks (http://pbworks.com/). Tale materiale è liberamente accessibile e rapidamente spendibile nella realtà lavorativa.

Un utile dato per monitorare il grado di interazione e la crescita della CdP è l'analisi degli accessi al sito (gestione della crescita), che ha rilevato un incremento graduale nel tempo delle visite e dell'interscambio comunicativo.

La Tabella 17.1 riassume schematicamente lo sviluppo dell'intero processo.

Tabella 17.1 Riepilogo schematico del processo di sviluppo della CdP dei Tecnici di Fisiopatologia Cardiocircolatoria e Perfusione Cardiovascolare

Fase	Referente Principale	Risorse coinvolte	Prodotto
Analisi del contesto	Soggetto Promotore Community Manager	Gruppo/Esperti	Indagine conoscitiva attraverso questionario
Pianificazione Strategica	Community Manager Soggetto Promotore	Esperti	Piano strategico Apertura di un blog
Pianificazione operativa	Community Manager	Esperti	Proposte di argomenti emersi dall'analisi dei dati del questionario
Progettazione dell'ambiente online	Community Manager	Soggetto Promotore	Documento di Progettazione reperimento strumenti open source
Gestione della crescita	Community Manager	Esperti	Documento di Monitoraggio

Il lettore interessato a maggiori dettagli può consultare il lavoro di Zecchillo [2] e osservare quanto sviluppato all'interno del blog della CdP dei TFPCC, all'indirizzo http://tfpcc.wordpress.com.

17.2 Conclusioni

La CdP dei TFPCC ha consentito di creare conoscenza, favorendo la collaborazione tra due figure professionali originariamente separate: Tecnici di Cardiologia e Tecnici di Fisiopatologia Cardiocircolatoria. Dalle interazioni nel blog della CdP è emersa la necessità di disporre di strumenti tecnologici (wiki) per la stesura collaborativa di protocolli e linee guida.

Questo esempio ha inoltre inteso sottolineare la complessità correlata alla creazione e alla gestione di una tale CdP, come pure la necessità che i partecipanti acquisiscano conoscenze e competenze di tipo tecnologico, organizzativo e relazionale, che vanno oltre quelle tradizionali di dominio.

I risultati ottenuti ci inducono a ritenere utile sperimentare il trasferimento e l'applicazione ad altri ambiti sanitari di quanto realizzato per la CdP dei TFPCC.

Appendice

Questionario esplorativo-conoscitivo somministrato ai TFPCC per facilitare lo sviluppo di una CdP.

INFORMAZIONI PERSONALI E ATTIVITÀ LAVORATIVA

1. Sesso

- ❑ Maschio
- ❑ Femmina

2. Qual è la tua fascia di età?

- ❑ Maschio < 20 anni
- ❑ Maschio 21-30 anni
- ❑ Maschio 31-40 anni
- ❑ Maschio 41-50 anni
- ❑ Maschio > 51 anni

3. Qual è la tua regione lavorativa di appartenenza?

____

4. Svolgi la tua attività lavorativa come:

- ❑ Cardiologico (elettrofisiologia, ambulatori di cardiologia, emodinamica ecc.)
- ❑ Cardiochirurgico (sala operatoria, rianimazione ecc.)
- ❑ Entrambe
- ❑ Altro (specificare)______________________________________

5. Quali sono i campi di interesse o quelli che ti interessano maggiormente?

- ❑ Elettrocardiografia di base
- ❑ Elettrocardiografia avanzata
- ❑ Elettrofisiologia di base
- ❑ Elettrofisiologia avanzata
- ❑ Ecocardiografia di base
- ❑ Ecocardiografia avanzata
- ❑ Emodinamica di base
- ❑ Emodinamica avanzata
- ❑ Tecniche di circolazione extracorporea di base
- ❑ Tecniche di circolazione extracorporea avanzate
- ❑ Contropulsazione aortica
- ❑ Assistenze circolatorie
- ❑ Management sanitario
- ❑ Gestione del rischio clinico e sicurezza
- ❑ Altro (specificare)____

TECNOLOGIA E COMPETENZE TECNOLOGICHE

6. Ti colleghi a Internet prevalentemente da (si possono scegliere più opzioni):

- ❑ Casa
- ❑ Lavoro
- ❑ Altro (specificare)____________________

7. Che tipo di collegamento Internet utilizzi a casa?

- ❑ Modem Telefonico
- ❑ Linea ADSL/Fastweb
- ❑ Altro (specificare)____________________

8. Quali mezzi utilizzi prevalentemente per comunicare in Internet?

- ❑ Comunicazione sincrona (chat-line, videoconferenza ecc.)
- ❑ Comunicazione asincrona (mail-list, forum ecc.)
- ❑ Entrambe

9. La comunità professionale consente di creare un gruppo di persone che interagiscono per un preciso scopo (sviluppo di progetti, condivisione di pratiche, diffusione di informazioni e conoscenza). L'apertura di una comunità professionale può essere di tuo interesse?

- ❑ Sì (vai alla domanda 9a)
- ❑ No
- ❑ Non so rispondere

9a. La motivazione che ti ha spinto a rispondere sì (si possono scegliere più opzioni)

- ❑ Se ho un problema, provo a chiedere aiuto a chi verosimilmente lo ha già affrontato
- ❑ Se mi viene suggerita la soluzione e la comprendo, imparo una cosa nuova che entrerà a far parte del mio bagaglio conoscitivo
- ❑ Se nessuno ha la soluzione, è probabile che comunque possa trovare alleati per ricercarla

10. Ritieni che lo scambio di informazioni tra la nuova figura professionale del TFPCC (Tecnico di Cardiologia e Tecnico Perfusionista) sia:

- ❑ Indispensabile (vai alla domanda 10a)
- ❑ Necessaria per approfondire la carenza formativa (vai alla domanda 10a)
- ❑ Inutile
- ❑ Non so rispondere

10a. La motivazione che ti ha spinto a rispondere in senso positivo è dettata dalla (si possono scegliere più opzioni):

- ❑ Possibilità di trovare contenuti interessanti e approfonditi, fruibili liberamente senza vincoli di tempo, quindi sempre disponibili
- ❑ Possibilità di interazione e confronto con gli altri professionisti

- ❑ Possibilità di svolgere attività di tipo sincrono e asincrono sotto la guida di un tutor
- ❑ Possibilità di acquisire competenze e risorse immediatamente spendibili

11. Ritieni che colmare le lacune formative della nuova figura del TFPCC debba essere:

- ❑ Apprendimento formale (Compito Istituzionale, attraverso corsi specifici, Master, ECM ecc.)
- ❑ Apprendimento Informale Comunitario (attraverso scambio di opinioni, documenti, protocolli ecc.)
- ❑ Apprendimento informale del singolo

ORGANIZZAZIONE DELLA COMUNITÀ

12. Pensi che questo tipo di comunicazione attraverso la comunità professionale sia:

- ❑ Inutile
- ❑ Utile
- ❑ Non so, sto vedendone l'evoluzione

13. Pensi che la Comunità debba essere Pubblica o solo ristretta a una cerchia di persone?

- ❑ Pubblica e aperta a chiunque voglia parteciparvi
- ❑ Privata e chiusa, solo la nostra figura professionale può partecipare

14. Secondo la tua opinione le richieste alla soluzioni di quesiti e problemi devono essere proposte:

- ❑ Solo dal responsabile del sito
- ❑ chiunque abbia un'esigenza specifica
- ❑ Da persone esperte

15. Quali sono secondo te i temi più interessanti da trattare?

- ❑ Interazioni basate su domande e risposte
- ❑ Argomenti specifici
- ❑ Condivisione di documenti
- ❑ Altro (specificare)____________________________

16. Ritieni opportuno formare gruppi di lavoro che affrontino problematiche specifiche relative ai documenti da produrre?

- ❑ Sì
- ❑ No
- ❑ Non so rispondere

17. Le comunicazioni che verranno prodotte dovranno

- ❑ Essere approvate dal responsabile
- ❑ Essere aperte in modo tale da lasciare libertà ad ogni singola persona

CREDITI ECM

18. **Se si pensasse ti trasformare questi corsi in crediti ECM saresti interessato a parteciparvi?**

- ❑ Sì
- ❑ No

19. **Quanto saresti disposto a spendere per un corso di formazione on line?**

- ❑ Niente
- ❑ fino a 50 euro
- ❑ fino a 100 euro
- ❑ > 100 euro

20. **Commenti, suggerimenti, segnalazioni.**

____

____

____

____

____

____

____

____

Bibliografia

1. Centro Formazione Studi Formez (2002) Comunità di Pratiche, di Apprendimento e Professionali, una metodologia per la progettazione. Strumenti FORMEZ 10. http://www.formez.it (ultimo accesso effettualo il 1/6/2010)
2. Zecchillo FA (2007) Web 2.0 nella nascita di una comunità professionale per l'integrazione della figura del Tecnico di Fisiopatologia Cardiocircolatoria e Perfusione Cardiovascolare. Tesi del Master in e-Medicine A.A. 2007-2008, Facoltà di Medicina e Chirurgia, Università di Firenze

Parte IV
ECM a distanza

La necessità di un aggiornamento continuo durante l'esercizio dell'attività professionale è stata recepita a livello istituzionale dal programma nazionale di Educazione Continua in Medicina (ECM). A beneficiare di questa attività di aggiornamento non è solo il professionista sanitario, ma la qualità delle prestazioni erogate dal Servizio Sanitario Nazionale.

Nel momento in cui viene pubblicato questo volume, l'ECM sta entrando in una nuova fase: le novità legislative del 2010 potranno dare nuovo impulso alla proposta e alla realizzazione di attività ECM a distanza.

Il Capitolo 18 tratta l'evoluzione della normativa nazionale relativamente alla formazione a distanza nell'ambito del programma ECM, mentre il Capitolo 19 illustra alcune significative esperienze organizzate durante la fase sperimentale della ECM a distanza che si è protratta fino al 2009. Nei Capitoli 20 e 21, invece, viene descritto l'impiego della formazione a distanza nell'ambito del programma ECM rispettivamente nella Regione Toscana e nell'azienda ULSS n. 8 di Asolo.

Educazione continua in medicina e formazione a distanza: aspetti normativi 18

A. Fantechi, P. Lippi

Abstract In questo capitolo tratteremo l'evoluzione normativa nazionale della formazione a distanza (FAD) nell'ambito del programma di Educazione Continua in Medicina (ECM).

18.1 La formazione a distanza nel programma di educazione continua in medicina: evoluzione normativa nazionale

L'istituzione del Servizio Sanitario Nazionale (Legge 833/1978) ha sottolineato la necessità di una formazione continua per tutti i professionisti della salute.

Del resto, nell'ambito della Pubblica Amministrazione, questa necessità di seguire percorsi di *lifelong learning* sono stati spesso ricordati[1], come è avvenuto per esempio con la cosiddetta Direttiva Frattini del 13 dicembre 2001, nella quale si formalizzavano alcune delle modalità relative all'esigenza di formazione permanente, soprattutto in relazione alle riforme della stessa PA e alla necessità di valutazione e valorizzazione delle risorse umane. Proprio questa direttiva prevedeva già l'utilizzo di metodologie di formazione a distanza, legando questa necessità all'alto numero di interessati ai processi formativi.

Il 6 agosto 2004 alla formazione a distanza viene dato un ruolo importante dalla Direttiva Stanca che dal Ministero per l'Innovazione Tecnologica sottolinea l'importanza dell'e-learning per la formazione. Anche il CNIPA affrontò il tema dell'u-

[1] Basti pensare alle indicazioni europee a proposito del lifelong learning emanate dal Consiglio Europeo a Lisbona nel marzo 2000.

A. Fantechi (✉)
Regione Toscana – Giunta Regionale, Direzione Generale Diritto alla Salute e Politiche di Soldarietà, Firenze

E-learning in sanità. M.R. Guelfi, M. Masoni, A. Conti, G.F. Gensini (a cura di)

so delle tecnologie per la formazione, emanando le note "Linee Guida per i Progetti formativi in modalità e-learning nella Pubblica Amministrazione", e il "Vademecum per la realizzazione di progetti formativi in modalità e-learning nelle Pubbliche Amministrazioni".

L'area sanitaria è stata in questo senso segnata dal programma ECM, l'Educazione Continua in Medicina[2], che viene sancita di fatto nel 1999[3] ma che richiederà molti mesi ancora prima di "avviarsi"; possiamo dare inizio a questo programma – istituzionale e che interessa tutti gli operatori sanitari del Servizio sanitario nazionale – con le riforme del Servizio sanitario nazionale degli anni Novanta, con il Decreto Legislativo 502/1992 (che diventerà il Decreto Legislativo 229/1999).

Nel luglio del 2000 viene istituita la prima Commissione nazionale per la formazione continua presso l'allora Ministero della Sanità[4], e prevedeva un periodo di sperimentazione che avrebbe dovuto aver termine entro il 2006. La commissione doveva definire regole sostenibili in grado di gestire un sistema complesso ed articolato.

Certo, la legge costituzionale 3/2001 di modifica del Titolo V della Costituzione comporta un cambiamento significativo alla nascente attività della Commissione ECM, in quanto la svolta federalista affida alle Regioni un ruolo rilevante nell'organizzazione delle attività sanitarie e nella formazione. Il processo di accreditamento viene decentrato e la Conferenza Stato/Regioni diviene il luogo deputato per accordarsi sulle procedure.

Il 20 dicembre 2001 viene firmato il primo Accordo nazionale sull'ECM che sembra far partire la cosiddetta "fase a regime".

Dal 1° gennaio 2002 circa 900.000 professionisti della salute (medici, infermieri, farmacisti, odontoiatri, veterinari, biologi, chimici, ostetriche ecc.) si trovano a dover sottostare all'obbligo del raccogliere crediti formativi, maturati mediante la partecipazione ad attività ed eventi di formazione – appunto – accreditati ECM. In pratica la formazione continua (sancita nei codici deontologici quale diritto-dovere d'ogni singolo professionista) diviene ex lege un requisito teoricamente indispensabile per continuare a mantenere l'esercizio della professione. Il fatto che a tutt'oggi non vi sia indicazione certa di sanzioni nel caso il professionista non raggiunga i crediti necessari, rende oggettivamente più vaga e meno incisiva quest'azione, mantenendo comunque un valore propulsivo nei confronti della formazione professionale nella convinzione – espressa sia a livello centrale che regionale – che sia sempre più necessario un aggiornamento professionale continuo per assicurare adeguatezza e appropriatezza nelle attività.

Con il D.M. del 5 luglio 2002 la Commissione nazionale per la formazione continua viene ricostituita presso il Ministero della Salute – Dipartimento per l'ordina-

---

2 Si ricorda che l'ECM riguarda tutti gli operatori sanitari – medici, infermieri, tecnici dipendenti o libero professionisti – che lavorano per strutture pubbliche o private accreditate dal Servizio Sanitario.

3 L'obbligo di acquisire crediti per l'Educazione Continua in Medicina (ECM) è stato introdotto con il D.Lgs 229/1999, la cosiddetta "Riforma Bindi". L'educazione continua in medicina effettivamente è stata avviata dal 1° gennaio 2002.

4 Il Ministro era il Prof. Umberto Veronesi.

mento sanitario, la ricerca e l'organizzazione del Ministero – Direzione generale delle risorse umane e delle professioni sanitarie, e nel marzo 2003 un secondo Accordo nazionale ECM riconferma gli indirizzi del primo accordo, confermando un principio importante – nella discussione tra gestione centrale e regionale dell'accreditamento – ovvero che i crediti acquisiti con la partecipazione a eventi accreditati ECM dalla Commissione nazionale o dalle Regioni hanno lo stesso valore su tutto il territorio nazionale.

Ma la richiesta delle regioni di avere una maggiore funzione di indirizzo anche relativamente alla formazione dei propri operatori, porta nel maggio 2004 la Conferenza Stato/Regioni a riconoscere alle Regioni la possibilità di orientare fino al 50% le scelte degli operatori verso obiettivi formativi prioritari di interesse regionale.

Sono gli anni della lunghissima "fase sperimentale", in cui la FAD in particolare si confrontava con due problematiche: da una parte non esisteva un livello nazionale riconosciuto se non per pochissimi progetti "speciali" (ovvero *non era possibile fruire di percorsi formativi online offerti a tutti gli operatori del territorio nazionale, con crediti che valessero certamente a livello nazionale, a maggior ragione se a pagamento, come per esempio avveniva per i corsi in aula*), e dall'altra non tutte le regioni – o per ritardi o nell'attesa di una normativa nazionale univoca – accreditavano attività formative FAD.

Negli anni a seguire è parso più volte che si fosse sul punto di uscire da una fase sperimentale transitoria, che vedeva peraltro regioni come la Lombardia e l'Emilia Romagna definire – e sicuramente la prima con maggior forza – che la FAD regionale potesse erogare crediti validi a livello nazionale anche agli operatori delle altre regioni italiane.

Durante questo periodo l'erogazione di formazione in ambito sanitario a livello nazionale ha avuto bisogno di un complesso controllo da parte del Centro Nazionale ECM del Ministero della Salute, e allo stesso tempo la dimensione regionale ha offerto a tutti coloro con obbligo ECM percorsi accreditati localmente. La soluzione a una dichiarata complessità a gestire così sia le attività formative sia l'altissimo numero di organizzazioni, accreditate dal Ministero come autorizzati a svolgere attività formativa, era comunque da alcuni anni individuata: si trattava infatti di dichiarare provider "autonomo" l'ente formativo – in base a regole ben più stringenti – assegnando a quest'ultimo la responsabilità relativa sia alla qualità del percorso formativo sia conseguentemente alla coerenza relativa al numero dei crediti da assegnare, previa accettazione da parte del provider stesso del controllo relativo alla correttezza delle attività da parte del livello centrale. Si passa quindi da un controllo incentrato sulle singole attività formative a un controllo – svolto con modalità random ma particolarmente approfondito – sul complesso dell'attività del provider stesso. Si tratta di passare, con questo approccio, alla "fase a regime".

Nel 2007 l'Accordo Stato-Regioni del 1° agosto disciplina questa trasformazione della gestione dell'ECM, prevedendo periodi triennali di programmazione e ponendo le basi per il passaggio dall'accreditamento dei singoli eventi formativi a quello di accreditamento di soggetti erogatori di attività formative da parte delle Regioni e del Ministero della Salute. Nello stesso anno, con la legge 24 dicembre 2007 n. 244, al-

18

l'art. 2 comma 357 si dispone che il sistema di ECM sia disciplinato secondo le disposizioni di cui al citato Accordo del 1° agosto 2007, e in particolare che la gestione amministrativa del programma ECM e il supporto alla Commissione nazionale per la formazione continua, di cui all'art. 16-ter del decreto legislativo 30 dicembre 1992, n. 502 e successive modificazioni, siano trasferiti all'Agenzia Nazionale per i Servizi sanitari regionali (Age.Na.S).

Ma ancora nel 2009 veniva prorogata fino al 31 dicembre[5] l'impostazione "sperimentale provvisoria", continuando a prevedere forme diversificate di formazione, da quella frontale (residenziale) a quella *on the job* (sul campo) e, ovviamente, alla FAD, essendo forse quest'ultima l'attività formativa che ha fatto nascere gli interrogativi maggiori per la potenziale diffusione e "invasività" che – forse – la caratterizza o la potrebbe caratterizzare.

Di fatto, con molte difficoltà, l'uscita da questa cosiddetta fase sperimentale durata circa 10 anni si concretizza nei primi mesi del 2010: per molti aspetti si tratta ancora di un work in progress che pare non essere in grado – a tutt'oggi – di dare indicazioni univocamente interpretabili e facilmente applicabili.

Il 5 novembre 2009 è stato approvato in Conferenza Stato-Regioni l'Accordo n. 192 che disciplina la procedura di accreditamento dei provider già introdotti dall'Accordo del 2007 e delinea un quadro normativo molto preciso nell'ambito della formazione a distanza. In effetti con questo Accordo, importante non solo nel merito ma anche nel metodo, poiché frutto del lavoro di concerto fra Commissione nazionale per la formazione continua, le sue 5 sezioni e le Regioni, vengono definite le competenze degli Enti accreditanti (Regioni e Ministero della Salute) nonché regole, procedure e requisiti per l'accreditamento dei provider residenziali e FAD, prevedendo un accreditamento standard della durata di quattro anni.

L'accreditamento dei provider, già introdotto dall'Accordo Stato Regioni n.168 del 1° agosto 2007, è il riconoscimento pubblico di un soggetto attivo nel campo della formazione continua in sanità, che lo abilita a realizzare attività didattiche per l'ECM e ad assegnare direttamente ai partecipanti i crediti, validi su tutto il territorio nazionale.

Gli accordi Stato-Regioni n. 168 del 2007 e n. 192 del 2009 prevedono due percorsi di accreditamento dei provider:

- nazionale, per i soggetti che erogano formazione nell'ambito territoriale di più Regioni, riconosciuto dalla Commissione nazionale per la formazione continua;
- regionale, per i soggetti che erogano formazione solo nell'ambito di una Regione e riconosciuto dalla singola Regione o Provincia Autonoma.

L'accordo Stato-Regioni n. 192 del 2009 in particolare disciplina la competenze sull'accreditamento dei vari soggetti, riservando in particolare a Regioni e Province Autonome l'accreditamento delle Aziende sanitarie e degli altri soggetti erogatori di prestazioni sanitarie e socio-sanitarie e prevedendo l'accreditamento presso la Commissione nazionale di singoli eventi formativi che tali soggetti intendano eroga-

[5] Ministero della Salute, nota del 26 gennaio 2009.

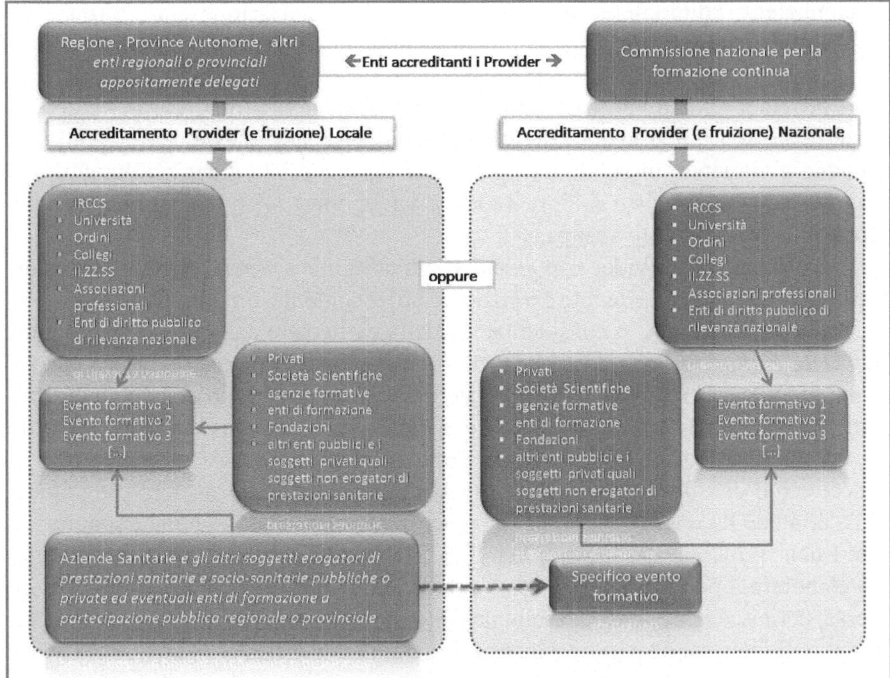

Fig. 18.1 Accreditamento del provider secondo l'accordo Stato-Regioni n. 192 dell'anno 2009

re a operatori di altre Regioni, come descritto nella Figura 18.1. L'accreditamento si basa su un sistema di requisiti minimi, che riguardano anche il piano formativo proposto, considerati indispensabili per lo svolgimento di attività formative per l'ECM, e viene rilasciato da un solo Ente accreditante a seguito della verifica del possesso di tutti i requisiti minimi previsti secondo standard definiti, atteso che l'accreditamento nazionale comprende e assume quello regionale.

La richiesta iniziale di accreditamento, se accettata, permette di acquisire un accreditamento provvisorio della durata massima di 24 mesi, dopo i quali decade automaticamente, se non è stato ottenuto l'accreditamento standard della durata di 4 anni.

Ai fini dell'accreditamento standard l'Ente accreditante verifica non solo il possesso di tutti i requisiti, ma anche la quantità e la qualità delle attività formative realizzate dal richiedente attraverso verifiche e audit che riguardino tutti gli aspetti dell'attività del provider con particolare riferimento alla qualità scientifica e didattica.

Provider FAD può essere qualsiasi soggetto pubblico o soggetto privato quali soggetti non erogatori di prestazioni sanitarie che possa garantire:

- competenze clinico assistenziali, tecniche e scientifiche nel settore disciplinare degli eventi FAD che intende produrre;
- competenze andragogiche;

- competenze editoriali realative alle tecnologie di trasmissione dell'informazione che intende utilizzare.

Il provider accreditato è responsabile del contenuto formativo, della qualità scientifica e dell'integrità etica di tutte le attività FAD cui ha assegnato crediti e ne risponde civilmente, in solido con gli autori del materiale didattico durevole, in analogia a quanto previsto dall'art. 11 legge 8 febbraio 1948 n. 47 per l'editore delle pubblicazioni a mezzo stampa.

In particolare il provider risponde dell'attendibilità, serietà e eticità delle informazioni divulgate, che è tenuto a verificare utilizzando il Comitato Scientifico.

Per i provider FAD, in considerazione della particolare natura della formazione trattata, nell'ottica di assicurare una formazione di qualità, pertinente e trasparente, sono definiti ulteriori requisiti e obblighi che individuano il periodo di validità dei prodotti FAD erogati, la loro articolazione e la conservazione della documentazione. In dettaglio, l'Accordo del 2009 indica una serie di informazioni e istruzioni liberamente accessibili che devono essere fornite al discente all'inizio di ogni programma FAD, in modo da rendere possibile la scelta di un percorso consono alle proprie caratteristiche professionali; prevede la individuazione dei docenti che hanno contribuito a elaborare il programma formativo e la dichiarazione di eventuali conflitti di interesse; definisce una puntuale disciplina delle sponsorizzazioni e della percezione del conflitto di interessi da parte dei discenti; esamina la verifica di apprendimento che costituisce un momento centrale dell'attività di formazione a distanza; prevede infine la possibilità di verifica della documentazione, anche a posteriori, da parte dell'Ente accreditante. In particolare all'inizio di ogni prodotto destinato alla FAD deve essere chiaramente indicata:

- la denominazione e il numero di accreditamento del provider FAD;
- la dichiarazione di responsabilità del contenuto formativo, della qualità scientifica e dell'integrità etica di tutte le attività FAD cui ha assegnato crediti;
- l'eventuale partecipazione di sponsor commerciali;
- la data in cui il programma è stato accreditato dal provider e la data di scadenza (nessun programma può avere validità per un periodo temporale superiore ai dodici mesi dalla data in cui il provider FAD lo ha accreditato);
- il mezzo tecnologico o la combinazione di mezzi tecnologici necessari per la fruizione del prodotto FAD e le sue caratteristiche; per la FAD che utilizza internet e mezzi informatici deve essere indicata la tipologia di hardware e software necessaria per l'utilizzazione;
- il costo di partecipazione per il professionista della sanità e la procedura per sottoscrivere la partecipazione;
- le indicazioni di massima sulle procedure di valutazione e di certificazione.

Sempre all'inizio di ogni programma FAD devono essere fornite una serie di informazioni e istruzioni liberamente accessibili che consentano al potenziale utilizzatore di indirizzare opportunamente le sue scelte e di utilizzare al meglio il prodotto FAD, quali:

- la tipologia (caratteristiche professionali e specialistiche) del professionista della sanità cui il programma è rivolto;
- gli obiettivi didattico/formativi, indicando anche se questi corrispondono in tutto o in parte agli obiettivi nazionali o regionali;
- i prerequisiti cognitivi e, se previsto, test di ingresso, non limitante la partecipazione ma in grado di informare l'utilizzatore sul livello delle proprie conoscenze/competenze rispetto agli obiettivi del programma;
- la durata prevista per l'attività formativa (tempo medio stimato per acquisire le conoscenze/competenze/comportamenti) da parte dell'utilizzatore medio;
- il numero di crediti assegnati una volta superato il test di apprendimento.

Il provider FAD deve indicare il nominativo, la qualifica e le credenziali principali dei Responsabili Scientifici di ogni programma FAD cui ha assegnato crediti, oltre a elencare nominativi, titoli professionali e sede di lavoro dei docenti e dei formatori che hanno partecipato alla preparazione dei contenuti del programma; è direttamente responsabile della scientificità e dell'aggiornamento dei contenuti del programma FAD che ha predisposto.

Sempre il provider FAD deve trasmettere all'ente accreditante ed al COGEAPS (Consorzio Gestione Anagrafica delle Professioni Sanitarie) i dati relativi ai crediti assegnati a ogni singolo professionista della Sanità per ogni prodotto FAD, insieme ai dati relativi alla qualità percepita.

L'invio dei dati è essenziale per alimentare un'anagrafe formativa nazionale dei crediti ECM di ogni operatore della Sanità, la cui implementazione e gestione è stata affidata dall'Accordo Stato-Regioni n. 168 del 2007 al COGEAPS di concerto con il sistema delle anagrafi formative regionali.

Il provider FAD, nel caso in cui l'ente accreditante sia diverso dalla Commissione Nazionale per la Formazione Continua, può erogare formazione a distanza entro i limiti territoriali dell'ente accreditante, per cui deve fornire ogni elemento utile all'ente stesso per la tracciabilità e l'individuazione dell'operatore sanitario al quale attesta i crediti formativi.

Le procedure per l'accreditamento dei provider FAD di livello nazionale e le modalità per ottenere le credenziali di accesso sono disponibili sul sito dell'Agenzia Nazionale per i Servizi sanitari regionali (Age.Na.S) all'indirizzo http://www.agenas.it.

Allo stato attuale (giugno 2010) hanno ottenuto l'accreditamento provvisorio i primi 40 provider FAD nazionali.

Con decreto del Ministero della Salute del 26 febbraio 2010, come disposto dall'Accordo del 5 novembre 2009 e ai sensi della legge 388 del 23 dicembre 2000 art. 92 comma V e della legge 24 dicembre 2007 n. 244 art. 2 commi 357 e segg. sono stati determinati i contributi a carico dei soggetti pubblici e privati e delle società scientifiche che chiedono il loro accreditamento alla Commissione nazionale per la formazione continua.

Tale decreto prevede per i provider un contributo annuale alle spese da corrispondere a seguito del ricevimento della comunicazione di accreditamento provvisorio o standard, cui si aggiunge un contributo per ogni attività formativa da corrispondere alla fine dell'erogazione dell'attività, in funzione dei crediti effettivamente attribuiti. Nel caso della formazione a distanza in particolare, il contributo per ogni singolo evento varia secondo livelli che dipendono dal numero di crediti formativi assegnati all'attività e dal numero di partecipanti all'iniziativa.

Lo stesso decreto dispone inoltre che i provider che erogano corsi in FAD, oltre alla registrazione sul sistema informatico della Commissione nazionale per la formazione continua e presso il COGEAPS degli operatori sanitari che hanno acquisito crediti formativi, debbano inviare alla Commissione nazionale anche l'elenco di tutti gli iscritti che si sono registrati ai predetti corsi, anche se non hanno superato la prova di apprendimento o hanno provveduto a effettuare la sola registrazione al corso.

Per quanto riguarda Regioni e Province autonome, queste provvedono, secondo quanto previsto dall'Accordo del 5 novembre 2009, con propri provvedimenti alla determinazione dei contributi a carico dei provider regionali, garantendo che l'entità di tali contributi sia tale da coprire gli oneri diretti e indiretti connessi alle attività di propria competenza e per gli organismi di governo del sistema.

Siti Web

www.agenas.it (Agenzia Nazionale per i Servizi sanitari regionali – Age.Na.S)
www.salute.gov.it/ecm (sezione Formazione ECM del Ministero della Salute)

Educazione continua in medicina e formazione a distanza: esperienze nazionali 19

P. Lippi

Abstract In questo capitolo descriveremo alcune significative esperienze organizzate durante la fase sperimentale dell'Educazione Continua in Medicina (ECM) a distanza che si è protratta fino al 2009. Ciò con l'intento di fornire una visione generale delle iniziative, che potrà essere utile a coloro che intendono sviluppare e rendere disponibili corsi di formazione a distanza in ambito ECM.

19.1 Educazione continua in medicina: dalla fase sperimentale ai provider nazionali

La mancanza, protrattasi per anni, di una definizione certa delle regole di accreditamento e attuazione della formazione a distanza (FAD) nell'ambito dell'ECM ha fin ora impedito sia una consistente e capillare diffusione dell'e-learning come pratica presente nella formazione dei professionisti della sanità, sia un sostegno costante e continuativo delle strutture istituzionali alle metodologie formative basate su tecnologie innovative.

Questa condizione di incertezza e differenziazione regionale ha pure ritardato la creazione di un mercato, e conseguentemente reso più povera l'offerta, di percorsi formativi in e-learning. Sono le difficoltà legate alla non chiarezza dei regolamenti, a resistenze "culturali" e/o a ritardi ascrivibili ad alcune arretratezze tecnologiche (come per esempio un accesso limitato a Internet) che frenano la diffusione di queste metodologie? È la mancanza di offerta di qualità a impoverire l'entusiasmo verso questi criteri di formazione?

L'imprimatur dato all'inizio del 2010 alla ECM a distanza dovrebbe indurre a

P. Lippi (✉)
Giunti O.S. Organizzazioni Speciali, Firenze

leggere in modo meno complicato e con criteri più attendibili un fenomeno come la FAD.

Analisi e studi relativi a metodologie didattiche miste e multicanale via via sempre più libere da etichette "sperimentali" dovrebbero indirizzare aziende sanitarie, professionisti e altre istituzioni in generale, grazie anche a una maggiore offerta di "prodotti", verso un processo decisionale che scelga se fare affidamento o meno su una crescita professionale basata anche sulla FAD per un miglioramento effettivo delle attività di assistenza.

L'uscita dalla fase sperimentale dovrebbe quindi creare una percezione nuova della FAD e consentire una crescita della sua qualità. Del resto, a partire dai primi anni del 2000, sono state numerose le iniziative realizzate orientate sia a testare "un nuovo modo di apprendere", sia a risolvere problemi "numerici" legati a temi obbligatori o di interesse diffuso o ancora mirati a sperimentare "tecnologie" innovative.

Nel 2004 la sperimentazione nazionale promossa dal Ministero della Salute, FIASO[1] e Federsanità ANCI[2], e affidata a FIASO Servizi s.r.l. (monitorata e supportata da un Comitato Paritetico Scientifico composto da rappresentanti del Ministero della Salute e delle due Federazioni[3]), ha visto il coinvolgimento dei dipendenti di 41 Aziende sanitarie cosiddette "sperimentatrici" individuate su tutto il territorio nazionale (la maggior parte ASL e AO oltre ad alcuni IRCCS). Tale sperimentazione aveva l'obiettivo di sondare la risposta dei professionisti e delle organizzazioni a un'offerta di FAD e registrarne le criticità, e prevedeva tipologie e-learning di diversa complessità:

- livello base: autoapprendimento con assistenza di tutor asincrono;
- livello medio: classi online asincrone con tutor in cui si introducevano elementi tendenti a sviluppare attività di *community*;
- livello alto: adozione di strumenti sincroni come l'aula virtuale.

Gli obiettivi di utenza da raggiungere e coinvolgere erano significativi, ma rappresentavano comunque una quota minima rispetto ai numeri dei professionisti della sanità: per il livello base dovevano essere 10.000 gli operatori appartenenti alle dieci categorie professionali più numerose nelle aziende, mentre per il livello 2 si

---

1 FIASO – Federazione Italiana Aziende Sanitarie e Ospedaliere è stata creata nel 1998 per rappresentare le organizzazioni sanitarie pubbliche. Per informazioni, cfr. http://www.fiaso.it/ (ultimo accesso effettuato nel mese di giugno 2010).

2 Federsanità-ANCI (Associazione Nazionale Comuni Italiani), come descritto nel sito http://www.portal.federsanita.it/ (ultimo accesso effettuato nel mese di giugno 2010), è il soggetto istituzionale nato come una Federazione di Aziende USL, di Aziende ospedaliere e di Comuni nell'ottobre 1995che organizza Aziende Sanitarie Locali e Ospedaliere e Conferenze dei Sindaci e che agisce come strumento sul piano della rappresentanza per i Comuni. Nell'ottobre 2006, durante il primo Congresso Nazionale Federsanità-ANCI, si è trasformata in confederazione di federazioni regionali.

3 Angelo Lino Del Favero (a cura di), Progetto nazionale di sperimentazione e-Learning nelle aziende sanitarie Iniziative Sanitarie. Progetto finanziato dal Ministero della Salute, Roma, Iniziative Sanitarie, 2005. Supplemento a FIASO News, n. 2-2005.

ipotizzavano 1.000 operatori appartenenti ad almeno cinque categorie professionali e per il livello più alto si prevedevano almeno 500 operatori (a gruppi di 100) appartenenti ad almeno tre categorie professionali.

La sperimentazione ebbe un buon successo, documentato dai questionari di gradimento raccolti, da cui peraltro emergeva come l'e-learning fosse ritenuto particolarmente adatto per l'area gestionale e per argomenti trasversali, ambiti in cui evidentemente si avvertiva un'offerta non sempre adeguata all'interno delle aziende. Non è un caso che i primi tre corsi erogati riguardassero tematiche sull'uso degli strumenti informatici.

La FAD si accompagnava comunque a dubbi relativi sia alla sua "fruibilità" (ovvero alla capacità e/o possibilità per tutti di connettersi alle risorse didattiche via Internet) sia all'organizzazione nell'ambito delle aziende (ovvero "quando fruirne", se in orario lavorativo o meno). Per risolvere queste due problematiche, nel primo caso si sono proposti talvolta percorsi formativi che non richiedevano un uso esclusivo delle infrastrutture di rete, mentre il problema relativo a come gestire l'attività formativa e-learning non è stato ancora risolto in molte aziende sanitarie.

Ma dopo il 2004, quali progetti di formazione online sono stati messi a disposizione dei professionisti della sanità, a seguito anche della sperimentazione nazionale sopra indicata? Certamente molte sono state le aziende e le strutture dedicate alla formazione aziendale che hanno intrapreso percorsi di progettazione, realizzazione e sperimentazione di attività formative a distanza nell'ambito dell'ECM, spesso in collaborazione con Università o con aziende private.

Senza alcuna pretesa di esaustività, andiamo a descrivere qui di seguito alcune iniziative che testimoniano l'interesse per questa tipologia di formazione e che possono costituire utile esempio per coloro che intendono intraprendere questa attività. Pur con le difficoltà insite in ogni processo di tassonomizzazione, abbiamo suddiviso gli esempi che illustreremo in base alla tipologia della organizzazione che ha promosso l'iniziativa: istituzionale-ministeriale, regionale, consorzio e aziendale.

19.2 Corsi a distanza istituzionali-ministeriali

Descriviamo in questa categoria corsi a distanza a cui hanno partecipato, tra gli altri, organi ministeriali e/o l'Istituto Superiore di Sanità (ISS). Ci concentreremo in particolare sul corso SiCure e sul progetto ECCE, accennando anche alle diverse varianti di quest'ultimo.

19.2.1 Corso SiCure

Una preoccupazione forte relativa alla FAD come "esclusiva attività online" è dimostrata – con forte realismo e lungimiranza – da "sperimentazioni" come "SiCure", il corso sulla gestione del rischio clinico proposto nel dicembre 2007 e promosso dal Ministero della Salute, in collaborazione con la Federazione Nazionale degli Ordini dei Medici Chirurghi e Odontoiatri (FNOMCeO) e con la Federazione Nazionale Collegi Infermieri (IPASVI[4]). Consapevoli del fatto che una criticità nella fruizione poteva essere legata all'accesso alle tecnologie (in particolare l'accesso personale a Internet, visto che non tutti i dipendenti di una AUSL hanno la loro posta elettronica personale o una postazione informatica a disposizione), il corso è stato progettato per essere "multicanale" ed è stato strutturato in due modalità differenti: in formato cartaceo inviato ai partecipanti oppure con accesso via piattaforma e-learning. Il corso era gratuito sia per le aziende sanitarie sia per gli operatori. Nella relazione tenuta a Cernobbio[5] nel 2009 venivano indicati 70.651 iscritti, con un completamento del corso pari al 38,6% (cioè 27.301): è interessante notare come gli infermieri abbiano concluso il corso in percentuale maggiore rispetto a medici e agli odontoiatri, evidenziando come la richiesta di formazione del mondo infermieristico sia molto presente (o per una minore "offerta" di occasioni formative o per i nuovi ruoli richiesti nell'ambito dell'organizzazione della sanità).

19.2.2
Progetto educazione continua centrata sulle evidenze

Come indicato precedentemente, la mancanza di un mercato per la FAD regolato in modo certo e definitivo ha portato in questi anni all'affermarsi di un numero ristretto di progetti a respiro nazionale (e quasi tutti istituzionali o con partnership pubblico/privato) piuttosto che a una pluralità di occasioni formative differenziate. Un esempio di successo di questo tipo è il Progetto ECCE[6] (Educazione Continua Centrata sulle Evidenze), un sistema FAD online gratuito e al momento "sospeso", progettato da AIFA assieme all'Editore Zadig[7] (gestore della sperimentazione) e al Centro Cochrane Italiano[8] (responsabile scientifico) in collaborazione con il Comitato Scientifico della rivista Clinical Evidence (CE[9]) (Fig. 19.1).
Il progetto ha iniziato la sperimentazione in accordo con la Commissione Nazionale ECM nel novembre 2003. Dal 2005, grazie ai fondi messi a disposizione dall'Ufficio Formazione continua del Ministero della Salute, è passato alla fase operativa. I materiali didattici erano rappresentati da casi clinici, ognuno dei quali era stato realizzato utilizzando le prove di efficacia di CE. Ogni caso/percorso era indipendente e legato a una singola malattia. Il caso/percorso (da affrontare dopo la lettura del relati-

---

4 Si veda il portale FNOMCeO (http://portale.fnomceo.it) o quello IPASVI (http://www.ipasvi.it/).

5 Relazione di Gabriele Peperoni presentata al ForumECM di Cernobbio il 15 settembre 2009, http://www.salute.gov.it/ecm/ecmimgs/C_18_primopiano_33_listafile_file_10_linkfile.pdf

6 http://aifa.progettoecce.it/

7 http://www.zadig.it/cms/

8 http://www.cochrane.it/

9 Clinical Evidence, nella verzione inglese, è pubblicato dal BMJ Publishing Group; è disponibile integralmente online in versione italiana nel sito http://aifa.clinev.it

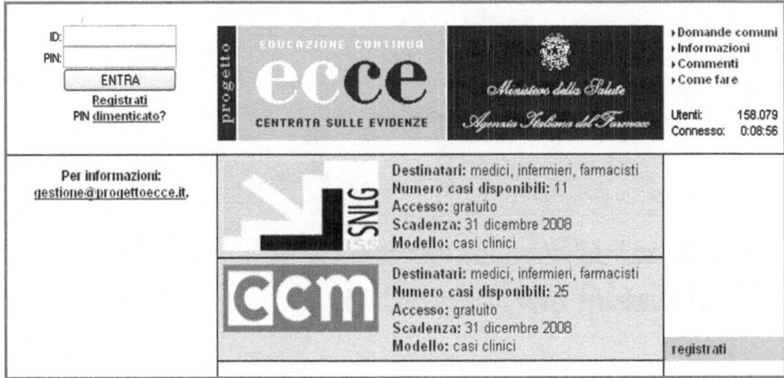

Fig. 19.1 La homepage di ECCE

vo capitolo di Clinical Evidence disponibile integralmente nel sito Internet dove risiedeva anche la parte formativa) era costruito proponendo la storia clinica di un paziente inframezzata da domande a risposta multipla. Dopo ogni risposta, veniva indicata la sua correttezza o meno: si rendeva quindi disponibile un approfondimento mirato per comprendere i motivi di un'eventuale risposta errata. Terminato il percorso, l'utente conosceva in tempo reale il risultato della prova e acquisiva, in caso di successo, i crediti relativi potendo stampare l'attestazione ufficiale[10]. Nel 2006 a fianco di ECCE-Medici parte il Progetto ECCE-InFAD dedicato agli infermieri (Figg. 19.2 e 19.3): anche questo progetto consentiva di accedere gratuitamente a una formazione *evidence based*, affrontando casi clinici che l'infermiere poteva incontrare nella pratica quotidiana.

Nell'ambito delle attività AIFA sono stati inoltre promossi altri percorsi FAD legati all'approccio di ECCE, come ad esempio Bifad[11], un progetto di formazione a distanza basato sul Bollettino d'Informazione dei Farmaci e destinato a medici e farmacisti. Il progetto proponeva percorsi formativi relativi ad aree tematico-disciplinari direttamente legate all'uso dei farmaci (farmacovigilanza, farmacoepidemiologia, uso appropriato dei medicinali ecc.). Il progetto ha preso avvio alla fine del 2006 con la pubblicazione in sequenza di otto casi clinici relativi alla terapia del dolore e all'uso clinico degli oppioidi, curati dal Gruppo di lavoro sulla Terapia del Lavoro costituito ad hoc all'interno della Commissione ministeriale sulla Terapia del Dolore. Dal 18 dicembre 2006 al 15 settembre 2008 le iscrizioni a Bifad hanno raggiunto quota 3.722, per poi interrompersi per la sospensione del progetto.

Anche l'Istituto Superiore di Sanità nell'ambito del Sistema Nazionale per le

---

[10] Sul progetto ECCE, si veda anche ICEKUBE (*Italian Clinical Evidence Knowledge Behaviour Evaluation*) lo studio controllato randomizzato mirato a valutare l'efficacia del programma di formazione a distanza ECCE-Medici (cfr. http://www.controlled-trials.com/ISRCTN27453314/icekube).

[11] Su Bifad, cfr. http://www.agenziafarmaco.it/allegati/bif4_08_bifad.pdf

19

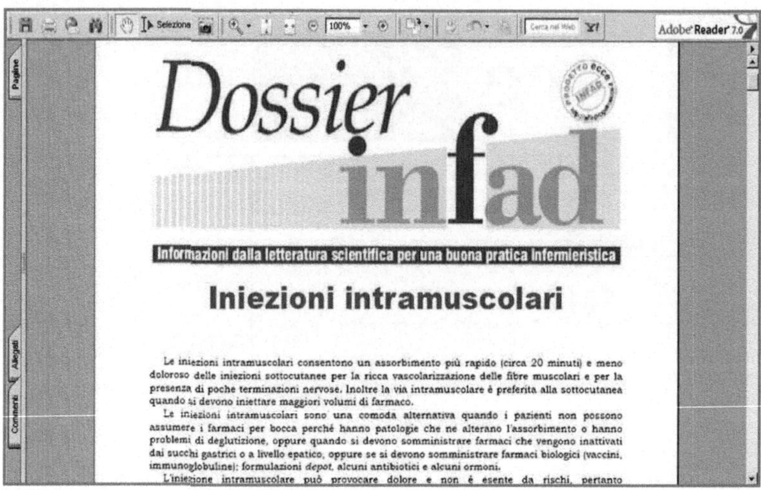
Dossier infad

Informazioni dalla letteratura scientifica per una buona pratica infermieristica

Iniezioni intramuscolari

Le iniezioni intramuscolari consentono un assorbimento più rapido (circa 20 minuti) e meno doloroso delle iniezioni sottocutanee per la ricca vascolarizzazione delle fibre muscolari e per la presenza di poche terminazioni nervose. Inoltre la via intramuscolare è preferita alla sottocutanea quando si devono iniettare maggiori volumi di farmaco.

Le iniezioni intramuscolari sono una comoda alternativa quando i pazienti non possono assumere i farmaci per bocca perché hanno patologie che ne alterano l'assorbimento o hanno problemi di deglutizione, oppure quando si devono somministrare farmaci che vengono inattivati dai succhi gastrici o a livello epatico, oppure se si devono somministrare farmaci biologici (vaccini, immunoglobuline); formulazioni *depot*, alcuni antibiotici e alcuni ormoni.

L'iniezione intramuscolare può provocare dolore e non è esente da rischi, pertanto

Fig. 19.2 Il dossier da cui partiva il caso. Autorizzazione richiesta

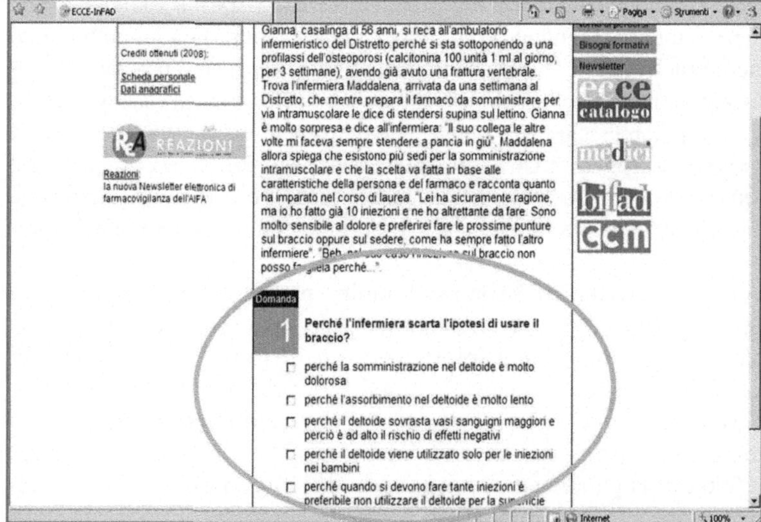

Fig. 19.3 Le domande a scelta multipla con cui il caso viene affrontato. Autorizzazione richiesta

Linee Guida (SNLG[12]) ha creato una serie di percorsi di formazione FAD relativi alle linee guida o altri documenti *evidence based* accessibili attraverso la piattaforma GOAL[13]. Questo strumento propone agli operatori sanitari casi clinici online da affrontare avendo a disposizione come materiale di studio dossier *evidence based* o le

[12] http://www.snlg-iss.it/formazione#

[13] http://fad.snlg.it/

linee guida correlate al caso clinico. Sono disponibili online alcuni percorsi formativi relativi all'influenza H1N1, che erogano crediti ECM, mentre i percorsi formativi relativi alle linee guida attualmente disponibili online (senza crediti ECM) affrontano i seguenti argomenti: "Prevenzione delle cadute da incidente domestico negli anziani"; "Gli interventi precoci nella schizofrenia"; "Appropriatezza e sicurezza degli interventi di tonsillectomia e/o adenoidectomia", "La terapia ormonale sostitutiva per la donna in menopausa", "Prevenzione della trombosi legata all'uso degli estro progestinici".

Alla piattaforma ECCE si è appoggiato per i propri progetti FAD il Centro nazionale per la prevenzione e il controllo delle malattie (Ccm[14]) – organismo di coordinamento tra il Ministero del Lavoro, della Salute e delle Politiche Sociali e le Regioni per le attività di sorveglianza, prevenzione e risposta tempestiva alle emergenze – come per esempio CUORE, piano di formazione sul rischio cardiovascolare per l'applicazione della carta del rischio rivolto ai medici di medicina generale, realizzato con corsi in presenza a livello centrale e sul territorio e in modalità FAD (appunto su ECCE) con studio di casi. Dal 2005 al 2008 sono stati formati in presenza 210 formatori e 1490 MMG e 7256 in modalità FAD. Quando le attività dei portali ECCE – Medici, Infad, Bifad, SNLG e Ccm sono state sospese nella mezzanotte del 21 novembre 2008 il sito era considerato uno dei più attivi nell'ambito dell'e-learning per la sanità (con oltre 140.000 iscritti[15]).

19.3
Corsi a distanza regionali

In questa categoria vengono descritti corsi a distanza alla cui organizzazione hanno partecipato organismi regionali come attori principali.

19.3.1
Progetto "tecnologia, ricerca, innovazione e orientamento"

In alcuni casi sono stati progetti di tipo generalistico relativi alla formazione online a offrire "ospitalità" a percorsi per la sanità. È il caso del progetto TRIO (Tecnologia, Ricerca, Innovazione e Orientamento), il sistema di Web learning della Regione Toscana[16] che mette a disposizione di tutti, in forma totalmente gratui-

[14] Cfr. http://www.ccm-network.it/

[15] Cfr. Bollettino BIF http://www.agenziafarmaco.it/sites/default/files/bif060110.pdf

[16] Cfr. www.progettotrio.it. Al 31 dicembre del 2009 i soggetti iscritti erano complessivamente 159.670 di cui 60.824 attivi. Questi ultimi sono in prevalenza occupati e donne con titolo di studio di scuola superiore; il 47,8% appartiene alla categoria "impiegato o intermedio – lavoro dipendente", il 40 ,1% ha un diploma di maturità e un diploma di scuola superiore, il 57,4% proviene dalla Toscana, con prevalenza della provincia di Firenze, il 31,6% ha un'età compresa tra i 18 e i 32 anni.

19

trio
Il sistema di web learning
della Regione Toscana
POR FSE
HOME
TRIO
CATALOGO
POLI
WLG
PROGETTI
RITeF
Info
I numeri di TRIO
FILO DIRETTO TRIO
Scrivici
per informazioni, suggerimenti, aiuti
NUMERO VERDE
gratuito
800 990105
Lun-Ven:09/13-14/18
Benvenuto
Benvenuto su TRIO, il sistema di web learning della Regione Toscana
Hai a disposizione, in forma completamente gratuita, circa 1500 prodotti didattici e un insieme di servizi formativi, per accrescere il tuo bagaglio di conoscenze e per acquisire certificazioni professionali. Iscriviti al Portale e prendi visione dell'offerta formativa, troverai sicuramente i contenuti e i servizi adatti alle tue esigenze
Potrai trovare risorse di aiuto per l'accesso e la navigazione sul Portale nell'ambiente "Info"
trio
Login
Username
Password
Login
Ultime notizie
23 giu, 15:49
TRIO Webmaster
Sicurezza alimentare
18 giu, 10:27
TRIO Webmaster
TRIO vincitore dell'IMS Learning Impact Awards 2010

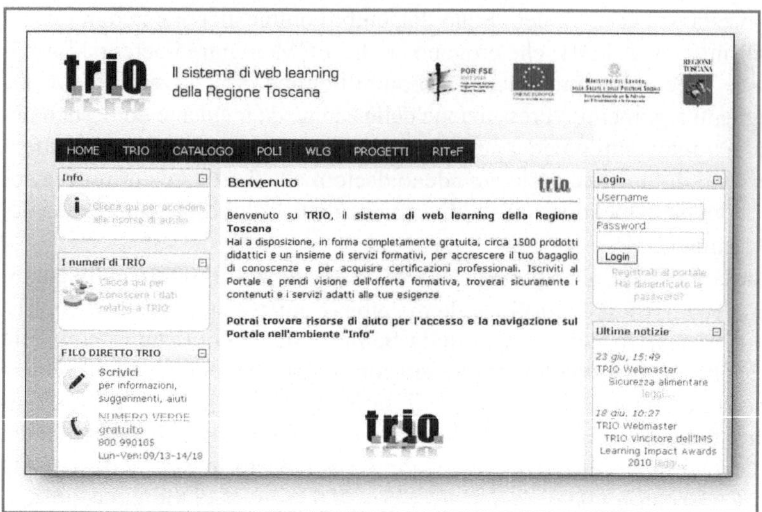

Fig. 19.4 La homepage di TRIO

ta, prodotti e servizi formativi afferenti ad aree tematiche trasversali e specifiche (Fig. 19.4).

TRIO offre un catalogo molto ampio di corsi online (a oggi circa 1.500), con rilascio di un attestato di frequenza previo superamento dei test di verifica delle conoscenze acquisite; un servizio di tutoraggio erogato da esperti tematici; un servizio di orientamento all'offerta formativa per fornire consulenza sulle risorse didattiche disponibili e per aiutare le organizzazioni nella personalizzazione dei percorsi formativi; un servizio di help-desk a cui si accede attraverso un numero verde dedicato; la possibilità di partecipare ad aule virtuali sincrone di tipo tematico e/o dedicate all'offerta formativa disponibile e altro ancora.

Già nel 2005 in due mesi ben 390 pediatri di libera scelta della Regione Toscana, su un totale di 422, seguirono un corso online sulle vaccinazioni sulla piattaforma TRIO[17], dimostrando l'interesse di Federazione Italiana Medici Pediatri (FIMP) Toscana per questo approccio formativo, tanto che l'attività e-learning è proseguita negli anni successivi[18].

Dalla fine del 2009 TRIO ha stilato un accordo con l'Assessorato alla Salute delle Regione Toscana e con il Laboratorio Regionale per la Formazione Sanitaria (FORMAS[19]) e realizzato con questi enti un progetto e-learning relativo all'introdu-

[17] Cfr. http://www.regione.toscana.it/regione/export/RT/sito-RT/Contenuti/sezioni/istruzione_ricerca/visualizza_asset.html_1695058361.html

[18] Nel 2010 FIMP Toscana ha affidato la produzione del corso on-line a Formas.

[19] Il FORMAS è il Laboratorio Regionale per la Formazione Sanitaria. La Regione Toscana con D.G.R. n. 538 del 24 luglio 2006 dà mandato all'Azienda Ospedaliero-Universitaria Careggi di costituire un Laboratorio Regionale per la Formazione in sanità, approvato con D.G.R. n. 1009 del 27 dicembre 2006. Cfr. http://www.formas-toscana.it

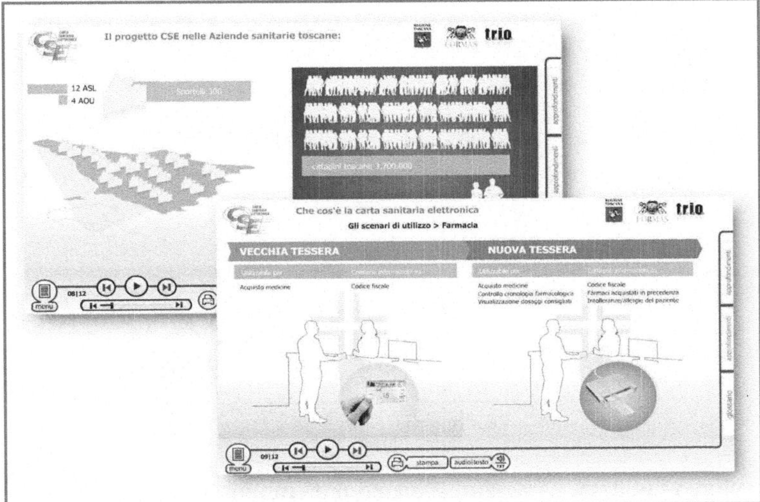

Fig. 19.5 Schermate relative al corso sulla Carta Sanitaria di TRIO. Autorizzazione richiesta

zione della Carta Sanitaria Elettronica in Toscana (Fig. 19.5) che coinvolgerà a partire dalla seconda metà del 2010 tutti i professionisti della sanità regionali.

19.3.2 CEFPAS

Nella regione Sicilia uno dei promotori più importanti della FAD è stato il CEFPAS[20], che ha realizzato un catalogo di corsi online per le diverse professioni della sanità; anche in questo caso si tratta di un'offerta gratuita, essenzialmente centrata su temi trasversali e gestionali (Fig. 19.6).

19.4 Corsi a distanza promossi da consorzi

Durante l'interregno della sperimentazione, regioni come l'Emilia Romagna e la Lombardia hanno deciso di aprire la fruizione dei loro "cataloghi" di corsi online anche a utenti esterni alla regione di appartenenza, ovviamente non senza polemiche e attriti con altre regioni e principalmente con gli organismi nazionali centrali.

Nonostante le regioni Emilia Romagna e Lombardia abbiano sostenuto le iniziati-

[20] Cfr. http://www.cefpas.it/. Il CEFPAS è l'ente strumentale per la formazione in campo socio-sanitario che la Regione Siciliana ha creato nel 1996 a Caltanissetta.

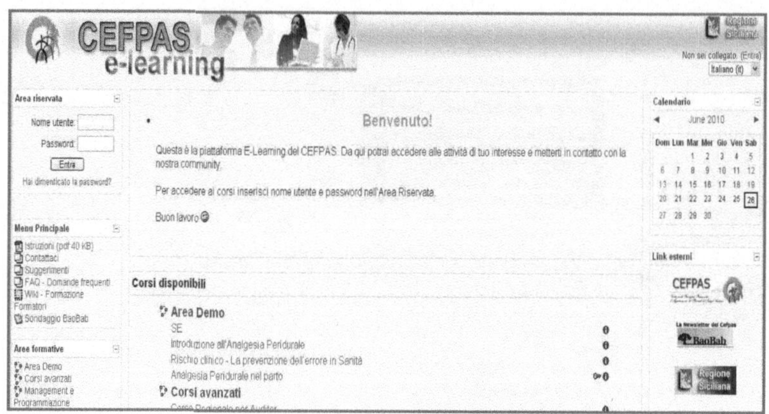

Fig. 19.6 La homepage della piattaforma e-Learning di CEFPAS

ve che descriveremo in questo paragrafo, abbiamo preferito inserirle nella categoria consorzi. L'ampia e variegata tipologia di enti pubblici partecipanti sta a indicare la pluralità di competenze necessarie per realizzare attività e-learning efficienti ed efficaci.

19.4.1
MED3

Tra i progetti principali ricordiamo MED3 (http://www.med3.it/), una delle realtà che da più anni è attiva nell'ambito dell'e-learning applicato alla sanità. Si tratta di un consorzio, senza fini di lucro, costituito da Istituzioni pubbliche al fine di sviluppare, realizzare e rendere disponibili corsi di FAD (e-learning) in ambito ECM, per i professionisti della sanità. MED3 consorzia attualmente l'Università di Bologna – Facoltà di Medicina e Chirurgia, l'ASL di Bologna, l'ASL di Imola, l'Azienda Ospedaliera Universitaria di Bologna Policlinico S. Orsola – Malpighi, gli Istituti Ortopedici Rizzoli di Bologna e il Consorzio Interuniversitario Cineca (Fig. 19.7).

Il catalogo a disposizione comprende titoli relativi a *Evidence Based Nursing* (EBN), sicurezza, privacy e ogni corso può essere acquistato anche dal singolo operatore.

19.4.2
Consorzio italiano per la ricerca in medicina

Il CIRM (Consorzio Italiano per la Ricerca in Medicina) è un altro esempio di consorzio[21] senza fini di lucro la cui produzione adotta le regole della *Evidence Based*

[21] Cfr. http://www.cirm.net. I soci sono la Fondazione IRCCS Policlinico San Matteo di Pavia, l'AO Ospedale Niguarda Cà Granda – Milano, l'IPASVI Collegio Interprovinciale Milano Lodi, l'IRCCS Istituto Ortopedico Rizzoli di Bologna, il Gruppo Villa Maria SpA di Lugo (RA) e la FISM – Federazione delle Società Medico-scientifiche Italiane di Milano.

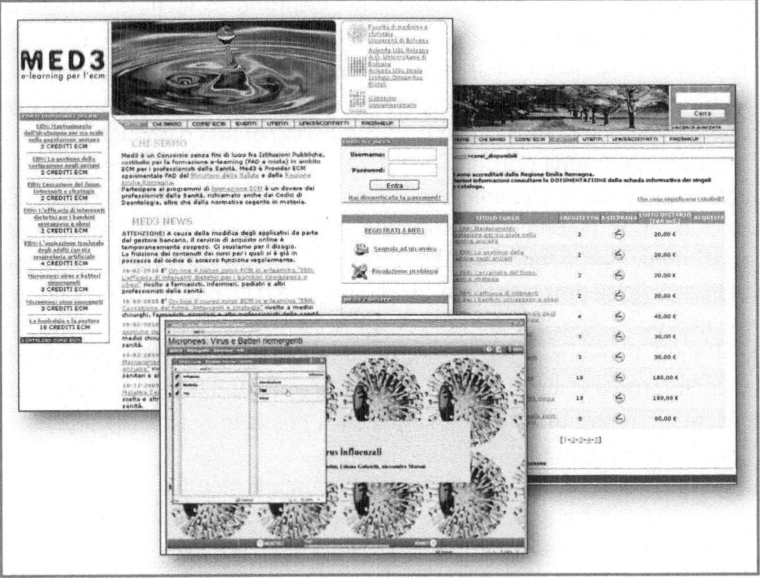

Fig. 19.7 L'homepage di MED3, l'accesso al catalogo e un esempio di schermata di corso

Education (EBE), che si basa su considerazioni suggerite dall'evidenza, ovvero – come riportato nel loro sito – che le attività formative devono nascere dalla più avanzata ricerca scientifica, che la professionalità di ogni singolo operatore sanitario si misura nelle sue capacità di *problem solving* per il paziente, e questo si raggiunge lavorando in sintonia con i componenti dell'equipe di reparto ospedaliero e con il team che si crea con i colleghi degli altri servizi anche a livello di territorio, e che le attività formative devono includere anche l'esperienza del singolo professionista in ciò rispondendo ai principi dell'andragogia. Per questo viene data importanza, per esempio, alla figura del tutor, e non è un caso che la piattaforma adottata sia Moodle, come del resto la stessa piattaforma è stata adottata anche dal consorzio MED3.

19.5 Corsi a distanza aziendali

In molti casi le aziende sanitarie hanno inteso sperimentare autonomamente la FAD, senza attendere la composizione delle divergenze tra dimensione locale e nazionale. A volte i corsi a distanza sono stati prodotti per i propri dipendenti, altre per il personale esterno.

Descriveremo il caso dell'APSS (Azienda Provinciale per i Servizi Sanitari) di Trento, il progetto Video Help del Friuli Venezia Giulia e accenneremo a quanto rea-

19

lizzato dall'Azienda USL n. 3 di Pistoia, mentre nel Capitolo 21 viene descritta l'esperienza della ULSS n. 8 di Asolo.

L'APSS di Trento[22] è stata una delle prime organizzazioni che ha applicato l'e-learning a un tema trasversale di interesse per tutti i dipendenti dell'azienda, quale è quello della privacy. Il percorso formativo era suddiviso in una parte dedicata agli amministrativi e in una seconda più specifica per l'ambito medico. Il percorso formativo fu poi utilizzato nella sperimentazione nazionale ECM descritta all'inizio del contributo. L'idea di effettuare un corso e-learning era nata dalla volontà di far crescere professionalmente gli operatori sanitari su un tema di impatto vasto e delicato come quello della relazione professionista-utente, nonché dall'intento di far giungere un messaggio univoco al maggior numero di addetti, senza per questo ricorrere necessariamente all'aula. Il percorso è stato fruito da circa 3000 dipendenti appartenenti all'area medica, infermieristica, riabilitativo-tecnica e amministrativa, i quali hanno potuto accedere al corso utilizzando una qualsiasi postazione (interna o esterna dell'azienda) connessa a Internet[23].

La velocità delle connessioni e la potenza degli strumenti tecnologici permette oggi di utilizzare in modo proficuo strumenti video per realizzare formazione online. Interessanti, a questo proposito sono il progetto *Video Help*, promosso dalla Regione Autonoma Friuli Venezia Giulia, rivolto al cittadino e che tocca anche temi relativi alla salute[24] (Fig. 19.8), e il percorso FAD su "Lo scompenso cardiaco, l'ipertensione

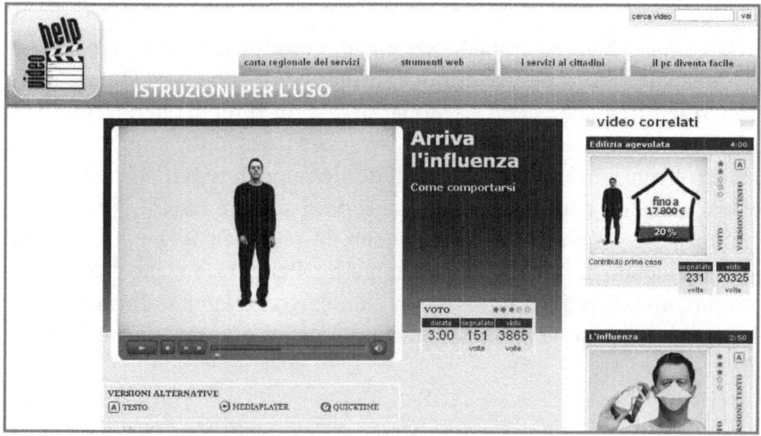

Fig. 19.8 La video guida sull'influenza: una pillola info-formativa per la popolazione

[22] Cfr. http://www.apss.tn.it

[23] La realizzazione del corso è stata frutto della sinergia tra i docenti individuati dall'APSS, i responsabili della formazione e lo staff di due società che hanno collaborato alla realizzazione del progetto, ovvero SAGO S.p.A. e e-ducation.it S.p.A. I contenuti sono stati realizzati utilizzando un approccio orientato a casi concreti e in cui i codici deontologici dei professionisti sanitari sono stati utilizzati come momento di approfondimento della normativa. Ciascun percorso formativo aveva la durata di circa 10 ore.

[24] Cfr. per esempio http://www.videohelp.regione.fvg.it/visualizzaVideo.php?id=37&tipo=&titolo=Arriva_l%27influenza.

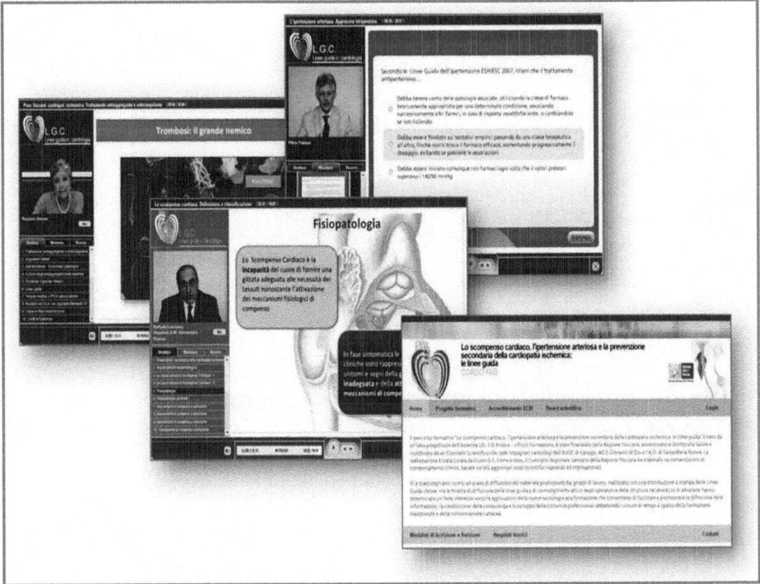

Fig. 19.9 Alcune schermate con le lezioni del corso sullo scompenso

arteriosa e la prevenzione secondaria della cardiopatia ischemica", percorso formativo di Area Vasta Centro gestito dall'Azienda USL n. 3 di Pistoia (Fig. 19.9).

19.6 Conclusioni

L'interesse dimostrato per progetti FAD che utilizzano strategie didattiche basate su casi clinici potrebbe suggerire che questa metodologia possa rappresentare una delle strade maestre da seguire per realizzare progetti e-learning in ambito ECM. L'elaborazione di learning objects che propongono casi clinici è un approccio percorso anche a livello europeo da progetti come il *Virtual Patient*, che ha visto collaborare la Università di Heidelberg in Germania, di St. George nel Regno Unito e la Karolinskaya in Svezia[25].

Non vi è dubbio che le novità legislative del 2010 potranno dare nuovo impulso alla proposta e realizzazione di attività FAD: è assai recente infatti l'approvazione dell'accreditamento provvisorio dei primi 40 provider FAD. L'approdo a una definizione

[25] Cfr. http://www.virtualpatients.eu, oppure http://virtuellepatienten.de/evip/card/john/index.html?lang=en&caseid=477537, oppure http://labyrinth.sgul.ac.uk/openlabyrinth/mnode.asp?id=qgxlrdbarsx9qarsx9qgxlrdbtpr9kq

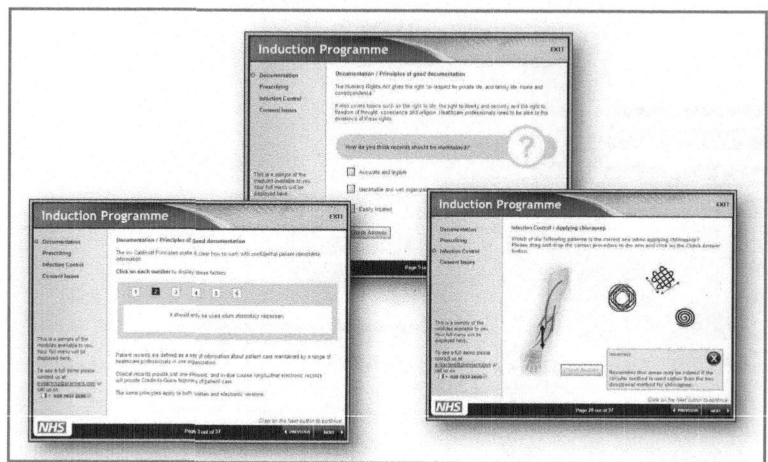

Fig. 19.10 Alcune schermate del corso di orientamento per neo assunti messo a disposizione dall'NHS per tutto il territorio nazionale

dei criteri con cui potrà essere svolta l'ECM a distanza non può che essere salutata con soddisfazione, permettendo una crescita di offerta e – ci auguriamo – di qualità.

Concludiamo invitando il lettore a visitare il NHS (*National Health System*) del Regno Unito, che da anni persegue l'obiettivo di diffondere tra i professionisti della sanità la formazione a distanza e di dare un ruolo e un riconoscimento adeguato alle tipologie di formazione basate sulle tecnologie (Fig. 19.10). La *Core Learning Unit* (http://www.core-Learningunit.nhs.uk/SignIn.aspx), l'*NHS Alliance For e-Learning Health* (http://www.nhse-Learningdatabase.org.uk/) e l'*NHS e-Learning Object Repository* (http://www.e-Learningrepository.nhs.uk/contribute.aspx) sono tra i progetti che hanno l'obiettivo di creare diverse fonti di accesso e un ampio database di risorse condivise online.

Siti Web

http://www.fiaso.it/ (Federazione Italiana Aziende Sanitarie e Ospedaliere - FIASO)
http://www.portal.federsanita.it/ (Federsanità-ANCI - Associazione Nazionale Comuni Italiani)
http://portale.fnomceo.it (Federazione Nazionale Ordine Medici Chirurghi e Odontoiatri - FNOMCeO)
http://www.ipasvi.it/ (Federazione Nazionale dei Collegi degli infermieri - IPASVI)
http://www.salute.gov.it/ecm/ecmimgs/C_18_primopiano_33_listafile_file_10_linkfile.pdf (Corso SiCure)
http://aifa.progettoecce.it/ (Educazione Continua Centrata sulle Evidenze - Progetto ECCE - AIFA)
http://www.zadig.it/ (Zadig srl)
http://www.cochrane.it/ (Centro Cochrane Italiano)
http://www.controlled-trials.com/ISRCTN27453314/icekube (Italian Clinical Evidence Knowledge Utilisation Behaviour Evaluation - ICEKUBE)
http://www.agenziafarmaco.it/allegati/bif4_08_bifad.pdf (Corso BIFAD - Progetto ECCE - AIFA)

http://www.snlg-iss.it/formazione (Sistema Nazionale per le Linee Guida - SNLG – ISS)
http://fad.snlg.it/ (Piattaforma e-learning Sistema Nazionale Linee Guida - SNLG - ISS)
http://www.ccm-network.it/ (Centro nazionale per la prevenzione e il controllo delle malattie - Ccm)
http://www.progettotrio.it/ (Sistema web learning TRIO - Regione Toscana)
http://www.formas-toscana.it (Laboratorio Regionale per la Formazione Sanitaria - FORMAS – Regione Toscana)
http://www.cefpas.it (Centro per la Formazione Permanente e l'Aggiornamento del Personale del Servizio Sanitario - CEFPAS)
http://www.cirm.net (Consorzio Italiano per la Ricerca in Medicina - CIRM)
http://www.apss.tn.it (Azienda Provinciale per i Servizi Sanitari - Provincia di Trento)
http://www.videohelp.regione.fvg.it/visualizzaVideo.php?id=37&tipo=&titolo=Arriva_l%27influenza (Video Help - Regione Autonoma Friuli Venezia Giulia)
http://www.virtualpatients.eu (Electronic Virtual Patients - eVIPs)
http://labyrinth.sgul.ac.uk/openlabyrinth/mnode.asp?id= qgxlrdbarsx9qarsx9qgxlrdbtpr9kq (Open Labyrinth virtual vatient system - eVIPs)

Ultimo accesso per tutti i siti effettuato il 22/11/2010

La formazione a distanza nel programma ECM: l'esperienza della Regione Toscana

20

A. Fantechi

Abstract In questo capitolo tratteremo l'evoluzione nell'impiego della formazione a distanza nell'ambito del programma ECM in Regione Toscana.

20.1
La formazione a distanza nei programmi formativi ECM del Servizio Sanitario della Toscana

L'attività educativa che serve a mantenere e sviluppare le competenze e le abilità cliniche, tecniche e manageriali degli operatori della sanità e che viene denominata ECM (Educazione Continua in Medicina) è stata istituzionalizzata in Italia con il D.Lgs. 502 del 1992 ed è stata avviata in forma sperimentale nell'anno 2002 a seguito dell'Accordo Stato-Regioni del 20 dicembre 2001, che ha introdotto la possibilità per le Regioni di avviare propri sistemi di accreditamento degli eventi formativi.

Tale periodo sperimentale si è protratto fino al 2007, quando con l'Accordo Stato-Regioni del 1° agosto dello stesso anno è stata disciplinata la fase di regime del programma ECM, articolato in periodi triennali di programmazione e indirizzato verso il passaggio dall'accreditamento dei singoli eventi formativi da parte di Regioni e Ministero della Salute a quello di accreditamento, a cura degli stessi Enti sopra citati, di soggetti (provider) erogatori di attività formative.

Con la Delibera di Giunta n. 849 del 5 agosto 2002 la Regione Toscana si è dotata di linee guida rivolte alle Aziende sanitarie per la programmazione delle attivi-

A. Fantechi (✉)
Regione Toscana – Giunta Regionale, Direzione Generale Diritto alla Salute e Politiche di Solidarietà, Firenze

E-learning in sanità. M.R. Guelfi, M. Masoni, A. Conti, G.F. Gensini (a cura di)

tà formative ai fini dell'implementazione di un proprio sistema regionale di accreditamento della formazione continua in sanità[1].

Nell'ambito di tale sistema di accreditamento ECM degli eventi formativi, rivolto al sistema delle aziende sanitarie della regione, fin dal 2002 è stata prevista la possibilità di accreditare un'ampia gamma di tipologie di eventi, dalle forme classiche della formazione residenziale al tirocinio, alla formazione sul campo fino, ma non ultima alla formazione a distanza (FAD), che rappresenta una delle più importanti novità sullo scenario della formazione continua.

La riduzione di costi che comporta la non residenzialità dell'evento e la sua ripetibilità nel tempo rappresentano punti di forza che favoriscono la sua applicazione estesa. Negli anni inoltre alcune criticità si sono ridotte: quelle legate alla necessità di strumentazione idonea da parte dell'utente, grazie al notevole sviluppo tecnologico, mentre la possibilità di interazione discente-discente e discente-esperto offerta dalle piattaforme e-learning ha consentito di superare le difficoltà connesse all'isolamento dell'utente e al carattere unidirezionale della didattica. E se rimane a tutt'oggi la difficoltà di garantire l'identità della persona che ha effettivamente svolto il percorso formativo, esistono strumenti in grado di tracciare l'attività svolta dal discente in piattaforma.

Si tratta quindi di una tecnica assai versatile, che affiancherà nel futuro per quote importanti la formazione residenziale. È ipotizzabile che, come è avvenuto in altri paesi, non la sostituirà mai completamente, e avremo sistemi misti in cui la parte cognitiva (sapere) sarà svolta preferenzialmente dalla FAD, mentre la parte pragmatica e relazionale (saper fare, saper essere) resterà probabilmente meglio svolta dalla residenziale, anche nella sua variante di tirocinio o stage. D'altra parte la FAD può essere impostata in modalità "mista": nello stesso percorso formativo si susseguono momenti di residenzialità alternati a momenti di FAD.

È importante sottolineare che la FAD rappresenta una tecnica di formazione che deve essere integrata con altre tipologie formative all'interno di percorsi organizzati nelle strutture sanitarie che partono dall'analisi dei bisogni sul territorio e tra i professionisti e che portano alla definizione di obiettivi formativi, attività correlate a questi ultimi e verifica del loro raggiungimento.

Deriva da queste considerazioni la conseguenza che alla FAD devono essere applicati gli stessi criteri che hanno guidato la creazione dei piani formativi regionali e aziendali, svolti con sistemi diversi. Perché questo avvenga occorre stabilire delle caratteristiche formative che l'evento FAD deve avere per essere riconosciuto come, appunto, formazione di qualità.

Un primo criterio certamente imprescindibile riguarda la pertinenza del percorso per la popolazione di utenti cui si rivolge. Ovviamente questo è un criterio fondamentale sempre in formazione, ma il rischio di una non pertinenza in FAD è particolarmente acuto: la "lontananza" dell'organizzatore può tendere ad abbassare il senso critico dell'utente e renderlo meno pronto alle critiche. L'entità della pertinenza

---

[1] Tutte le informazioni sul sistema toscano di accreditamento ECM, la normativa nazionale e regionale sono reperibili nella sezione Formazione del portale del Servizio Sanitario della Toscana all'indirizzo http://www.regione.toscana.it/sst

comporta una serie di altre caratteristiche a essa collegate (corretta analisi dei bisogni a monte, scelta corretta di modalità formative ecc.) e una serie di presupposti organizzativi (per esempio sulla composizione del personale che propone l'evento). Senza un pieno sviluppo del concetto di pertinenza, il percorso operativo proposto non è nemmeno valutabile.

La verifica del risultato raggiunto, e in generale di verifica dei risultati (a breve e lungo termine) costituisce sempre un criterio base in formazione: lo è in modo particolare in FAD, per accertarsi che il percorso eseguito abbia avuto un suo senso. Anche questo concetto implica una serie di caratteristiche tecniche che il provider dovrà attivare per rispettare il criterio suddetto.

Le caratteristiche della FAD esaltano la necessità di attenzione anche rispetto a un terzo punto, anch'esso sempre indispensabile in formazione: l'eticità dei messaggi contenuti e la trasparenza della posizione degli organizzatori (con le sue varie implicazioni, dalla correttezza dei messaggi educativi all'assenza di conflitto d'interesse degli esperti) che andrà particolarmente curato. La manipolazione dell'utente rischia di essere particolarmente acuta di fronte a un mezzo "tecnologico", che può essere percepito come autoritativo più di altri mezzi.

Parallelamente allo sviluppo di tale sistema che ha offerto l'opportunità dell'accreditamento ECM di percorsi di autoformazione, la Regione Toscana ha investito nello sviluppo dell'e-learning, attivando nell'anno 2005 un corso di formazione rivolto al personale degli Uffici formazione delle aziende sanitarie toscane e volto alla definizione in seno a ciascuna azienda delle figure chiave negli ambiti della gestione, della progettazione e dell'erogazione della formazione a distanza. La formazione di operatori che acquisiscano competenze specifiche atte a valutare l'opportunità di utilizzo delle nuove metodologie didattiche, progettare, sviluppare e accompagnare l'erogazione di eventi formativi che comprendano metodologia a distanza, è infatti un obiettivo strategico al fine di costituire a livello regionale una rete di cooperazione e condivisione della risorsa in termini di conoscenze e di professionalità.

In dettaglio le figure formate sono state le seguenti:

- *responsabile di sistema*: è in grado di programmare, analizzare, gestire team di lavoro; ha competenze sull'utilizzo della FAD e svolge attività di coordinamento, elaborazione sistemi e modelli di valutazione; è responsabile della stesura e aggiornamento delle procedure controllo qualità FAD, oltre a garantire il raggiungimento obiettivi;
- *progettista online*: sa condurre l'analisi dei bisogni, sa progettare eventi formativi; conosce e sa usare i principali strumenti di valutazione; ha conoscenze informatiche di base; ha competenze sull'utilizzo della FAD; ha capacità di sintesi e svolge le attività di progettazione, coordinamento; collabora a stesura dello storyboard, valutazione, verifica;
- *web designer*: questa figura possiede una buona conoscenza degli applicativi usati in ambito Web e ha conoscenze di base sull'utilizzo della FAD; ha il compito di produrre i materiali multimediali, supervisionare il prodotto, supportare il progettista nella sperimentazione di nuovi contenuti, collaborare alla stesura dello storyboard;

– *tutor online*: ha conoscenza degli applicativi e dell'uso di Internet, competenze in tema di comunicazione efficace; sa pianificare e gestire l'attività di tutoraggio; ha capacità di sintesi e svolge la funzione di assistenza educativa nei confronti dei discenti di formazione a distanza, predisponendo il clima migliore, ponendo domande, osservando, ascoltando e intervenendo; fornisce un feedback adeguato; sostiene e incoraggia, orienta e cura le iscrizioni; verifica e svolge attività di reporting.

Un'esperienza significativa dell'utilizzo della formazione a distanza è quella che ha preso avvio nel 2005, e vede coinvolti i 430 pediatri di famiglia convenzionati con il Servizio Sanitario della Toscana.

Si è trattato della prima iniziativa di FAD gestita da un soggetto pubblico in Toscana, che ha portato allo sviluppo di un corso online della durata di 8 ore nell'ambito delle 40 ore annuali di formazione continua prevista dall'Accordo Collettivo Nazionale per la pediatria di famiglia, ed è proseguita negli anni successivi con la realizzazione di un nuovo corso all'anno. I temi trattati dagli eventi formativi online sono quelli relativi alla pratica clinica del pediatra di famiglia: dalle vaccinazioni nell'anno 2005 ai disturbi dell'apprendimento nel 2010.

Le figure 20.1 e 20.2 mostrano due schermate del corso 2010 "I DSA – Disturbi Specifici dell'Apprendimento".

La FAD è stata preceduta nel primo anno da una giornata di alfabetizzazione informatica e presentazione del corso svolta residenzialmente in ogni provincia. La piattaforma scelta per l'erogazione è quella di TRIO (portale per la FAD della

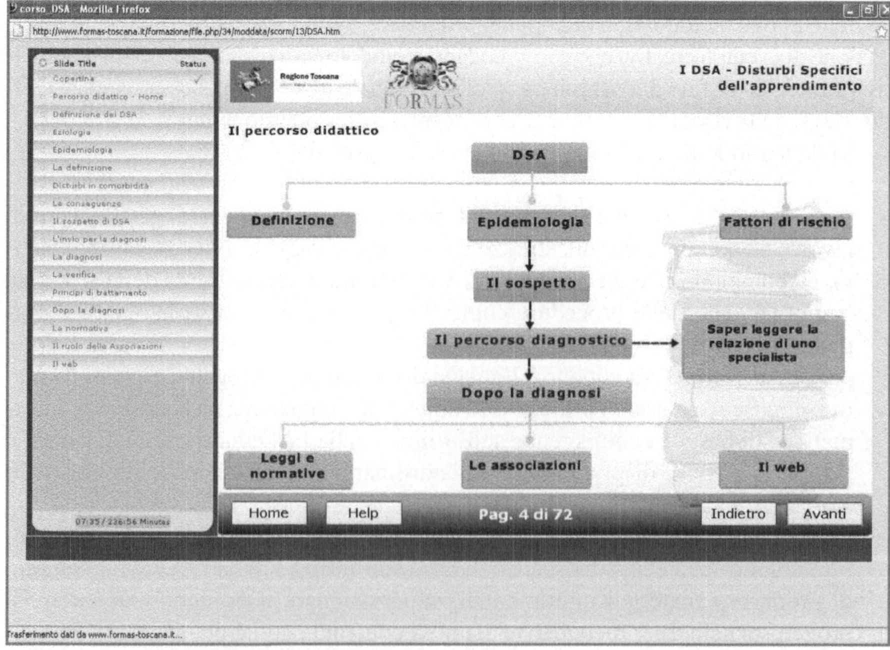

Fig. 20.1 Corso FAD per pediatri

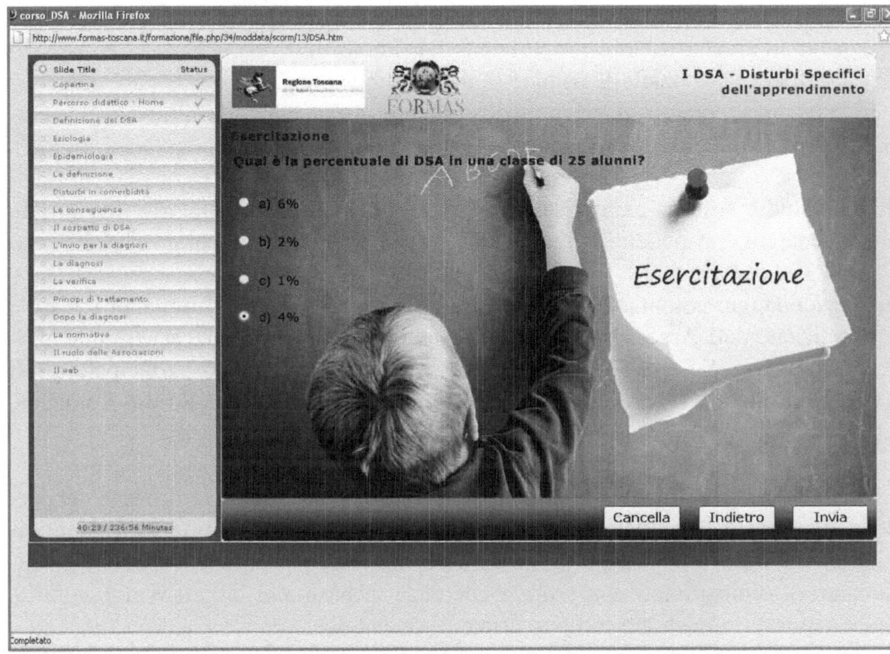

Fig. 20.2 Corso FAD per pediatri

Regione Toscana) su cui i corsi erano fruibili online per un periodo di tre mesi in area riservata.

I risultati sono senz'altro lusinghieri: la partecipazione con esito positivo all'iniziativa (superamento del test finale con relativa acquisizione di crediti ECM) si attesta attorno al 90% dei pediatri convenzionati e si mantiene elevata senza presentare scostamenti significativi da un anno all'altro.

Il giudizio positivo emerso dai questionari di gradimento conferma che questa tecnica appare utilissima in obiettivi formativi molto incentrati sul "sapere" a livelli non particolarmente complessi di integrazione, anche se i corsi residenziali, con il confronto tra pari, restano al centro della formazione. Ciò non esclude prudenti passi verso l'interrelazione in rete dei partecipanti alla FAD, che va comunque coordinata per evitare una frattura tra chi è più abile nell'uso del computer e chi lo è meno.

Nell'anno 2006, l'Osservatorio Nazionale sulla Qualità dell'ECM (ONECM), organismo finanziato dal Mistero della Salute con la partecipazione di varie regioni, con l'obiettivo di verificare e di promuovere su scala nazionale la qualità della formazione continua attraverso l'opera di osservatori indipendenti e con criteri e modalità condivisi, ha condotto un'indagine sulle opinioni degli operatori sanitari italiani sulla formazione continua in medicina.

Tale indagine, che è stata effettuata alla fine del primo periodo di sperimentazione di cinque anni del programma ECM e che ha pertanto raccolto opinioni maturate nel corso di un tempo prolungato, si è articolata in due fasi.

La prima indagine aveva carattere qualitativo ed è stata realizzata attraverso *focus group* in diverse regioni con dirigenti di uffici formazione, servizi infermieristici e strutture assistenziali di aziende sanitarie pubbliche.

La seconda indagine, di carattere quantitativo, è stata condotta attraverso due modalità complementari che utilizzavano lo stesso questionario:

1. uno studio su base campionaria, effettuato in 14 aziende sanitarie (territoriali, ospedaliere e ospedaliere-universitarie) di 11 regioni, a cui hanno risposto quasi 3.300 operatori;
2. un sondaggio volontario, aperto a tutti gli operatori sanitari d'Italia, promosso e realizzato dell'Assessorato al Diritto alla Salute della Toscana, accessibile in linea attraverso il sito Web di Regione Toscana, a cui hanno partecipato quasi 10.800 operatori di molte regioni, e soprattutto di Toscana, Emilia-Romagna, Marche, Lombardia, Friuli, Veneto, Lazio e Puglia.

L'indagine ha coinvolto un numero di operatori elevato di numerose aree del paese, di ogni professionalità (tra cui circa il 28% medici e il 62% delle professioni sanitarie) e di ogni tipo di struttura sanitaria (territoriale, ospedaliera, ospedaliero-universitaria), dimostrando una propria coerenza in base alla larga sovrapponibilità delle risposte tra lo studio campionario e il sondaggio.

Una serie di domande del questionario in particolare riguardavano le diverse tecniche didattiche. I rispondenti, in larga maggioranza, hanno considerato utili tutte le tecniche, residenziali, sul campo e anche la lettura di articoli scientifici che non è ancora entrata nel sistema di accreditamento ECM. Più freddo, anche se comunque positivo, è stato il giudizio sull'utilità della FAD che emerge dall'analisi dei risultati, probabilmente per le scarse occasioni di accesso a qualificati programmi in e-learning fino ad allora disponibili.

Alla fine del 2007 la Regione Toscana ha costituito il Laboratorio Regionale per la Formazione Sanitaria (FORMAS), la cui mission è dare concreta attuazione agli indirizzi della Commissione Regionale per la Formazione Sanitaria a supporto delle strategie portanti del Piano sanitario regionale, sia gestendo la formazione di livello regionale, sia introducendo livelli di governance della formazione a livello di area vasta. Al FORMAS è stato assegnato un mandato forte sulla formazione a distanza da parte della Direzione Generale Diritto alla Salute: tale Laboratorio infatti presidia i processi di formazione a distanza per la Regione trasferendo in essi i contenuti dei processi formativi sia del livello regionale che delle aree vaste, ed è sede di sperimentazione di processi conoscitivi e formativi basati sulle tecnologie innovative.

In questa direzione è in via di definizione un accordo fra FORMAS e TRIO per la gestione della FAD in sanità.

FORMAS nel biennio 2008-09 ha attivato 14 corsi FAD per 66.000 partecipazioni; a oggi i percorsi di livello regionale più rilevanti attivati sempre a cura del FORMAS sono il progetto linee guida e la formazione a supporto del progetto Carta Sanitaria Elettronica. Il primo prevede la diffusione online di linee guida di comportamento clinico, basate sui più aggiornati studi scientifici nazionali e internazionali, e rappresenta la naturale evoluzione del progetto che nel 2004 era stato

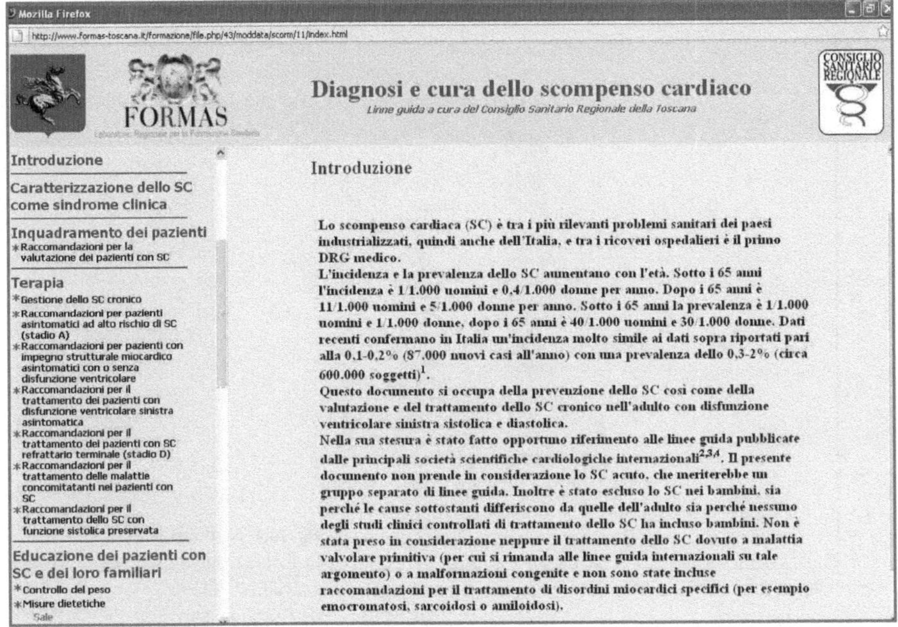

Fig. 20.3 Corso FAD "Linee guida sullo Scompenso Cardiaco"

attuato mediante spedizione di pubblicazioni cartacee agli operatori sanitari toscani. La Figura 20.3 mostra un dettaglio della linea guida "Diagnosi e cura dello scompenso cardiaco".

La Carta Sanitaria Elettronica (CSE) è invece un progetto di semplificazione delle procedure sanitarie, per rendere disponibile online a ogni cittadino il proprio Fascicolo sanitario elettronico. Il progetto coinvolge tutti i cittadini della Regione Toscana, si tratta pertanto di un impegno importante per tutto il servizio sanitario regionale. FORMAS mette a disposizione di tutti i 55.000 operatori sanitari della Regione Toscana un corso di formazione a distanza sul nuovo strumento per diffonderne i contenuti e le modalità di funzionamento, ulteriori corsi in FAD dedicati sono specificamente dedicati per la formazione dei medici di medicina generale e dei pediatri di famiglia.

Analizzando i dati degli eventi accreditati ECM dal sistema regionale toscano si nota come negli anni 2002-2009 i progetti formativi in FAD, pur rappresentando complessivamente una quota minoritaria rispetto al totale, sono comunque in crescita, sia come numero di eventi previsti per ciascun anno, sia come numero di soggetti che li organizzano, e che negli otto anni considerati hanno portato alla realizzazione di circa 150 percorsi (che rappresentano il 7,8% del totale sui 19.200 eventi accreditati) che hanno visto coinvolto personale sia dipendente sia convenzionato del Servizio Sanitario della Toscana, per un totale previsto di circa 200.000 partecipazioni, ossia del 16% del totale (1.260.000 su tutte le tipologie). La Figura 20.4 mostra l'istogramma dell'andamento del numero di eventi di FAD accreditati ECM a partire dall'anno 2002.

20

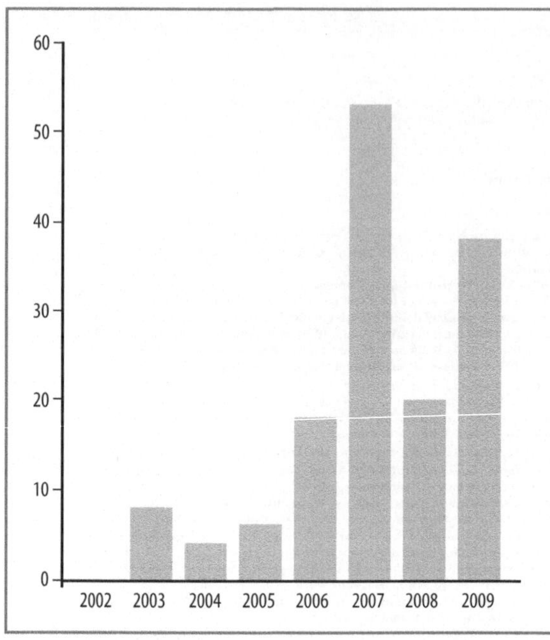

Fig. 20.4 Numero eventi di formazione a distanza accreditati ECM da Regione Toscana

La FAD è strumento ormai consolidato nell'ambito del Servizio Sanitario Toscano, tanto da essere utilizzata correntemente dalle aziende sanitarie in percorsi che coinvolgono normativa, organizzazione aziendale e pratica clinica; sono stati inoltre realizzati percorsi innovativi erogati in modalità *blended learning*, fra cui quelli destinati agli infermieri sulla gestione di casi clinici, scelta e utilizzo di presidi medico-chirurgici appropriati, ed educazione sanitaria al paziente e ai familiari.

Sito Web

www.regione.toscana.it/sst (sezione Formazione del Servizio Sanitario della Toscana)

Formazione a distanza: l'esperienza dell'azienda ULSS n. 8 di Asolo

21

M. Po', L. De Marchi, E. Piccoli

Abstract In questo contributo viene descritta l'esperienza dell'azienda ULSS n. 8 di Asolo nell'erogazione di progetti formativi in formazione a distanza (FAD) e della sperimentazione di alcuni progetti formativi a distanza che hanno ottenuto l'accreditamento dell'Educazione Continua in Medicina (ECM). Verranno esaminati punti di forza e di debolezza della scelta di questa modalità per lo sviluppo professionale degli operatori sanitari.

21.1
Da sperimentazione a sistema

L'azienda ULSS di Asolo, attribuendo un valore strategico alla valorizzazione delle risorse umane e intendendo sostenere i cambiamenti organizzativi e le innovazioni gestionali, a partire dal 2003 si è dotata di strumenti formativi ad ampia diffusione. La scelta fatta di sviluppare un sistema integrato per la formazione è stato dettata dalla consapevolezza di dover ripensare ai luoghi e alle tecniche della formazione, così come previsto dai programmi nazionali. La Formazione a Distanza (FAD) si è integrata ai sistemi formativi aziendali, non senza impegno e opportune modifiche a livello organizzativo. L'introduzione del sistema di FAD ha richiesto di definire i ruoli all'interno di un nuovo impianto organizzativo:

– *project manager*: è il coordinatore e il responsabile dell'organizzazione e della gestione del progetto e-learning complessivo;

L. De Marchi (✉)
Azienda Unità Locale Socio Sanitaria n. 8 di Asolo, Asolo

E-learning in sanità. M.R. Guelfi, M. Masoni, A. Conti, G.F. Gensini (a cura di)

- *comitato scientifico*: individua, elabora, predispone e valida scientificamente il contenuto di ogni singolo corso on-line.

Ogni corso, inoltre, ha visto la presenza, in fase di fruizione, di:

- *docente*: cura il processo di apprendimento di una classe virtuale durante l'intero percorso didattico;
- *help desk*: fornisce assistenza per problematiche tecniche legate all'utilizzo della piattaforma e-learning, nonché per problemi connessi alla fruizione del corso o all'utilizzo degli strumenti didattici connessi;
- *tutoring didattico*: svolge la funzione di "animatore" della classe virtuale, sollecitando, con opportuni interventi sul forum, i discenti alla discussione, e fornendo opportuni approfondimenti in merito ai temi trattati.

Da un punto di vista tecnologico, l'azienda si è dotata di una piattaforma e-learning per gestire i progetti di formazione FAD, per la valutazione dell'apprendimento e, soprattutto, che fosse in grado di far collaborare e interagire i partecipanti attraverso gli strumenti didattici più idonei: *forum* (ambiente di discussione asincrono), chat (ambiente di discussione sincrono), *Magazzino File* (contenitore di materiale didattico di approfondimento, filmati ecc.), *Web Conference* (lezioni interattive in diretta o fruibili in modalità asincrona), *FAQ* (selezione delle domande più frequentemente poste). La piattaforma prevedeva, inoltre, un sistema di reportistica in grado di rilevare e tracciare il percorso didattico di ogni studente, registrando sia il tempo complessivo che ogni partecipante ha dedicato al corso, sia i momenti specifici della giornata nei quali lo ha svolto, sia le unità completate da ogni discente.

Le problematiche relative alle infrastrutture, invece, sono state affrontate per garantire a tutti i dipendenti la fruizione dei corsi online dalla propria postazione di lavoro e gratuitamente da casa.

L'accesso alla piattaforma infatti veniva garantito da ogni postazione che permettesse la connessione a Internet. Sono state allestite, inoltre, aule informatiche, opportunamente attrezzate, all'interno dei Presidi Ospedalieri.

Nel 2003-2004 l'azienda ULSS n. 8 di Asolo ha partecipato alla sperimentazione e-learning, promossa dal Ministero della Salute e da FIASO, che ha visto il coinvolgimento dei dipendenti di 41 aziende sperimentatrici individuate su tutto il territorio nazionale (55% ASL, 31% AO e 14% IRCCS). In particolare l'azienda ULSS n. 8 di Asolo ha fornito due corsi online:

1. Sindrome Acuta Respiratoria Severa (SARS);
2. Testo Unico della Privacy in Sanità.

Entrambi i corsi erano fruibili in modalità asincrona in autoapprendimento, con la possibilità di tutoraggio.

Il primo corso (Fig. 21.1) è stato realizzato per fornire tutte le informazioni utili in breve tempo agli operatori, sia Medici di Medicina Generale sia operatori ospedalieri che potessero essere coinvolti nel trattamento e nella prevenzione di SARS. Il corso,

Caso sospetto di SARS
Criterio Clinico
• febbre alta
38°
• tosse
o difficoltà respiratorie

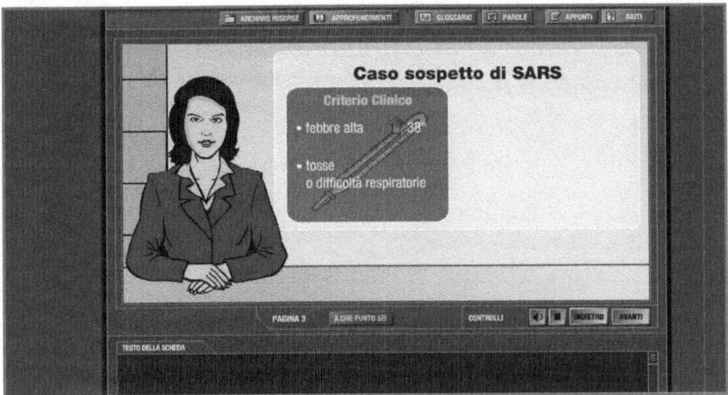

Fig. 21.1 Corso online "Sindrome Acuta Respiratoria Severa (SARS)"

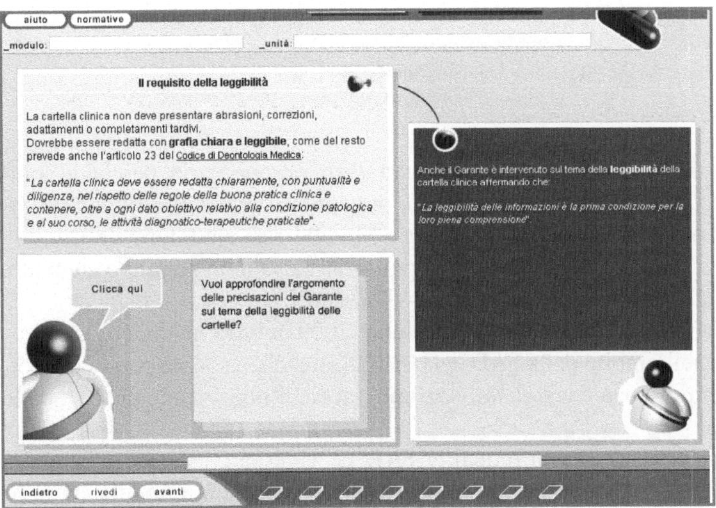

Fig. 21.2 Corso online "Testo Unico della Privacy in Sanità"

con una durata indicativa di fruizione di 5 ore, è stato accreditato con 5 crediti ECM.

Il secondo corso (Fig. 21.2), invece, è stato creato per adempiere all'obbligo normativo di formare il personale dipendente delle aziende sanitarie sul tema del trattamento dei dati sensibili, con una durata indicativa di fruizione di sei ore; è stato accreditato con sei crediti ECM.

Nel periodo 2003-2007 sono stati coinvolti circa 1600 operatori dipendenti dell'azienda ULSS n. 8 di Asolo in progetti formativi a distanza; le indicazioni nazionali a sostegno dell'introduzione e dello sviluppo dell'e-learning nelle pubbliche amministrazioni auspicavano di formare, con questa metodologia, entro il 2005 il 30% del personale; obiettivo che l'azienda ULSS n. 8 ha tendenzialmente raggiunto, coinvolgendo in iniziative di formazione a distanza circa 500 operatori.

21

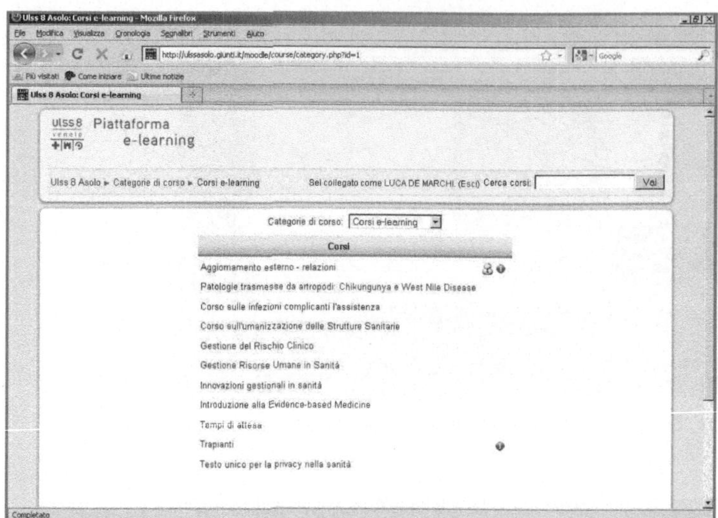

Fig. 21.3 Schermata piattaforma e-learning con catalogo ULSS n. 8

Nel 2003 l'Azienda aveva adottato una piattaforma proprietaria, perché le soluzioni open source allora presenti non avevano raggiunto il grado di sviluppo necessario; nel 2008 l'Azienda ha deciso di passare a Moodle, una piattaforma e-learning open source estremamente versatile e le cui potenzialità sono in continuo aumento, grazie al contributo dell'ampia comunità di sviluppatori.

L'Accordo tra Stato e Regioni del 5 novembre 2009 delinea un quadro normativo molto preciso nell'ambito della FAD, e la piattaforma open source permette di ottenere tracciati di presenza e test di valutazione tracciabili così come previsti dalle linee guida.

L'attività formativa svolta in modalità FAD prevede ora 13 corsi a catalogo (Fig. 21.3) e prevede già parametri di standardizzazione consoni a soddisfare le linee guida introdotte dal recente Accordo Stato Regioni.

Tali realizzazioni digitali hanno, tra l'altro, ottenuto importanti riconoscimenti nazionali e internazionali, come, per esempio, il premio *e-content Award Italy* per l'*e-Health.*

Alcuni progetti studiati ad hoc sposano appieno la filosofia dell'e-learning: raggiungere il maggior numero di persone in poco tempo e senza allontanarli dal luogo di lavoro.

Il progetto messo a punto per il personale neoassunto, infatti, prevede di coinvolgere tutto il nuovo personale in un percorso formativo introduttivo. Un primo corso è stato impostato per orientarsi nella realtà dell'azienda ULSS n. 8, con cenni all'organizzazione aziendale, alla normativa contrattuale, alla normativa sulla privacy in sanità e anche al codice disciplinare, e un secondo corso di formazione per mettere al corrente tutto il personale del comportamento da tenere in caso di incendio con le piantine dei Presidi Ospedalieri, le loro vie di fuga, la normativa e i protocolli da seguire.

Tutti i professionisti assunti sono invitati, al momento della firma del contratto, a svolgere i corsi on line entro 60 giorni dall'assunzione.

L'utilizzo della metodologia a distanza può rivelarsi molto utile solo se studiata e pianificata in modo adeguato e solo mettendo a disposizione dei possibili fruitori tutta la strumentazione necessaria.

21.2 Conclusioni

Nonostante gli ottimi giudizi ottenuti da coloro che hanno svolto corsi in modalità online, bisogna rilevare che molto spesso si registra ancora un alto tasso di abbandono da parte dei professionisti iscritti. È plausibile ipotizzare che questo sia dovuto alla particolare complessità e articolazione dei corsi e che esistono, a tutt'oggi, difficoltà di connessione dalla rete aziendale per motivi di protezione e difficoltà per il personale che non ha dimestichezza con le tecnologie utilizzate per la fruizione dei corsi. L'esperienza maturata mette in luce che esistono ancora elementi specifici che non possono essere trascurati dai professionisti della formazione che intendano utilizzare la modalità online per organizzare percorsi formativi.

Sito Web

www.ulssasolo.ven.it (Azienda ULSS di Asolo)

Parte V
Temi correlati

L'ultima parte del volume tratta tematiche correlate all'e-learning.

Nel Capitolo 22 sono analizzate le principali questioni sul diritto d'autore importanti per la produzione di un corso e-learning, mentre in quello successivo vengono descritte le licenze *Creative Commons* che semplificano la produzione di corsi online facilitando l'utilizzo di materiale creato da terzi. Nel Capitolo 24 viene posta l'attenzione sul problema della sicurezza dei contenuti didattici distribuiti tramite una piattaforma e-learning e vengono illustrate le tecniche adottabili per garantirne la protezione. L'ultimo capitolo, infine, illustra il carico cognitivo che l'interfaccia tecnologica introduce nell'apprendimento cercando di orientare la progettazione verso la costruzione di ambienti didattici efficaci ed efficienti che, seguendo i processi di apprendimento, siano capaci di raggiungere l'obiettivo formativo minimizzando il carico cognitivo per il discente.

E-learning e copyright: le regole per creare e proteggere i materiali didattici 22

E. Berlingieri

Abstract In questo capitolo saranno analizzate le principali questioni di diritto d'autore rilevanti per la produzione di un corso e-learning, attraverso un particolare approfondimento sulle regole che il nostro ordinamento – anche alla luce delle recenti novità legislative – prevede in materia di utilizzazione libera a fini didattici di materiali tutelati da diritti d'autore.

22.1 Perché il diritto d'autore è importante per l'e-learning?

Tra le diverse questioni legali che devono essere prese in considerazione da chiunque si accinga a creare un servizio di apprendimento a distanza, in modo particolare per la creazione di corsi destinati a essere fruiti dai discenti via Internet, il diritto d'autore ricopre un ruolo estremamente importante e troppo spesso sottovalutato [1].

Ci sono almeno due punti di vista per cui un corso erogato in formato digitale è rilevante sotto l'aspetto del diritto d'autore. Il primo concerne la protezione giuridica del corso stesso: essendo a tutti gli effetti un'opera di ingegno esso ricade, infatti, sotto la sfera di tutela del diritto d'autore.

Il secondo riguarda, invece, l'utilizzazione di materiali prodotti da terze parti a supporto della materia oggetto del corso: raramente, infatti, un docente reinventa completamente i contenuti, mentre più tipicamente è, invece, chiamato a insegnare cultura e conoscenza prodotta da altri. In casi come questi, ogni volta che c'è da richiamare opere create da terzi, è necessario capire entro quali limiti si può parla-

E. Berlingieri (✉)
Giurista, Firenze

re di citazione (che non necessita il previo consenso - gratuito o meno - da parte di autore o avente causa ed è libera dalla corresponsione di royalties) ed entro quali di opere derivate (le quali, invece, presuppongono il consenso dell'autore o del suo avente causa ed eventualmente il pagamento dei diritti di sfruttamento economico).

In questo breve saggio cercheremo di evidenziare quali sono le maggiori problematiche di diritto d'autore rilevanti secondo l'ordinamento italiano in riferimento all'e-learning e di illustrare sotto quali condizioni il nostro ordinamento permette l'utilizzazione libera di opere protette per finalità didattiche.

22.2 Il corso multimediale come opera protetta ai sensi della legge sul diritto d'autore

Le lezioni effettuate in e-learning sono, dal punto di vista dei contenuti e delle finalità perseguite, equivalenti [2] a quelle che vengono tradizionalmente svolte in presenza all'interno di un'aula da un docente agli studenti presenti. Se l'equivalenza è assodata da un punto di vista formale, però, appare chiaro che l'erogazione di una lezione attraverso Internet ha caratteristiche sue proprie che la differenziano completamente da quelle tradizionali.

In linea generale, le tipologie di insegnamento e-learning trovano crescente diffusione soprattutto per i non indifferenti vantaggi che tale tipo di erogazione permette: lo studente, infatti, può liberamente scegliere i tempi e i modi di fruizione della lezione predisposta dai docenti.

Questo permette agli studenti lavoratori o fuori sede di riuscire a rendere compatibile l'apprendimento con difficoltà logistiche o temporali e alle istituzioni di recuperare ed erogare formazione anche a quella popolazione studentesca che, altrimenti, sarebbe esclusa dalla formazione.

I termini con cui i vantaggi della tecnologia devono però essere analizzati cambiano di significato dal momento in cui l'equivalenza tra una lezione tradizionale e una lezione erogata attraverso la modalità e-learning viene osservata dal punto di vista del diritto.

Le lezioni effettuate in e-learning, infatti, differiscono dalle tradizionali lezioni svolte in classe per un aspetto fondamentale. Esse, per essere rese fruibili agli studenti, devono essere oggetto di una serie di procedimenti e attività che impattano in modo inedito sui diritti esclusivi dell'opera così come tradizionalmente definiti. Per esempio, l'opera - che si tratti di un testo o di un'immagine o di un filmato - deve essere innanzitutto riprodotta in forma digitale su un supporto diverso da quello originale, a questo riadattata e resa disponibile in rete per essere fruita dagli studenti.

Tecnicamente, quindi, quello che per un informatico è un semplice processo di rielaborazione di un materiale sotto l'aspetto dell'usabilità o della compatibilità fra software e formati, giuridicamente diventa un'utilizzazione di diritti esclusivi che spettano al solo autore (o al suo avente causa, come per il frequente caso di un editore che abbia acquistato dall'autore i diritti sui contenuti, per esempio) e che possono essere legalmente e validamente compiuti solo dopo averne ottenuto il potere da parte di chi ha diritto di concederlo nei modi previsti dalla legge.

In altri termini, mentre in una dinamica formativa tradizionale un docente poteva esercitare la facoltà di mostrare durante la lezione un grafico o una figura, nella maggior parte dei casi senza dover porre in essere nessuna ulteriore attività, nelle lezioni a distanza il docente è costretto a compiere una serie di operazioni che contrastano con i diritti dell'autore così come riconosciuti dalla legge, in modo particolare il diritto di riproduzione e il diritto di comunicazione al pubblico.

Il diritto di riproduzione, secondo la lettera dell'art. 13 della legge sul diritto d'autore[1], "ha per oggetto la moltiplicazione in copie diretta o indiretta, temporanea o permanente, in tutto o in parte dell'opera, in qualunque modo o forma, come la copiatura a mano, la stampa, la litografia, l'incisione, la fotografia, la fonografia, la cinematografia ed ogni altro procedimento di riproduzione". Si vede bene che, in questo modo, l'autore è l'unico a potere autorizzare altri a riprodurre in un qualsiasi modo la propria opera.

Il diritto di comunicazione al pubblico, invece, secondo l'art. 16 della stessa legge, "ha per oggetto l'impiego di uno dei mezzi di diffusione a distanza, quali il telegrafo, il telefono, la radiodiffusione, la televisione ed altri mezzi analoghi, e comprende la comunicazione al pubblico via satellite e la ritrasmissione via cavo, nonché quella codificata con condizioni di accesso particolari; comprende altresì la messa disposizione del pubblico dell'opera in maniera che ciascuno possa avervi accesso dal luogo e nel momento scelti individualmente".

L'ultimo capoverso dell'articolo riportato si riferisce esplicitamente a Internet, che, tipicamente, permette la fruizione di contenuti da qualsiasi posto e in qualsiasi momento.

Il primo fattore problematico, quindi, è dato dalla natura digitale dei contenuti utilizzabili attraverso Internet, e la particolare caratteristica del contenuto digitale che fa sì che una copia sia di fatto indistinguibile dall'originale. In dottrina si parla di *digital dilemma* per indicare il fatto per cui essere in possesso di un file che rappresenti un libro, un'immagine, un filmato, è equivalente a essere in possesso di un numero indeterminato di copie di quello stesso file. In altre parole ognuna delle copie ha la stessa qualità del file originario.

Il secondo fattore è costituito dalla trasmissibilità telematica di tali opere. Mettere una foto in una pagina Web vuol dire innanzitutto moltiplicarla tante volte quanti sono gli accessi, e conseguentemente diffonderla a un pubblico indiscriminato. Quest'ultima circostanza fa sì che una volta che l'opera sia immessa nella rete, diventi impossibile mantenere un effettivo controllo sulla sua circolazione e, soprattutto, dell'uso che della stessa può essere fatta.

L'e-learning, rendendo un'opera disponibile su Internet e quindi potenzialmente scaricabile da molte persone, amplia a dismisura la sfera dei soggetti che possono ottenere la piena disponibilità, e quindi subentrare senza titolo nell'utilizzabilità, di un'opera protetta, esorbitando dalle ragioni che avevano spinto il legislatore nel

---

[1] Legge 22 aprile 1941 n. 633, "Protezione del diritto d'autore e di altri diritti connessi al suo esercizio", G.U. n.166 del 16 luglio 1941.

1941 (anno in cui è stata varata la legge a tutela del diritto d'autore) a prevedere l'utilizzazione libera a fini didattici.

Quindi il problema giuridico e organizzativo di chi pone in essere corsi e-learning è quello di tutelarsi adeguatamente dal rischio di ledere gli altrui diritti, e riconfigurare un contesto pacifico di utilizzazione libera delle opere d'ingegno a fini didattici.

22.3 Le eccezioni di diritto d'autore previste per la didattica in merito al diritto di riproduzione e al diritto di comunicazione al pubblico

La legge sul diritto d'autore prevede espressamente delle ipotesi particolari che costituiscono un'eccezione ad alcuni diritti esclusivi degli autori, consentendo a terzi l'utilizzazione delle loro opere per finalità didattiche.

Tale eccezione è frutto di un bilanciamento di interessi che, per la sua importanza, è da ritenersi al tempo stesso fondamento e limite dell'intera disciplina del diritto d'autore. L'ordinamento giuridico, infatti, riconosce tutela giuridica alle opere d'ingegno in virtù del benessere culturale o scientifico che esse sono capaci di apportare alla società.

È per questo motivo che se, da un lato, viene riconosciuta all'autore ogni possibilità di utilizzazione economica della propria opera, al tempo stesso si prevedono eccezioni a tali privative [3] il cui scopo consiste nel permettere alla collettività di godere di tali opere e dei benefici che esse comportano.

Il concetto è espresso in modo chiaro dall'art. 27 della Dichiarazione Universale dei Diritti dell'Uomo, secondo il quale:

> "1. Ogni individuo ha diritto di prendere parte liberamente alla vita culturale della comunità, di godere delle arti e di partecipare al progresso scientifico ed ai suoi benefici.
> 2. Ogni individuo ha diritto alla protezione degli interessi morali e materiali derivanti da ogni produzione scientifica, letteraria e artistica di cui egli sia autore".

Nel nostro ordinamento il bilanciamento di interessi ora illustrato è realizzato attraverso la previsione dell'art. 70 della legge sul diritto d'autore. L'articolo, che, come vedremo nel paragrafo successivo, è stato recentemente soggetto a un'importante modifica, stabilisce entro quali limiti la citazione è libera e non soggetta al previo consenso dell'autore o dell'editore dell'opera o altro avente causa.

Poiché le previsioni dell'art. 70 sono eccezioni alla regola generale del monopolio dell'autore sulle opere create, esse devono essere interpretate in modo restrittivo. Per questo motivo e per l'estrema difficoltà di ricomprendere entro categorie giuridiche – le quali per loro natura, una volta definite, tendono a rimanere fisse e costanti nel tempo – realtà estremamente mutevoli come quelle digitali, la verifica della compatibilità tra l'uso di un'opera di terzi e l'applicabilità dell'eccezione didattica deve essere effettuata caso per caso. Andiamo ad analizzare l'articolo in questione.

Le regole generali per l'utilizzazione libera sono contenute nel primo e terzo comma dell'articolo, secondo i quali:

> "1. Il riassunto, la citazione o la riproduzione di brani o di parti di opera e la loro comunicazione al pubblico sono liberi se effettuati per uso di critica o di discussione, nei limiti giustificati da tali fini e purché non costituiscano concorrenza all'utilizzazione economica dell'opera; se effettuati a fini di insegnamento o di ricerca scientifica; l'utilizzo deve inoltre avvenire per finalità illustrative e per fini non commerciali
> [...]
> 3. Il riassunto, la citazione o la riproduzione debbono essere sempre accompagnati dalla menzione del titolo dell'opera, dei nomi dell'autore, dell'editore e, se si tratti di traduzione, del traduttore, qualora tali indicazioni figurino sull'opera riprodotta".

L'articolo è formulato in modo particolarmente felice per quello che riguarda l'e-learning. Infatti permette i due diritti fondamentali che sono necessari per utilizzare opere di terzi, quello di riproduzione e quello di comunicazione al pubblico.

L'operatività dell'utilizzazione libera per finalità didattiche prevista dall'art. 70 è, quindi, sottoposta a tre limiti:

1. l'opera non può essere utilizzata nel suo intero: si possono riprodurre solo brani o parti della stessa;
2. l'utilizzazione deve essere finalizzata alla sola critica o discussione, o per finalità illustrative se si parla di insegnamento;
3. l'utilizzazione non deve costituire un atto di concorrenza all'utilizzazione economica dell'opera stessa.

Un ulteriore requisito, di tipo formale, è che ogni utilizzazione libera deve essere accompagnata da un'adeguata citazione della fonte (titolo dell'opera, autore e editore, eventualmente il nome del traduttore) e ciò in rispetto di quanto previsto per il diritto, inalienabile, alla paternità dell'opera. L'eccezione "didattica" parla quindi di "porzione d'opera". Non tutta, ma una parte.

Il *quantum* di opera citabile è, quindi, il primo problema con cui deve misurarsi l'interprete.

Poiché la legge sul diritto d'autore protegge diversamente le opere letterarie da quelle figurative, musicali e così via, è impossibile cercare un criterio univoco e si dovrà procedere in modo diverso a seconda della diversa tipologia di opera.

L'art. 70 non offre indicazioni sulla quantità di opera citabile per rientrare nell'eccezione. Nel comma 2 si parla esplicitamente del caso delle antologie scolastiche, e si prevede che in queste "la riproduzione non può superare la misura determinata dal regolamento, il quale fissa la modalità per la determinazione dell'equo compenso".

Il regolamento a cui si riferisce l'articolo è il regio decreto 18 maggio 1942, n. 1369. Esso stabilisce, all'art. 22, il limite di riproduzione soggetto a equo compenso per le antologie a uso scolastico a 12.000 lettere se si tratta di prosa e 180 versi se di poesia, di 50 metri di pellicola se di opere cinematografiche. Come si vede non è stato operato un adeguamento per le opere digitali e, per le opere cinematografiche, si ragiona ancora in termini di "metri di pellicola". Non esistono, inoltre, indicazioni specifiche per la riproduzione di testi al di fuori dell'ipotesi della citazione in antologie scolastiche.

22.4 Il caso particolare delle fotografie

Come ci si deve comportare per il caso delle fotografie? Come individuare la porzione di opera a cui si riferisce l'art. 70? La legge non lo spiega, anche se le opere fotografiche non sono escluse dall'applicabilità dell'eccezione.

Il regio decreto è stato aggiornato da due provvedimenti, il DPCM del 6 febbraio del 1988 e il DPCM del 22 febbraio 1988, i quali fissano le tariffe che devono essere corrisposte per la riproduzione delle fotografie nelle antologie (ma è sempre possibile l'accordo fra le parti per tariffe diverse).

La legge sul diritto d'autore, in particolare, prevede una disciplina molto articolata e complessa per le fotografie, e stabilisce tutele diverse a seconda del tipo di foto. Se meramente riproduttiva, cioè, o amatoriale, o artistica. La consapevolezza di queste regole è essenziale, poiché configura casi in cui le fotografie possono essere utilizzate legittimamente in forma integrale senza necessità di ricorrere all'art. 70 e i suoi stretti limiti. Cerchiamo di illustrare brevemente il tipo di tutela per le fotografie.

Secondo la legge sul diritto d'autore, sono considerate fotografie tutelabili le immagini di persone o di aspetti, elementi o fatti della vita naturale e sociale, ottenute col processo fotografico o con processo analogo, comprese le riproduzioni di opere dell'arte figurativa e i fotogrammi delle pellicole cinematografiche.

Dalla tutela di diritto d'autore devono, invece, ritenersi escluse, secondo l'art. 87, le fotografie di scritti, documenti, carte di affari, oggetti materiali, disegni tecnici e prodotti simili. Tali fotografie, quindi, sono liberamente utilizzabili senza dover ottenere l'autorizzazone di chi ne detiene i diritti di riproduzione, salva l'ipotesi in cui esse siano tutelate da diritti diversi e ulteriori al diritto d'autore come nel caso dei diritti connessi. Ciò si verifica, ad esempio, quando le immagini sono parte di un database, oppure se fanno parte di un'opera complessa (per esempio sono inserite nell'impostazione grafica della copertina di un volume) ecc.

La legge sul diritto d'autore riserva, poi, a foto amatoriali, una tutela di 20 anni dalla data di scatto. Tale tutela è condizionata dalla presenza di alcune indicazioni, e cioè, come recita l'art. 90 della legge sul diritto d'autore:

1. il nome del fotografo, o della ditta da cui il fotografo dipende o del committente;
2. la data dell'anno di produzione della fotografia;
3. il nome dell'autore dell'opera d'arte fotografata.

Qualora gli esemplari non portino le suddette indicazioni, la loro riproduzione non è considerata abusiva e non sono dovuti i compensi, a meno che il fotografo non provi la malafede del riproduttore.

Se, invece, la fotografia è artistica, la sua protezione è elevata a settant'anni dalla morte dell'autore e la sua tutelabilità è piena. Come distinguere una foto artistica da una amatoriale?

La legge tace sull'argomento e lo fa a proposito. La ragione deve riscontrarsi nel fatto che il legislatore non ha ritenuto suo compito descrivere criteri per discriminare fra cosa è considerabile arte e cosa invece non lo è. La giurisprudenza ha, però, elaborato criteri per distinguere le due tipologie e, sinteticamente, una fotografia è artistica quando non è il mero risultato del processo meccanico dell'apparecchio fotografico ma esprime la personalità dell'autore e presenta un elevato grado di creatività.

Attenzione deve essere fatta alla riproduzione fotografica di opere d'arte o di opere a loro volta tutelate dal diritto d'autore. In questo caso la fotografia in sé sarà amatoriale, ma poiché riproduce un'opera d'arte di un terzo è necessario che il titolare dei diritti sull'opera abbia dato il consenso alla relativa riproduzione fotografica.

Ancora attenzione è richiesta per quelle fotografie che riproducono opere d'arte su cui i diritti di sfruttamento economico sono scaduti (ricordiamo che i diritti di sfruttamento economico durano settant'anni dopo la morte dell'autore). Normalmente, quando i diritti di sfruttamento economico si esauriscono, le opere possono essere utilizzate – e quindi anche riprodotte – da chiunque. Tecnicamente, quando tali diritti scadono, l'opera, infatti, è considerata di pubblico dominio.

Talune opere, però, in considerazione della loro importanza, diventano beni culturali. In tale caso gli enti che ne hanno la tutela (come poli museali, enti locali e così via) continuano a detenere i diritti di riproduzione[2].

Per tale motivo opere come la "Primavera" di Botticelli, nonostante tecnicamente entrate in pubblico dominio, non possono essere riprodotte senza il consenso del polo museale fiorentino.

Come si può agevolmente osservare, i regolamenti e i decreti di attuazione non prevedono criteri per identificare una porzione di immagine citabile, ma si limitano a prescrivere, invece, quali sono le tariffe che devono essere pagate per l'utilizzazione delle stesse all'interno di antologia a uso scolastico. Il regolamento e i decreti di attuazione tacciono.

L'art. 70, però, in sé non limita la sua applicabilità a determinati tipi di opera, a esclsusione delle immagini, quindi l'interprete è lasciato completamente solo a dirimere la questione.

Si pensi alla difficoltà di definire il limite tra una porzione di immagine e la mutilazione dell'immagine stessa. O al fatto che l'autore e dai suoi eredi possono

[2] Si vedano gli artt. 107 e ss. del Decreto Legislativo 22 gennaio 2004, n. 42, "Codice dei beni culturali e del paesaggio, ai sensi dell'articolo 10 della legge 6 luglio 2002, n. 137" pubblicato nella Gazzetta Ufficiale n. 45 del 24 febbraio 2004 - Supplemento Ordinario n. 28.

esercitare il diritto morale contro la mutilazione dell'opera anche dopo la cessione economica del diritto, e senza limiti di tempo[3].

Tale diritto, infatti, è esercitabile dall'autore finché in vita, da eredi o, qualora non ve ne fossero, dal Consiglio dei Ministri. La questione è quindi determinare quanto piccola, o quanto grande, può essere una porzione di immagine che non leda il diritto dell'autore a non vedere mutilata l'opera e che però sia ancora significativamente descrittiva dell'opera originale.

22.5 Riflessioni sul requisito della finalità non commerciale previsto dall'art. 70

In un momento storico dove tutti i modelli tradizionali di fruizione sono in fase di rinnovamento e ibridazione, è sempre più difficile definire quando esiste uno scopo commerciale o un atto di concorrenza ai diritti di sfruttamento economico dell'autore. Non è affatto facile dare una risposta univoca per quello che riguarda l'attività didattica. Quando questa può dirsi commerciale?

La Cassazione ha avuto modo di pronunciarsi in merito all'applicabilità dell'art. 70 in un caso in cui una scuola di danza rivendicava la possibilità di utilizzare l'eccezione per potere utilizzare musiche per le coreografie degli allievi a fini didattici. La Cassazione ha negato la non commercialità della didattica in quel caso "in quanto [l'attività didattica] organizzata dentro un processo produttivo diretto al profitto, costituisce utilizzazione economica riservata all'autore" (Cass., sez. I, 1.9.1997, n. 8304).

Mancano ancora precedenti giurisprudenziali che possano chiarire in quali casi debba ritenersi sussistente su Internet un'attività commerciale, anche quando lo scopo è erogare un corso e-learning completamente gratuito, e molti dubbi vengono sollevati in dottrina per i siti che, pur non generando direttamente guadagni, abbiano banner o altro tipo pubblicità [4].

22.6 Il nuovo comma 1 bis dell'articolo 70

Nel tentativo di rispondere alle problematiche poste dall'art. 70 nel caso particolare delle immagini è stato aggiunto un nuovo comma all'art. 70 dall'art. 2 della legge 9 gennaio 2008, n. 2.

[3] Si veda il primo comma dell'art. 20 della legge sul diritto d'autore che, in merito, stabilisce che: "Indipendentemente dai diritti esclusivi di utilizzazione economica della opera, previsti nelle disposizioni della sezione precedente, ed anche dopo la cessione dei diritti stessi, l'autore conserva il diritto di rivendicare la paternità dell'opera e di opporsi a qualsiasi deformazione, mutilazione od altra modificazione, ed a ogni atto a danno dell'opera stessa, che possano essere di pregiudizio al suo onore o alla sua reputazione".

Secondo il nuovo comma 1-bis: "È consentita la libera pubblicazione attraverso la rete Internet, a titolo gratuito, di immagini e musiche a bassa risoluzione o degradate, per uso didattico o scientifico e solo nel caso in cui tale utilizzo non sia a scopo di lucro. Con decreto del Ministro per i beni e le attività culturali, sentiti il Ministro della Pubblica Istruzione e il Ministro dell'Università e della Ricerca, previo parere delle Commissioni parlamentari competenti, sono definiti i limiti all'uso didattico o scientifico di cui al presente comma".

File audio e immagini potranno quindi essere utilizzati liberamente su Internet, a patto che la loro pubblicazione avvenga per finalità didattiche o scientifiche e senza lucro. Il comma introdotto amplia, quindi, la portata dell'eccezione già prevista nell'articolo 70 che, ricordiamo, limita l'utilizzazione libera solo di brani o parti di opere tutelate, e solo qualora ciò avvenga per finalità non commerciali e l'utilizzazione abbia finalità didattiche o di critica o di ricerca o scientifiche. Il comma aggiunto, per la verità, menziona le sole finalità scientifiche e didattiche, ed è da escludere, dato che si tratta di un'eccezione alle regole generali, che possa trovare applicazione oltre queste ipotesi.

Nel comma introdotto, inoltre, si fa riferimento a un emanando decreto che circoscriverà ulteriormente le ipotesi di applicazione dell'eccezione, ma la lettera della norma dice già che le immagini dovranno essere a bassa risoluzione e le musiche degradate. Requisiti questi, peraltro, già di per sé necessari per la fruizione via Web delle risorse.

Proprio tale previsione ha suscitato critiche [6-10], condivisibili, da parte di chi vede nella bassa qualità dei medium una limitazione che non dovrebbe applicarsi alla didattica. È da ricordare che, in ogni modo, la previsione si inserisce in un sistema che si è già assestato, in via di autonomia contrattuale, su regole simili proprio nel settore delle immagini utilizzabili via Web. Basta pensare alla modalità in cui la Siae stessa concede i diritti di riproduzione per le opere figurative protette destinate alla pubblicazione su Internet [11]: la risoluzione delle immagini deve, comunque essere inferiore ai 72 dpi, e cioè una risoluzione delle immagini che è adatta al Web ma non alla stampa.

Ancora non sappiamo esattamente, tuttavia, quanto bassa deve essere la risoluzione di immagini e audio. È appena il caso di notare che il problema del *quantum* investe da sempre tutto l'art. 70 e non solo il comma appena introdotto, anche se da un punto di vista diverso dalla quantità di informazione contenuta in un file [5]. L'articolo, infatti, permette l'utilizzazione libera di tutti i tipi di opere nel rispetto del requisito della riproduzione del "brano o parte" delle stesse.

22.7
Che cos'è un'immagine ai fini dell'eccezione prevista dal comma 1-bis?

Un'altra questione che fa riflettere è cosa, nel comma introdotto, debba essere ritenuto immagine. L'immagine è una raffigurazione grafica di qualcosa, concetto che nella legge sul diritto d'autore viene compreso in quello di "riproduzione", ovvero il più importante dei diritti esclusivi di sfruttamento economico attribuiti all'autore.

Per capire l'importanza del significato da dare al termine, ricordiamo che la legge protegge i diversi tipi di opere con regole diverse e, quindi, le opere delle arti figurative in un modo, le fotografie in un altro, i bozzetti teatrali, le opere di design in un altro ancora e così via. E che cosa accade se viene ridotta a immagine un'opera che, originariamente, non è immagine, ovvero non è foto, non è disegno? Tutto può essere ridotto a immagine senza esserlo originariamente. Una statua, un fotogramma di un film, la scannerizzazione di una pagina di testo: sono opere che di per sé non sono immagini, ma possono diventare un file di immagine.

In questo caso si può ancora parlare di immagine oppure, secondo l'interpretazione avuta sinora ai sensi dell'art. 13 citato all'inizio del capitolo, semplicemente di riproduzione di un'opera tutelata?

In altri termini, che cosa deve prevalere in questi casi per sapere se stiamo rientrando nell'ambito dell'eccezione: il risultato finale (e cioè l'immagine) o la natura dell'oggetto ridotto a immagine (e cioè quella di testo, foto, scultura ecc.)? Il comma introdotto ha assicurato alla didattica la facoltà di riprodurre graficamente qualsiasi opera oppure da solo la possibilità di utilizzare opere che sono grafiche ab origine? Se l'interpretazione della parola "immagine" ricomprende qualsiasi opera riconducibile a u'immagine (qualsiasi rappresentazione grafica di un'opera protetta, cioè), non solo le opere che sono "immagini" originariamente, allora la portata dell'eccezione è amplissima e si rivelerà di grande ed effettiva utilità per la didattica in Rete.

Ma se l'interpretazione dovesse essere restrittiva, si preannunciano tempi duri per i docenti che saranno chiamati, di volta in volta, a risolvere i problemi interpretativi non da poco per discernere se si sta rientrando nell'ipotesi, lecita, dell'utilizzazione di un'immagine oppure in quella, non compresa nell'eccezione, della riproduzione. Per fare un esempio banale, le fotografie, in quanto mezzi di riproduzione della realtà, potrebbero causare i maggiori problemi. Si pensi a una foto particolarmente suggestiva e artistica raffigurante un'opera architettonica contemporanea o una scultura: in tal caso la foto è sia una riproduzione dell'opera fotografata, sia opera fotografica tutelata di per sé e immagine ab origine. Dove è, quindi, il confine? Problemi tutt'altro che semplici da risolvere, insomma, se la finalità dell'eccezione introdotta è quella di semplificare e incentivare l'attività didattica in Rete.

Per avere, però, risposte definitive non resta che attendere il decreto che darà attuazione al comma 1-bis.

Bibliografia

1. Berlingieri E, Masoni M, Gensini G, Conti A (2005) Alcuni aspetti problematici della gestione dei diritti d'autore nell'organizzazione e nella gestione di un corso di laurea in e-learning. Un confronto tra l'esperienza americana e la realtà italiana. In: Expo E-Learning 2005. Atti del Convegno, Ferrara
2. Berlingieri E, Masoni M, Gensini G, Conti A (2006) Towards an equivalence between distance and face-to-face education: standards, requirements and conflicts under copyright law in medical education. AMEE Atti del Convegno, Genova

3. Auteri P, Floridia G, Mangini V et al (2005) Diritto Industriale: proprietà intellettuale e concorrenza. Giappichelli, Torino
4. Berlingieri E (2007) Il diritto d'autore nella didattica online, http://www.apogeonline.com/webzine/2007/03/02/19/200703021901
5. Berlingieri E (2008) Legge 2.0. Apogeo, Milano
6. Longo A (2007) *Copyright su internet, quel comma che ha fatto infuriare la blogosfera*, "La Repubblica". http://www.repubblica.it/2007/09/sezioni/scienza_e_tecnologia/diritti-web/autore-non-profit/autore-non-profit.html (ultimo accesso effettuato il 06/07/2010)
7. Spinelli L (2007) *Diritto d'autore, la parola alla Commissione Cultura*, "Punto Informatico" http://punto-informatico.it/p.aspx?i=2155649 (ultimo accesso effettuato il 06/07/2010)
8. Masera A (2007) *Degradarte, ovvero il copyright Siae su Internet: Appello a Napolitano*, "La Stampa". http://www.lastampa.it/_web/CMSTP/tmplrubriche/giornalisti/grubrica.asp?ID_blog=2&ID_articolo=631&ID_sezione=3&sezione=Web%20Notes (ultimo accesso effettuato il 06/07/2010)
9. Cammarata M (2007) *Una norma "degradata" nella forma e nella sostanza*, "Interlex". http://www.interlex.it/copyright/degradata.htm (ultimo accesso effettuato il 06/07/2010)
10. Cortiana F (2007) *La Siae ipoteca il diritto d'autore sul web*, "Visionpost". http://www.visionpost.it/epolis/la-siae-ipoteca-il-diritto-dautore-sul-web.htm] (ultimo accesso effettuato il 06/07/2010)
11. Tariffario SIAE per la riproduzione di opere visive su web, pag 30 e ss. Del pdf, reperibile presso il sito della SIAE alla url: http://www.siae.it/documents/olaf_av_utilizzatori_tariffe.pdf?721187 (ultimo accesso effettuato il 06/07/2010)

Usare le licenze Creative Commons per l'e-learning. Come funzionano e cosa sono 23

E. Berlingieri

Abstract In questo capitolo verranno analizzate le licenze *Creative Commons* quali strumenti per l'utilizzazione di materiali creati da terze parti a finalità didattiche. Le licenze, che hanno piena validità nel nostro ordinamento, sono sei e prevedono diverse possibilità di gestione dei diritti sulle opere alle quali sono applicate. È pertanto necessario che chi voglia utilizzare tali opere riesca a capire quali poteri l'autore trasmette loro ed entro quali limiti l'opera è legittimamente utilizzabile.

23.1 Che cosa sono le licenze creative commons

Le licenze Creative Commons costituiscono una tipologia particolare di gestione dei diritti d'autore. Si tratta, infatti, di una sorta di contratto che l'autore stipula non in via esclusiva con un singolo soggetto bensì con la collettività, permettendo a chiunque di utilizzare la propria opera a patto che questi rispetti le clausole stabilite nella licenza.

Il principio su cui si basa il funzionamento delle licenze va rinvenuto nella disponibilità dei diritti di sfruttamento economico attribuiti all'autore, e la possibilità di cedere in un ambiente transnazionale come Internet diritti conferiti da una legge nazionale va riscontrata nella particolare opera di armonizzazione a livello internazionale che da decenni è in atto nel settore della proprietà intellettuale [1]. La maggior parte dei paesi, infatti, è parte di convenzioni internazionali gestite

E. Berlingieri (✉)
Giurista, Firenze

dall'Organizzazione Mondiale per la Proprietà Intellettuale (OMPI), un'agenzia specializzata facente capo all'ONU la quale amministra i trattati in materia. Lo stato attuale del diritto d'autore, grazie all'attività dell'OMPI ma anche dell'Unione Europea per l'elevata attività di armonizzazione del mercato dei paesi membri dell'Unione, è – perlomeno a livello sostanziale – omogeneo, e le pur sostanziali differenze permettono a fenomeni come le licenze Creative Commons di creare una gestione dei diritti d'autore compatibile con le diverse legislazioni.

Poiché la cessione dei diritti d'autore attraverso le Creative Commons è fatta nei confronti della generalità, ogni cessione è da ritenersi non esclusiva. Il che significa che se si intende utilizzare un'opera licenziata in tale modo non sarà possibile impedire a terzi – siano essi diretti concorrenti o meno – di utilizzarla a loro volta.

È importante premettere subito che l'autore può indicare specificamente quali diritti vuole concedere.

Ne consegue che tutti i diritti non compresi nella licenza rimangono soggetti all'autorizzazione espressa dell'autore o dei suoi aventi causa e non si possono ritenere trasferiti, invece, implicitamente.

L'idea di potere ricorrere a una licenza rivolta al pubblico anziché a una singola parte contraente come forma di distribuzione dell'opera nasce negli Stati Uniti, inizialmente nel movimento della *Free Software Foundation* a opera di Richard Stallmann con la *GNU Public license* (GPL) e la *GNU Free Documentation License* (GFDL). Tali licenze, pensate per la distribuzione di software e la relativa documentazione, avevano gettato le basi della possibilità di ricorrere a un modello contrattuale di gestione dei diritti di autore aperto al pubblico, con condizioni di cessione chiare, uniformi e trasparenti capaci di individuare univocamente tutti i diritti concessi agli utilizzatori dei programmi licenziati. Tale modalità di gestione dei diritti venne analizzata da Lawrence Lessig, Costituzionalista e Professore all'Università di Stanford, il quale individuò un modello contrattuale applicabile ai contenuti diversi dal software e che nel 2001 fondò a San Francisco la Creative Commons come organizzazione senza scopo di lucro.

La Creative Commons gestisce direttamente le licenze che vengono periodicamente aggiornate e pubblicate attraverso il sito (www.creativecommons.org). Non fornisce assistenza legale, però, né cataloga tutte le opere che vengono licenziate.

Le licenze sono state inizialmente pensate per essere valide e applicabili nell'ordinamento giuridico statunitense, ma sono state tradotte e rese compatibili con le leggi di altri ordinamenti da gruppi nazionali di volontari affiliati alla Creative Commons statunitense, titolare del marchio Creative Commons. Il sito delle licenze Creative Commons adattate per l'ordinamento italiano è www.creativecommons.it.

Le licenze Creative Commons nascono in ambiente digitale, tipicamente con lo scopo di favorire la circolazione delle opere via Internet [3]. La licenza, infatti, è generalmente collegata all'opera tramite un collegamento ipertestuale, oppure è inserita nell'opera stessa, se la natura dell'opera lo consente (per esempio nei testi) unitamente a metadati che rendono possibile l'indicizzazione della licenza e del tipo di opera dai motori di ricerca.

23.2
Come funzionano le licenze creative commons

Le licenze, arrivate attualmente alla versione 3.0, sono complessivamente sei.

Ciascuna licenza si ottiene dalla combinazione dei seguenti elementi: Attribuzione (*Attribution*), Non opere derivate (*No derivatives*), Non commerciale (*Non commercial*), Condividi allo stesso modo (*Share alike*).

Ciascun elemento è accompagnato da un simbolo grafico descrittivo, mentre ciascuna licenza è disponibile in due versioni: la prima, il *Common Deed*, è la spiegazione semplificata della licenza, riproduce i simboli grafici dei diritti licenziati ed enuncia stringatamente quali diritti sono oggetto della licenza; la seconda, il *Legal Code* è la versione completa della licenza e cioè quella effettivamente vincolante.

A ogni opera può essere associato un link che riporti alla licenza effettivamente scelta dall'autore, generalmente rappresentata graficamente da un logo che raffigura sinteticamente i simboli che rappresentano i diritti ceduti e identificano il tipo di licenza che si applica all'opera.

Alcune clausole si ritrovano in tutte le sei licenze e ne caratterizzano i funzionamento; vediamone le principali.

Validità nello spazio: in ogni licenza si trova scritto che i diritti conferiti sono estesi a "tutto il mondo" e la sua applicazione non pregiudica eventuali utilizzazioni libere o altre limitazioni ai diritti esclusivi dell'autore derivanti dalla legge sul diritto d'autore nazionale.

Tipologia di medium: i diritti concessi tramite la licenza possono essere esercitati con ogni mezzo di comunicazione e in tutti i formati.

Diritti concessi: la licenza è limitata ai soli diritti espressamente ceduti con la stessa e non si estende agli altri, ma tra i diritti che l'autore trasferisce con la licenza è compreso il diritto di apportare all'opera le modifiche che si rendessero tecnicamente necessarie per l'esercizio dei diritti trasferiti dalla licenza tramite altri mezzi di comunicazione o su altri formati.

L'opera ottenuta in licenza non può essere sublicenziata, né è possibile inserire o prevedere limitazioni d'uso, tecnologiche o contrattuali, che limitino le facoltà conferite dalla licenza.

Una delle clausole comuni si occupa espressamente del diritto ai compensi. Secondo tale clausola, l'autore che decide di utilizzare una licenza Creative Commons si riserva il diritto alla riscossione dei compensi previsti dalla legge sul diritto d'autore, sia personalmente sia tramite gli enti di gestione collettiva. In particolare, se l'opera è musicale, sono riservati i compensi per la comunicazione al pubblico o la rappresentazione o esecuzione di opere incluse in repertori (anche per il tramite di enti di gestione collettiva, come la Siae), compensi per le versioni "cover", compensi per la comunicazione al pubblico dell'opera mediante fonogrammi.

Ogni licenza, inoltre, è accompagnata da una clausola standard di esenzione di garanzia. La clausola di garanzia non copre e non si estende ai danni derivanti da dolo o colpa grave, ovvero danni causati all'autore con intenzione o grave negligenza, compatibilmente con quanto disposto dall'art. 1229 del nostro codice civile.

Ulteriore clausola comune è quella relativa alle ipotesi di risoluzione della licenza. La licenza si intende risolta e i diritti revocati ogni qual volta vi sia un inadempimento del licenziatario o inosservanza del rispetto dei limiti operativi previsti dalla licenza. La risoluzione di una licenza ha effetto solo nel rapporto tra l'autore dell'opera licenziata e colui che ha violato la licenza nel senso che quest'ultimo, in conseguenza ad avere violato i termini della licenza stessa, non potrà più continuare a utilizzare l'opera. È chiaro che quando questo avviene l'inutilizzabilità colpisce solo l'autore della violazione: il resto della collettività può tranquillamente continuare a utilizzare l'opera nei termini della licenza.

Altra previsione comune è quella relativa alla durata della licenza. Ogni licenza si intende concessa "perpetuamente" e cioè per tutto l'arco temporale per cui la legge nazionale sul diritto d'autore assicura il godimento dei diritti di sfruttamento economico all'autore.

È prevista la possibilità del licenziante di modificare i termini della licenza inizialmente concessi, o di sospendere la distribuzione dell'opera, ma tali situazioni non spiegano effetti retroattivi nei confronti dei licenziatari che abbiano acquisito l'opera secondo le condizioni precedenti.

Un'altra previsione ricorrente è quella che specifica che l'eventuale nullità di una clausola non comporta la nullità dell'intera licenza che quindi potrà continuare a essere applicata a esclusione della clausola eventualmente nulla.

Le licenze tradotte e riadattate, in genere, riportano la clausola c.d. iCommons, che fa salva l'applicazione, per quanto non regolato dalla licenza, della legge sul diritto d'autore dello Stato in cui la licenza è utilizzata. Per la stessa clausola, qualora la licenza tradotta e adottata in un determinato Stato sia utilizzata in uno Stato diverso, le parti si impegnano al rispetto del solo contenuto della licenza.

Passiamo ora ad analizzare i singoli elementi delle licenze e i diritti a essi collegati.

- Attribuzione (*Attribution*): si tratta del diritto morale che tutela il riconoscimento della paternità dell'opera e configura l'obbligo per l'utilizzatore di citare correttamente la fonte e tutti gli elementi identificativi individuati dall'autore. Nel *Legal Code* in riferimento all'elemento "Attribuzione" è specificato che "Qualora Tu distribuisca, comunichi al pubblico, rappresenti, esegua, reciti o esponga in pubblico, anche in forma digitale, l'Opera, devi mantenere intatte tutte le informative sul diritto d'autore sull'Opera. Devi riconoscere una menzione adeguata rispetto al mezzo di comunicazione o supporto che utilizzi: (i) all'Autore Originale (citando il suo nome o lo pseudonimo, se del caso), ove fornito; e/o (ii) alle terze parti designate, se l'Autore Originale e/o il Licenziante hanno designato una o più terze parti (ad esempio, una istituzione finanziatrice, un ente editoriale) per l'attribuzione nell'informativa sul diritto d'autore del Licenziante o nei termini di servizio o con altri mezzi ragionevoli; il titolo dell'Opera, ove fornito; nella misura in cui sia ragionevolmente possibile, l'Uniform Resource Identifier, che il Licenziante specifichi dover essere associato con l'Opera, salvo che tale URI non faccia alcun riferimento alla informazione di protezione di diritto d'autore o non dia informazioni sulla licenza dell'Opera. Tale menzione deve essere realizzata in qualsiasi maniera ragionevole possibile; in ogni caso, in ipotesi di Collezione di Opere, tale menzione deve quantomeno essere posta nel medesimo punto dove viene indicato il nome di altri autori di rilevanza paragonabile e con lo stesso risalto concesso alla menzione di altri autori di rilevanza paragonabile".

- No opere Derivate (*No derivatives*): l'elemento sta a significare che l'autore proibisce la modificazione dell'opera e la creazione di opere derivate. Il *Legal Code* chiarisce che l'opera derivata è "un'opera basata sull'Opera ovvero sull'Opera insieme con altre opere preesistenti, come una traduzione, un arrangiamento musicale, un adattamento teatrale, narrativo, cinematografico, una registrazione di suoni, una riproduzione d'arte, un digesto, una sintesi, o ogni altra forma in cui l'Opera possa essere riproposta, trasformata o adattata. Nel caso in cui un'Opera tra quelle qui descritte costituisca già Collezione di Opere, essa non sarà considerata Opera Derivata ai fini della presente Licenza. Al fine di evitare dubbi è inteso che, quando l'Opera sia una composizione musicale o registrazione di suoni, la sincronizzazione dell'Opera in relazione con un'immagine in movimento (*synching*) sarà considerata Opera Derivata ai fini di questa Licenza".
- Non commerciale (*Non commercial*): la presenza di questo elemento indica che l'autore vieta utilizzazioni commerciali dell'opera licenziata. Nel *Legal Code* si specifica il concetto di "non commerciale" ai fini della licenza dichiarando che è vietata ogni attività "prevalentemente intesa o diretta al perseguimento di un vantaggio commerciale o di un compenso monetario privato. Lo scambio dell'Opera con altre opere protette dal diritto d'autore, per mezzo della condivisione di file digitali (c.d. filesharing) o altrimenti, non è considerato inteso o diretto a perseguire un vantaggio commerciale o un compenso monetario privato, a patto che non ci sia alcun pagamento di alcun compenso monetario in connessione allo scambio di opere coperte da diritto d'autore".
- Condividi allo stesso modo (*Share alike*): la presenza di questo elemento indica che l'opera può essere alterata, modificata o trasformata o utilizzata per crearne un'altra a condizione che le modificazioni o le elaborazioni o le opere derivate siano distribuite con la stessa licenza dell'opera originaria. In particolare non possono essere poste condizioni più restrittive rispetto alla licenza originaria. L'unica eccezione alla clausola Share alike si verifica nel caso in cui l'opera derivata sia inserita in una banca dati o collezione di opere: la banca dati o la collezione, infatti, non sono obbligate a adottare la stessa licenza.

Dalla combinazione degli elementi appena visti derivano le sei licenze Creative Commons, dettagliate qui di seguito.

- *Attribuzione*: è possibile riprodurre, distribuire, comunicare al pubblico, esporre in pubblico, rappresentare, eseguire, recitare, modificare l'opera, a condizione di rispettarne l'attribuzione di paternità.
- *Attribuzione – Non opere derivate*: è possibile riprodurre, distribuire, comunicare al pubblico, esporre in pubblico, rappresentare, eseguire e recitare quest'ope-

23

ra, a condizione di rispettare l'attribuzione di paternità dell'opera e di non modificarla o creare opere derivate.

- *Attribuzione – Non commerciale – Non opere derivate*: è possibile riprodurre, distribuire, comunicare al pubblico, esporre in pubblico, rappresentare, eseguire e recitare l'opera, a condizione di rispettare l'attribuzione di paternità dell'opera e di non modificarla o creare opere derivate e di non utilizzare l'opera per fini commerciali.
- *Attribuzione – Non commerciale*: è possibile riprodurre, distribuire, comunicare al pubblico, esporre in pubblico, rappresentare, eseguire e recitare l'opera e modificarla, a condizione di rispettare l'attribuzione di paternità dell'opera e di non utilizzarla per fini commerciali.
- *Attribuzione – Non commerciale – Condividi allo stesso modo*: è possibile riprodurre, distribuire, comunicare al pubblico, esporre in pubblico, rappresentare, eseguire e recitare e modificare l'opera, a condizione di rispettare l'attribuzione di paternità dell'opera e di non utilizzarla per fini commerciali e di distribuire l'opera derivata con questa stessa licenza.
- *Attribuzione – Condividi allo stesso modo*: è possibile riprodurre, distribuire, comunicare al pubblico, esporre in pubblico, rappresentare, eseguire e recitare e modificare l'opera, a condizione di rispettare l'attribuzione di paternità dell'opera e di distribuire l'opera derivata con questa stessa licenza.

23.3 Il valore giuridico delle licenze creative commons

Le licenze Creative Commons possono essere riconosciute e ritenute valide in Italia poiché nel nostro ordinamento è ammessa la possibilità di forme atipiche di cessione dei diritti di utilizzazione economica riservati agli autori e loro aventi causa, anche a titolo gratuito. La base giuridica della validità delle licenze può essere rinvenuta nell'autonomia contrattuale stabilita dall'art. 1322 c.c.

In Italia non abbiamo ancora avuto pronunce giurisdizionali in merito alla natura e alla validità di tali licenze; in ogni modo l'opinione dominante concorda nel rinvenire nelle licenze Creative Commons elementi della disciplina dei contratti per adesione predisposti per moduli o formulari, idea che sembra essere avallata anche dal gruppo Creative Commons Italia.

Come noto, l'utilizzazione del termine "licenza" per la cessione di alcuni diritti di utilizzazione di opere protette da diritto d'autore è frutto di una traduzione letterale del termine "license" che riporta a forme contrattuali tipicamente anglosassoni, mentre per quanto riguarda le cessioni dei diritti d'autore, anche se effettuate in via non esclusiva, il nostro ordinamento predilige la forma del contratto, accettato e sottoscritto da entrambe le parti. La riconduzione delle licenze ai contratti per adesione incontra, infatti, il problema della mancanza dell'accettazione-sottoscrizione delle clausole della parte che non ha predisposto il contratto e, cioè, l'utilizzatore dell'opera licenziata la cui volontà di accettazione delle condizioni di uso delle opere licenziate mediante Creative Commons è costituita unicamente dal comportamento concludente dell'utilizzazione dell'opera licenziata.

Particolare attenzione merita, inoltre, la questione relativa alla prova della licenza, soprattutto se si considera la possibilità prevista in capo all'autore di modificare i termini della stessa o di ritirare l'opera dalla distribuzione. L'importanza della possibilità di provare l'esistenza e le condizioni della licenza è evidenziata, in particolare, dall'art. 110 della LdA, il quale sancisce che la trasmissione dei diritti di utilizzazione economica deve essere provata per iscritto. Poiché l'art. 19 LdA specifica che ciascuno dei diritti di utilizzazione economica è indipendente dall'altro, la prova deve garantire anche quali di questi diritti sono stati trasmessi e a quali condizioni.

I requisiti probatori previsti dall'art. 110 LdA possono essere facilmente soddisfatti nei casi, invero rari, in cui l'opera licenziata con licenza Creative Commons sia pubblicata e incorporata in un supporto fisico che ne fissi la licenza, o la incorpori in un documento scritto, e quando la data della licenza coincide con quella della pubblicazione dell'opera.

Gli stessi requisiti, invece, diventano problematici per tutte quelle opere che vengono originariamente distribuite in formato digitale senza protezioni che ne restringano la possibilità di modifica, e sono quindi accompagnate da una licenza Creative Commons digitale, ugualmente modificabile come l'opera in quanto, analogamente, non protetta.

È lecito chiedersi se esistono regole che tutelino l'integrità della licenza, nel senso di non modificabilità della stessa se non da parte del licenziante, e se sia possibile individuare rimedi nel caso in cui la licenza venga "abusivamente" modificata da chi non ne abbia il diritto.

Le clausole della licenza riconoscono solo in capo all'autore il diritto di disporre della licenza, ma non prevedono rimedi specifici in caso di violazione di tale diritto.

In via teorica, nel nostro ordinamento potrebbe a tal fine trovare applicazione l'art. 102-quinquies della LdA, il quale dà autonoma rilevanza giuridica alle "informazioni elettroniche sul regime dei diritti che identificano l'opera o il materiale protetto, nonché l'autore o qualsiasi altro titolare dei diritti". Tali informazioni, prosegue la lettera dell'articolo, "possono altresì contenere indicazioni circa i termini o le condizioni d'uso dell'opera o dei materiali, nonché qualunque numero o codice che rappresenti le informazioni stesse o altri elementi di identificazione". Il comma primo lettera h dell'art. 171-ter punisce chiunque, a fini di lucro e se il fatto è commesso per uso personale, "abusivamente rimuove o altera le informazioni elettroniche di cui all'articolo 102-quinquies, ovvero distribuisce, importa a fini di distribuzione, diffonde per radio o per televisione, comunica o mette a disposizione del pubblico opere o altri materiali protetti dai quali siano state rimosse o alterate le informazioni elettroniche stesse" con la reclusione da sei mesi a tre anni e con la multa "da cinque a trenta milioni di lire". Il lucro, considerando anche che normalmente l'utilizzazione concessa secondo la licenza Creative Commons è a titolo gratuito, dovrebbe potersi ravvisare in quelle situazioni in cui l'alterazione della licenza ha portato l'utilizzatore a legittimare utilizzazioni commerciali dell'opera, laddove queste non erano state consentite dall'autore.

23

Analizziamo adesso la validità di una licenza Creative Commons dal punto di vista del requisito della prova scritta ai fini della dimostrazione della trasmissione dei diritti richiesta dall'art. 110 LdA.

Una licenza Creative Commons digitale rientra nella definizione di documento informatico inteso come "la rappresentazione informatica di atti, fatti o dati giuridicamente rilevanti". Il legislatore, però, attualmente equipara solamente il documento sottoscritto con firma digitale o firma elettronica qualificata al documento cartaceo sottoscritto; se invece il documento informatico è firmato elettronicamente esso è, dal punto di vista probatorio, liberamente valutabile dal giudice. Il documento informatico privo di firma elettronica, invece, quale è appunto una semplice licenza allegata in qualche modo all'opera, non è sottoscritto e non possiede di per sé le caratteristiche di riferibilità all'autore che l'ha scelta e all'opera a essa collegata. La validità che può avere è quella dell'art. 2712 c.c., e cioè quella delle riproduzioni meccaniche, che fanno piena prova dei fatti e delle cose che rappresentano, a condizione che il soggetto contro il quale è prodotto non disconosca la conformità ai fatti e alla rappresentazioni stesse.

I dati che sono significativi e rilevanti ai fini probatori della trasmissione di diritti d'autore attraverso la licenza Creative Commons devono essere tali da individuare l'opera, individuare la specifica licenza riferita all'opera e il momento storico in cui ciò è avvenuto, nonché riferire l'opera e la licenza all'autore.

In tutti i casi in cui l'autore desideri dare certezza giuridica alla licenza, allora egli dovrebbe legare, informaticamente, la licenza all'opera e ricorrere alla firma digitale qualificata per firmare il risultato, poiché solo tale firma garantisce l'esistenza della specifica licenza e il tempo in cui la licenza fu scelta (attraverso la marcatura temporale garantita dalla firma), nonché la prova della riferibilità all'autore della scelta della licenza in riferimento all'opera.

Il licenziatario, altresì, dovrebbe a sua volta firmare digitalmente l'opera con la licenza incorporata e firmata dall'autore, in modo da potere dimostrare il momento storico in cui l'ha personalmente acquisita e a quali condizioni.

Bibliografia

1. Berlingieri E (2008) Legge 2.0. Apogeo, Milano
2. Auteri P, Floridia G, Mangini V et al (2005) Diritto Industriale: proprietà intellettuale e concorrenza. Giappichelli, Torino
3. Anderson C (2009) Free – the future of a radical price. Random House, London

Come garantire ai contenuti didattici la sicurezza in rete

24

M.R. Guelfi

Abstract In questo capitolo verrà posta l'attenzione sul problema della sicurezza dei contenuti didattici distribuiti tramite un sistema e-learning e saranno illustrate le tecniche adottabili per garantirne la protezione. Per la trattazione di questi argomenti occorre obbligatoriamente entrare nel merito di aspetti tecnologici e informatici, che possono risultare ostici a un lettore non esperto.

24.1 Introduzione

Come qualsiasi processo informatico, un sistema e-learning è esposto a rischi relativi alla sicurezza. Le esigenze di sicurezza tipiche di un sistema e-learning riguardano [1,2]:

- i contenuti, in termini di disponibilità, di integrità e di loro corretto utilizzo da parte dei soli utenti autorizzati;
- la memorizzazione e il trattamento sicuri dei dati personali degli iscritti;
- le comunicazioni intercorse tra gli attori coinvolti nel processo formativo;
- il corretto svolgimento degli esami.

Questo capitolo si focalizza sul primo punto, analizzando in particolare quali sono le tecniche adottabili per garantire la tutela del copyright dei contenuti distribuiti tramite una piattaforma e-learning.

In un progetto e-learning l'obiettivo principale è la diffusione della conoscenza,

M.R. Guelfi (✉)
Innovazione Didattica ed Educazione COntinua in Medicina – IDECOM,
Presidenza Facoltà di Medicina e Chirurgia, Università degli Studi di Firenze, Firenze

E-learning in sanità. M.R. Guelfi, M. Masoni, A. Conti, G.F. Gensini (a cura di)

pertanto generalmente i contenuti dei corsi, pur dovendo essere fruiti solo da coloro che hanno il diritto di utilizzarli, non presentano particolari problemi dal punto di vista della sicurezza.

Esiste tuttavia la possibilità [2] che i contenuti vengano utilizzati da:

- utenti non autorizzati;
- utenti autorizzati in modo diverso da quello previsto dall'autore: i contenuti possono infatti essere copiati, modificati e distribuiti.

24.2 Misure tecnologiche di protezione dei contenuti

Le misure tecnologiche che possono essere utilizzate per proteggere il copyright dei materiali digitali si basano su pochi elementi di base:

1. accesso controllato ai contenuti digitali;
2. limitazione all'uso dei contenuti digitali;
3. identificazione nell'opera;
4. sorveglianza.

24.2.1 Accesso controllato ai contenuti digitali

In un sistema e-learning per prevenire l'accesso ai materiali didattici da parte di utenti non autorizzati, occorre prevedere un accesso controllato ai contenuti digitali. L'accesso controllato può consistere:

- nell'accettare richieste http che provengono da determinati sotto-domini (come per esempio avviene per l'acquisto di riviste online);
- più frequentemente, nel predisporre una qualche forma di identicazione dell'utente (*autenticazione*) che possa prevedere anche diversi livelli di privilegio nell'utilizzo delle risorse (*autorizzazione*).

24.2.1.1 Autenticazione dell'utente

L'autenticazione è il processo di verifica dell'identità [3]: prima di autorizzare l'accesso al materiale digitale, un sistema e-learning dovrebbe confermare l'identità del richiedente. È su questa fase critica che si fonda la strategia di sicurezza.

L'identità viene fornita attraverso credenziali conosciute unicamente dall'utente e dal sistema di autenticazione.

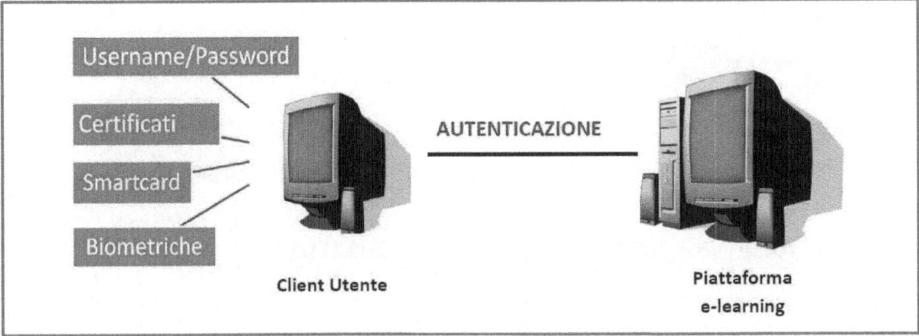

Fig. 24.1 Modalità di autenticazione in un sistema e-learning

Sebbene il metodo più diffuso sia l'uso di un account, cioè di un identificativo utente (*username*) e di una password, l'autenticazione dell'utente può avvenire anche tramite l'uso di certificati digitali, credenziali biometriche, smartcard ecc. (Fig. 24.1). Se l'autenticazione viene eseguita tramite l'uso di username e password, è importante predisporre un'appropriata gestione degli account che preveda:

- nella creazione delle password, il rispetto di alcune regole di base sulla sicurezza: lunghezza minima, utilizzo di caratteri alfanumerici, non correlazione con dati conosciuti della persona ecc.;
- il blocco dell'account dopo un numero prefissato di accessi falliti al sistema (questo per impedire che la password possa essere indovinata dopo un elevato numero di tentativi);
- la modifica delle password di default;
- un ciclo vitale per ogni password che costringa gli utenti a cambiarla periodicamente.

Nel caso in cui un sistema e-learning non utilizzi infrastrutture comunicative dedicate e protette ma Internet, l'autenticazione tramite username e password non è sufficiente a garantire che solo gli utenti autorizzati possano accedere ai contenuti digitali [1].

Su Internet infatti l'informazione viaggia in chiaro: ciò significa che un utente dalle elevate competenze e capacità (*hacker*) che sia malintenzionato, può facilmente insinuarsi sulla rete, intercettare lo username e la password (Fig. 24.2) e successivamente utilizzarli per impersonificare un utente autorizzato.

Il tipo di azione che viene intrapresa dall'hacker dipende sostanzialmente dalle sue motivazioni [4]. Nel caso di un sistema e-learning, un hacker può essere interessato a intercettare le informazioni in transito sulla rete, nel caso intenda carpire lo username e la password di un utente iscritto a un corso online, per poter accedere ai materiali e a tutte le attività in modalità sincrona e asincrona. Un altro esempio è quello di poter accedere alle informazioni personali degli studenti violando la privacy degli iscritti e successivamente divulgando le informazioni ottenute a terze parti. O ancora, un pirata elettronico potrebbe essere interessato a intercettare lo user-

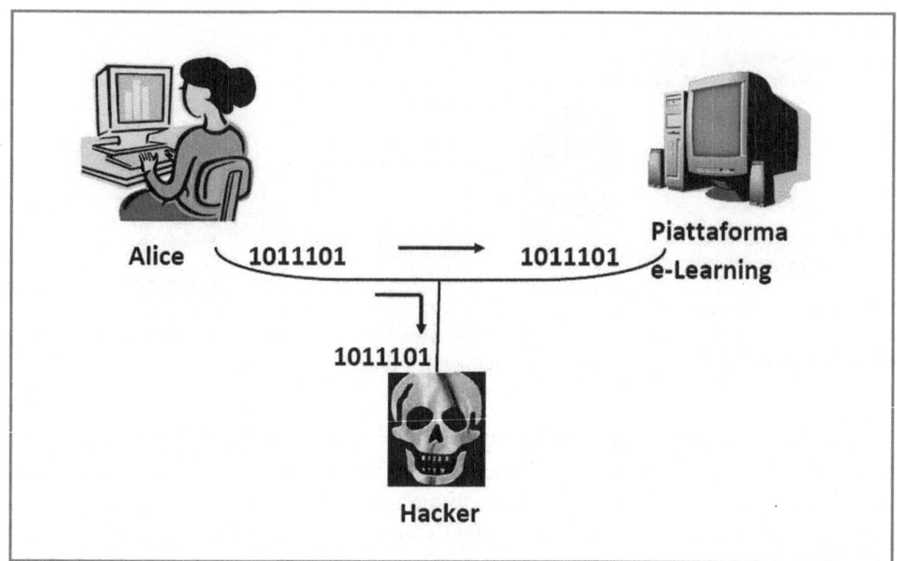

Fig. 24.2 Intercettazione dei dati da parte di un hacker

name e la password di un utente che in piattaforma ha privilegi elevati, quale un docente o un tutor, falsificando la propria identità e facendo ricadere su altri la responsabilità del proprio operato.

In un sistema e-learning che utilizza Internet, per ottenere la sicurezza necessaria occorre adottare soluzioni tecniche in grado di risolvere le problematiche relative alla vulnerabilità dei dati trasmessi.

Le *tecniche crittografiche* costituiscono la base di molti strumenti tecnologici resi disponibili per rendere sicure le comunicazioni tra computer.

Nei sistemi di crittografia un ruolo importante è svolto dalla *chiave*, termine con cui si indica un valore numerico usato da un algoritmo per alterare i dati originali, rendendo questa informazione sicura e leggibile solo da chi possiede la chiave corrispondente necessaria per decodificare i dati.

Nel caso i dati transitino su Internet, le tecniche crittografiche consentono di ottenere l'integrità e la riservatezza dei contenuti scambiati, poiché garantiscono che, se anche questi dati vengono intercettati da una terza parte, questa non è in grado di risalire ai contenuti originali in assenza della corrispondente chiave.
La maggior parte dei moderni sistemi di criptatura si dividono in due gruppi [4, 5]:

- *sistemi simmetrici*, in cui la stessa chiave viene utilizzata per criptare e decriptare i dati;
- *sistemi asimmetrici o a chiave pubblica*, che utilizzano due diverse chiavi per codificare e decodificare il messaggio.

Nei s*istemi simmetrici* la stessa chiave viene utilizzata per criptare e decriptare i dati (Fig. 24.3). In tali sistemi la chiave deve essere conosciuta solo dai partecipanti e pertanto deve essere tenuta segreta. In Internet l'uso di schemi simmetrici è particolarmente problematico perché non esiste un modo sicuro di distribuire le chiavi a tutti i partecipanti: durante il transito la chiave può infatti essere intercettata da parti non autorizzate.

Nei *sistemi asimmetrici* ogni partecipante possiede una coppia di chiavi complementari: una pubblica e una privata (Fig. 24.4). La chiave pubblica può essere distribuita senza temere di compromettere la chiave privata, che deve invece essere tenuta segreta dal proprietario e non essere mai distribuita.

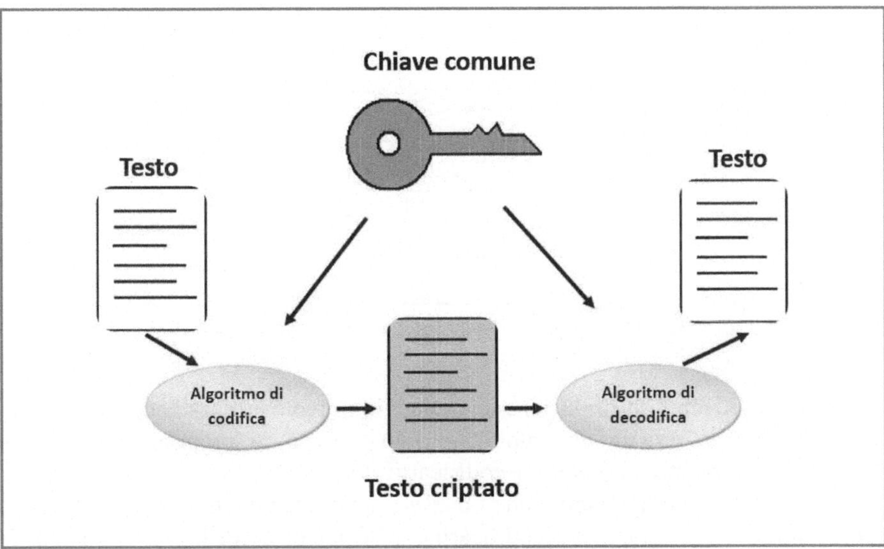

Fig. 24.3 Sistema crittografico simmetrico o a chiave comune

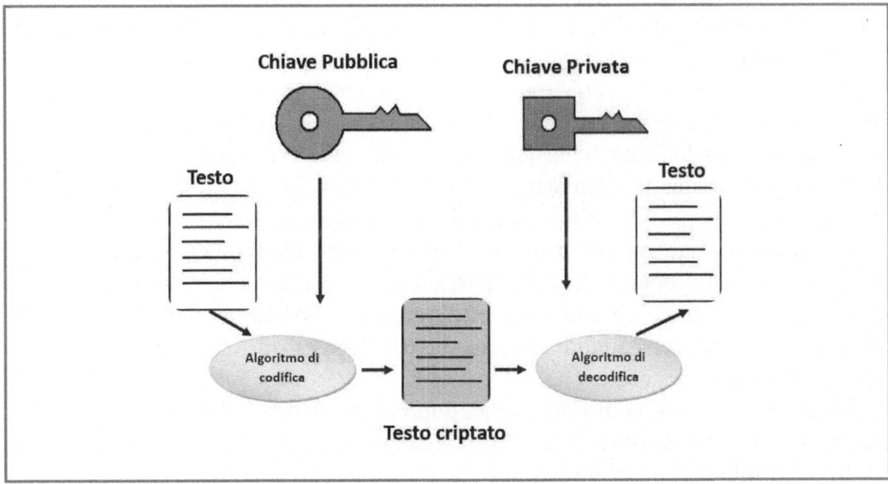

Fig. 24.4 Sistema crittografico asimmetrico o a chiave pubblica

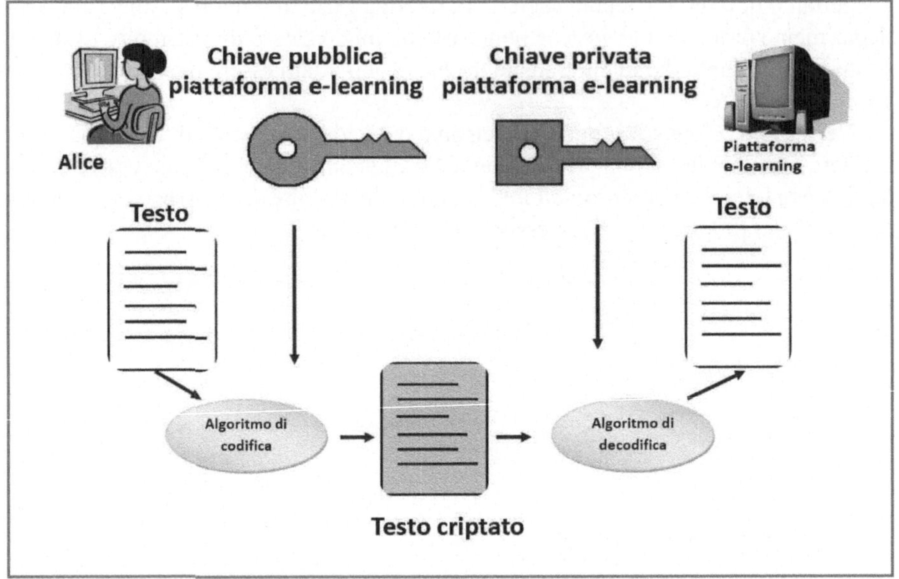

Fig. 24.5 Riservatezza dei dati trasmessi mediante sistema crittografico asimmetrico

Se per codificare l'informazione da inviare il mittente utilizza la chiave pubblica del destinatario, è sicuro che solo il legittimo destinatario (proprietario della corrispondente chiave privata) potrà decodificarlo (Fig. 24.5).

Infatti, se durante la trasmissione i dati vengono intercettati da una terza parte, quest'ultima non è in grado di decodificarli poiché non possiede la chiave privata. Si realizza così la riservatezza dei dati trasmessi.

Al contrario, quando il mittente utilizza la sua chiave privata per codificare il messaggio da inviare, il destinatario potrà utilizzare la chiave pubblica del mittente per decodificarlo. Solo il mittente possiede la sua chiave privata; ciò garantisce l'autenticazione del mittente.

I sistemi a chiave pubblica, anche se non necessitano di un canale sicuro per lo scambio della chiave in quanto non ne è richiesta la segretezza, possiedono un fattore critico rappresentato dall'autenticità delle chiavi pubbliche. Nei sistemi asimmetrici esiste infatti la necessità di autenticare le chiavi pubbliche per essere certi che esse appartengano realmente all'entità con cui si intende comunicare.

Per garantire l'autenticità degli utenti e delle loro chiavi, nei sistemi a chiave pubblica è stata introdotta una terza parte fidata che viene chiamata *Certification Authority* (CA), che ha il compito di certificare che il possessore di una chiave pubblica sia realmente chi dichiara di essere [6]. Esempio di CA online è Verisign (http://www.verisign.com/).

Una CA è un'autorità di fiducia che, dopo aver verificato l'identità di un'applicazione o di un utente, rilascia un certificato digitale che ha appunto lo scopo di garantire l'identità dell'entità stessa.

Un *certificato digitale* è un insieme di dati che contiene alcuni dettagli identificativi dell'entità e la sua chiave pubblica, oltre a informazioni sulla CA che ha emesso il certificato. La CA firma digitalmente tutti i certificati che emette usando la propria chiave privata.

L'uso dei certificati prevede che prima di inviare dati sensibili il mittente richieda il certificato al proprio corrispondente, al fine di ottenerne la chiave pubblica con cui codificare le informazioni da trasmettere. È possibile controllare l'autenticità della chiave pubblica ottenuta verificando la firma della CA contenuta sul certificato: ciò viene fatto usando la chiave pubblica della CA, che è largamente disponibile al pubblico.

La tecnologia basata sull'uso di certificati è stata largamente sviluppata negli ultimi anni e ha prodotto protocolli sicuri quali SSL (*Secure Sockets Layer*) per il WWW. Una sessione SSL garantisce la riservatezza e l'integrità dei dati trasmessi, in quanto i dati vengono crittografati prima di venire inviati sulla rete.

In un sistema e-learning che utilizza come canale trasmissivo Internet, una sessione SSL può essere utilizzata per l'invio:

- di username e password da parte di un utente autorizzato;
- dei contenuti digitali dalla piattaforma e-learning agli utenti autorizzati.

24.2.1.2 Autorizzazione

Questo processo è il livello di controllo della sicurezza che segue l'autenticazione. L'autorizzazione consiste nel verificare che una parte autenticata abbia il permesso di accedere a una particolare risorsa [3]. Il controllo all'accesso prevede l'assegnazione di un profilo di accesso a ogni utente (es., autorizzazione alla sola lettura, alla stampa, alla modifica dei file). Viene definito *role-based* se l'accesso al sistema dipende dal ruolo svolto (amministratore del sistema, utente semplice, utente avanzato ecc.).

Un sistema e-learning generalmente prevede diversi livelli di privilegio nell'utilizzo delle risorse per consentire a ogni soggetto che partecipa al processo formativo di accedere e modificare solo le informazioni di propria competenza. Determinati gruppi di utenti, per esempio i docenti e/o i tutor, avranno i diritti necessari per inserire materiali sulla piattaforma e/o modificarli, mentre gli studenti avranno solo i diritti di fruizione dei contenuti.

24.2.2 Limitazione all'uso dei contenuti digitali

Nel paragrafo precedente abbiamo descritto come l'accesso controllato ai contenuti digitali ci consente di prevenire la fruizione dei materiali da parte di utenti non autorizzati.

Più difficile da fronteggiare è la minaccia che deriva dalla possibilità che utenti autorizzati utilizzino i contenuti in modo diverso da quello previsto dall'autore. Infatti nell'era digitale:

- la duplicazione delle opere è semplice ed economica;
- ogni copia creata è perfetta, sia che essa venga generata dall'originale sia da copie;
- la distribuzione di copie agli utenti può essere effettuata virtualmente a costo zero e in tempi rapidissimi utilizzando Internet.

Occorre pertanto ricorrere a misure tecnologiche di protezione che possano consentire di proteggere le opere.

Un modo per ridurre il rischio che i contenuti vengano utilizzati in modo diverso da quello previsto dall'autore (facendo copie, modifiche e distribuzioni) può essere quello di mettere a disposizione i materiali digitali in un formato che consenta di restringere le possibili forme di utilizzo (stampa, "copia e incolla", fruizione oltre una certa data, solo visualizzazione e streaming e non download ecc.), rendendo così il loro riutilizzo più difficoltoso.

Per esempio sui documenti in formato PDF è possibile:

- limitare la stampa;
- impedire la selezione, e quindi la copia, di testo e immagini;
- proteggere il materiale con l'uso di password e di certificati.

24.2.3 Identificazione nell'opera

Oltre all'accesso controllato ai contenuti digitali e alla loro limitazione all'uso, esistono altre due misure tecnologiche per proteggere il copyright dei materiali digitali: l'identificazione nell'opera e la sorveglianza.

Entrambe consentono di scoprire eventuali riproduzioni e distribuzioni non autorizzate dell'opera, e sono pertanto da considerare tecniche che agiscono dopo l'evento, piuttosto che essere metodi attraverso i quali è possibile prevenire usi illegittimi.

Esistono molte tecniche che consentono di identificare un'opera racchiudendo meta-informazione all'interno dell'opera stessa. I metadati possono riguardare informazioni che identificano il prodotto, i possessori del copyright, la licenza o condizioni d'uso.

Digital Watermarking è una tecnologia che consente di incorporare all'interno di un'opera digitale (documenti testuali, immagini, audio e video) dati difficilmente rimovibili. I *watermark* possono essere visibili o invisibili.

Nel watermark visibile un'immagine translucente visibile viene sovrapposta all'opera originale (es., logo della propria istituzione per proteggere il copyright). La Figura 24.6 mostra un'immagine istologica di un epitelio ghiandolare endocrino cordonale a cui è stato sovrapposto il logo della Facoltà di Medicina e Chirurgia dell'Università di Firenze.

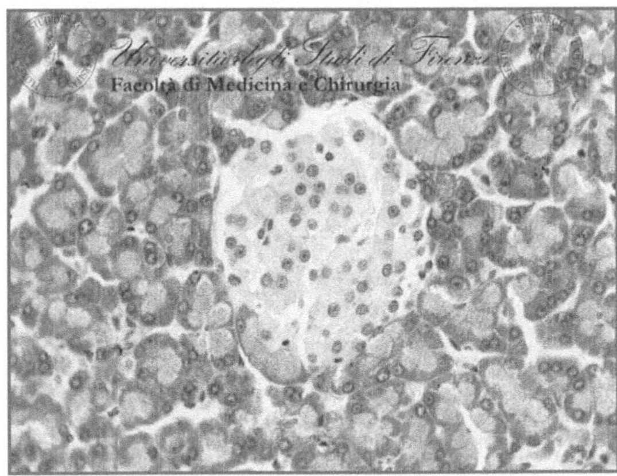

Fig. 24.6 Immagine istologica con watermark visibile

Utilizzando un watermark invisibile, nell'opera originale vengono inseriti dati che non sono percepibili con il normale uso, ma rilevabili da sistemi computerizzati. Possono consistere in informazioni sull'autore, editore, termini e condizioni d'utilizzo o in un numero di serie: ciò aiuta a gestire la distribuzione, il tracciamento e il monitoraggio dei contenuti e a prevenire copie non autorizzate.

Infatti tale tecnica consente ai possessori del copyright di trovare copie non autorizzate del proprio lavoro e di provare, con il watermark, che le copie sono state originate dalla loro opera.

Alcuni watermark possono essere cercati su Internet usando speciali robot o spider (*sorveglianza*).

In questo contesto riteniamo utile citare i *Right Expression Language*. Nell'e-learning sono stati sviluppati standard e tecnologie per supportare la condivisione e il riutilizzo delle risorse; in tale settore esiste pertanto la necessità che i contenuti digitali (*learning objects*) possano essere riutilizzati in modo legittimo. Per questa esigenza sono stati sviluppati linguaggi interoperabili (*Right Expression Language*), che possiedono una grammatica e un vocabolario adatti a esprimere i diritti dei contenuti digitali in un formato standardizzato che può essere letto e interpretato da una macchina. L'obiettivo di tali linguaggi è quello di fornire meccanismi flessibili e interoperabili per sostenere un uso innovativo dei contenuti digiali.

I più promettenti sono:

- ODRL (*Open Digital Right Language*);
- XrML (*eXtensible rights Markup Language*).

24.2.4 Sorveglianza

Per rilevare eventuali attività illegittime è possibile attivare agenti elettronici in grado di monitorare l'accesso e l'utilizzo dei materiali digitali in Internet. Esistono metodologie *pull* e *push*.

24

Sono esempi di metodi pull, *search engine* e *Web spider* che cercano copie non autorizzate delle opere attraverso la ricerca di informazione che identifica le opere digitali (es., digital watermark e altri identificatori).

Costituiscono esempi di metodi push, *cookies* o altre soluzioni che consentano di inviare al punto centrale di diffusione dei report relativi a quando le opere sono state copiate o usate.

Questi metodi consentono di assicurare che i diritti digitali siano rispettati e di rilevare eventuali violazioni al copyright.

24.3 Conclusioni

La tecnologia non può rispondere completamente alla sfida di proteggere le opere da copie e distribuzioni massive non autorizzate. Le misure tecnologiche di protezione sono infatti vulnerabili all'attacco di hacker esperti; tali misure non possono pertanto prevenire la pirateria ma unicamente porre un ostacolo a coloro che cercano di violare il rispetto dei diritti dell'opera.

Per proteggere le opere nell'era digitale occorrono pertanto misure tecnologiche di protezione unitamente a leggi che supportino tali misure e ne vietino il raggiro.

Bibliografia

1. Guelfi MR, Masoni M, Conti A, Gensini GF (2005) Sicurezza e privacy in un sistema e-learning Atti Convegno EXPO e-learning 2005. Ferrara Ottobre 2005
2. Weippl ER (2005) Security in e-learning. ACM ELearn Magazine. http://www.elearnmag.org/subpage.cfm?section=tutorials&article=19-1 (ultimo accesso effettuato il 12/10/2010)
3. Microsoft Software Development Network Library. Securability Overview. http://msdn2.microsoft.com/en-US/library/aa292204(VS.71).aspx (ultimo accesso effettuato il 12/10/2010)
4. Cinotti M (1999) Internet Security. Hoepli, Milano
5. Rahmel D (1997) Database Security. Internet Systems. http://www.governmentsecurity.org/articles/database-security.html (ultimo accesso effettuato il 12/10/2010)
6. Verisign Guide to Securing Intranet and Extranet Servers. http://www.blacksheepnetworks.com/security/info/misc/verisign/intro.html (ultimo accesso effettuato il 12/10/2010)

Il carico cognitivo nel multimedia learning 25

V. Zipoli

Abstract Nella progettazione didattica in un ambiente multimediale occorre considerare il carico cognitivo che l'interfaccia tecnologica introduce nell'apprendimento, ed è necessario chiedersi se le difficoltà introdotte dall'utilizzo di software e di piattaforme didattiche possano addirittura rendere più pesante il compito cognitivo, richiedendo attenzione su fattori estranei al processo di apprendimento [1].

Attraverso la descrizione delle modalità di funzionamento della memoria e dell'apprendimento, l'illustrazione dei principali strumenti di misura del carico cognitivo dei contenuti didattici e delle principali tecniche per un corretto uso degli strumenti multimediali, questo capitolo cerca di aiutare a orientare la progettazione verso la costruzione di ambienti didattici efficaci ed efficienti che, seguendo i processi di apprendimento, siano capaci di raggiungere l'obiettivo formativo imponendo un minor carico cognitivo.

25.1 Teoria del carico cognitivo

Nel campo dell'instructional design si è avuto un crescente interesse sull'efficacia e l'efficienza delle varie strategie di progettazione degli ambienti didattici. Alcune delle più importanti scoperte in questo senso sono venute dalle scienze cognitive che si occupano dei processi mentali di apprendimento, memoria e di solu-

V. Zipoli (✉)
Dipartimento di Scienze Neurologiche e Psichiatriche, Facoltà di Medicina e Chirurgia, Università di Firenze, Firenze

E-learning in sanità. M.R. Guelfi, M. Masoni, A. Conti, G.F. Gensini (a cura di)

zione dei problemi[1]. La teoria del carico cognitivo (*Cognitive Load Theory*, CLT) è ormai ampiamente accettata dai progettisti didattici, poiché fornisce delle solide basi teoriche per la produzione di strumenti didattici tradizionali, ma soprattutto per quelli basati sulle nuove tecnologie.

In particolare, la *teoria dell'apprendimento multimediale* costituisce una "naturale" applicazione della CLT in ambienti didattici tecnologici. Seguire le linee guida della CLT permette di creare degli ambienti didattici capaci di potenziare l'apprendimento, che è significativo, quando lo studente collega attivamente le nuove informazioni alle conoscenze che già possiede [2] e si identifica nella costruzione di schemi mentali e automatismi.

Sebbene esistano numerose teorie sui processi mentali legati all'apprendimento, la maggior parte delle recenti ricerche si basa, direttamente o indirettamente, sulla CLT, che evidenzia la necessità di tenere in considerazione le limitazioni della memoria di lavoro (*Working Memory,* WM) nella progettazione didattica [3,4].

La CTL è basata su due assunti fondamentali:

1. chi deve apprendere ha capacità di processazione delle informazioni limitate;
2. per l'apprendimento è necessaria un'opportuna allocazione delle risorse mentali.

Le strutture adibite all'apprendimento sono racchiuse in un sistema di processazione delle informazioni che coinvolge la memoria a lungo termine (*Long-Term Memory*, LTM), che immagazzina tutte le nostre conoscenze, competenze e abilità in modo più o meno permanente, e la WM, che esegue i compiti cognitivi coscienti. Le informazioni possono essere immagazzinate nella LTM solo dopo essere state prima presentate e poi processate dalla WM.

25.1.1
Working Memory

Ognuno di noi ha una rappresentazione del mondo contenuta nella LTM. Percepiamo l'ambiente attraverso i cinque sensi in un processo di acquisizione che in parte è involontario, e in parte è filtrato, elaborato, pensato dalla WM, una sorta di centrale operativa che permette di acquisire in modo cosciente e schematizzato le informazioni ambientali.

Il termine WM è stato introdotto nel 1974 [5], e ha sostituito il termine di memoria a breve termine. Il cambiamento di terminologia riflette il passaggio concettuale da semplice magazzino a sistema cognitivo di elaborazione e processazione delle informazioni. Infatti la WM rappresenta la componente attiva della memoria, che

---

[1] *Instructional design*: la Progettazione della Formazione è l'arte e la scienza dell'elaborazione di dispositivi multimediali per la formazione; l'Instructional designer si differenzia dal Web designer per la specializzazione nell'implementazione e realizzazione di corsi di formazione (modificato da http://it.wikipedia.org/w/index.php?title=Instructional_Design&oldid=15800028).

codifica, organizza e integra le informazioni elaborando degli schemi mentali, cioè delle rappresentazioni dei contenuti e delle loro relazioni. Inoltre, la WM recupera dalla LTM gli schemi mentali da utilizzare per eseguire un compito o risolvere un problema. In altre parole, la WM rappresenta il pensiero cosciente e le sue caratteristiche improntano la nostra coscienza.

La WM è caratterizzata da una capacità estremamente limitata e da una durata brevissima: se da un lato la LTM è una sorta di hard disk con capacità e tempo di permanenza infinite, la WM è la nostra RAM, volatile ma soprattutto limitata in termini di spazio.

Si dice che la WM possa elaborare al massimo 3-5 elementi o *chunk*. Ma da che cosa sono rappresentati i chunk? La parola *colangiocolecistocoledocectomia* è formata per la maggior parte delle persone da tanti chunks quante sono le sillabe pronunciabili che la compongono; per un medico è composta da quattro termini medici, mentre per un chirurgo è identificata in un intervento chirurgico. Quindi un chunk è uno *schema mentale*.

Gli schemi mentali consentono di combinare molti elementi in un singolo elemento, facilitando l'elaborazione dell'informazione nella WM [6]. Una volta che uno schema è stato acquisito ed entra a far parte della LTM, la sua messa in pratica favorisce gli *automatismi* e quindi rende più rapido e accurato il suo richiamo. Il livello e la complessità degli schemi mentali sono alla base dell'*expertise*, cioè della capacità di una persona di produrre un risultato desiderato in modo rapido e preciso, padroneggiando in modo approfondito la materia, sapendola quindi applicare alla risoluzione dei problemi [1].

Sebbene la WM sia stata inizialmente concepita come un concetto unitario, è oggi accettato che sia suddivisa in un *Taccuino visuospaziale* per le informazioni visive (diagrammi bidimensionali e informazioni tridimensionali) in un *Circuito fonologico* per le informazioni verbali, e in una *Centrale esecutiva* per la processazione e la coordinazione delle informazioni [7].

25.1.2
Teoria cognitiva del multimedia learning

L'importanza delle *limitazioni della WM*, del *doppio canale* visivo e verbale e del *processo di integrazione* delle informazioni sono alla base della teoria cognitiva del multimedia learning introdotta da Mayer (Fig. 25.1) [8]. L'apprendimento è efficace ed efficiente quando lo studente seleziona in ciascun canale le informazioni rilevanti (informazioni che richiamano l'*attenzione*, concetto strettamente legato a quello di motivazione), organizza le informazioni in ciascun canale della WM in rappresentazioni coerenti e integra le informazioni tra loro e con gli schemi contenuti nella LTM.

La presa di coscienza di questa esperienza cognitiva rappresenta la *metacognizione* [9]. In particolare con questo termine si indicano la consapevolezza, la conoscenza e la regolazione dei propri processi cognitivi.

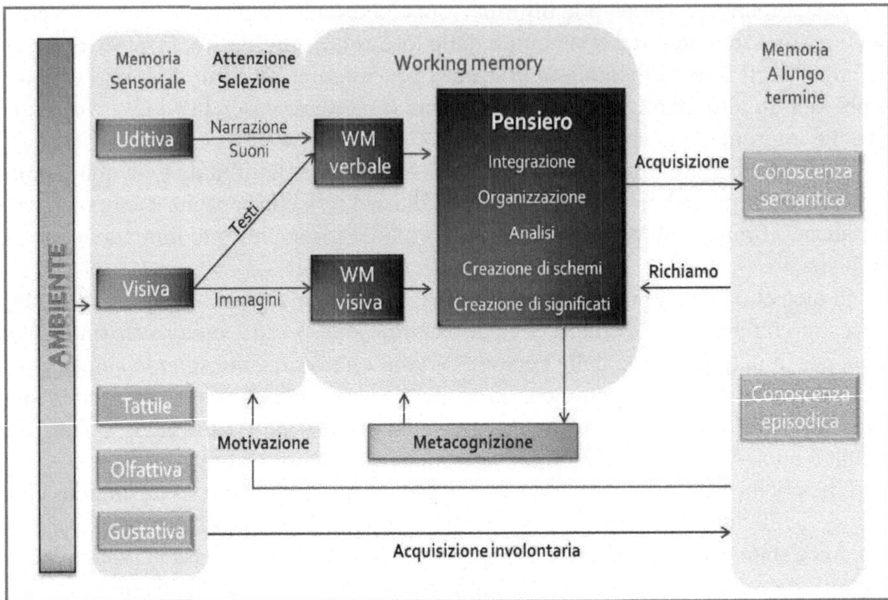

Fig. 25.1 Teoria cognitiva del multimedia learning. WM, *Working Memory*

25.1.3
Il carico cognitivo

La CLT nasce alla fine degli anni Ottanta dal presupposto che nella progettazione di un qualsiasi ambiente didattico è necessario prendere in considerazione i limiti della WM [3,4].

La quantità totale di attività mentale imposta alla WM in un dato istante è definita carico cognitivo e dipende dall'interrelazione tra lo studente, i contenuti e il contesto di apprendimento.

Si distinguono 3 tipi di carico cognitivo:

- *carico cognitivo estraneo*:
  - associato ad attività mentali non direttamente collegate all'apprendimento;
  - causato da un'inappropriata progettazione che ignora i limiti della WM;
- *carico cognitivo intrinseco*:
  - determinato dall'interazione tra la complessità dei contenuti e dalle conoscenze precedenti dello studente;
- *carico cognitivo rilevante o pertinente*:
  - associato a processi che sono direttamente rilevanti per l'apprendimento, come la costruzione e l'automazione di schemi mentali.

L'apprendimento può essere massimizzato se la maggior parte della WM viene impiegata per la costruzione di schemi mentali (carico cognitivo rilevante) e se vengono rimossi gli elementi che possono sovraccaricare inutilmente la WM (carico cognitivo estraneo).

Nella progettazione didattica è importante adattare la natura intrinseca dei contenuti al livello di expertise dello studente, occorre cioè valutare il *carico mentale* rappresentato da una stima a priori del carico cognitivo. Con il termine *sforzo mentale* si indicano invece le capacità cognitive che sono allocate nello svolgimento di un determinato compito, e si misura mentre il soggetto sta svolgendo il compito stesso o subito dopo la sua conclusione.

Una misura indiretta del carico cognitivo è la valutazione delle *performance*, cioè dei risultati raggiunti in termini di numero di risposte corrette, numero di errori, tempo di esecuzione ecc. Occorre considerare che le performance possono mantenersi costanti anche quando il carico cognitivo aumenta, se lo studente aumenta lo sforzo mentale.

A parità di risultati di apprendimento, un metodo didattico è più efficiente di un altro se richiede uno sforzo mentale minore. Le complesse relazioni tra sforzo mentale e le prestazioni possono essere utilizzate per confrontare condizioni didattiche diverse; infatti una metodologia didattica è considerata più efficace se il rendimento è superiore a quello atteso in base allo sforzo mentale richiesto, o se lo sforzo mentale è minore a quello atteso in base alle performance [10]. Infine, occorre sempre considerare che un maggior investimento dello sforzo mentale può essere ottenuto aumentando il coinvolgimento motivazionale, che permette il raggiungimento di performance migliori [11].

25.2
Misurare il carico cognitivo

Il carico cognitivo può essere considerato come un costrutto teorico che descrive i processi mentali coinvolti nella processazione dell'informazione e che, come tale, non può essere osservato direttamente. La valutazione del carico cognitivo è essenziale per la corretta progettazione di un ambiente didattico; sono quindi necessari strumenti di misura validi e riproducibili.

Attualmente sono disponibili vari strumenti di valutazione del carico cognitivo [12,13] che possono essere distinti in base all'oggettività e alla relazione causale.

L'*oggettività* indica se il metodo di misura utilizza informazioni di autovalutazione soggettive o osservazioni oggettive di comportamenti, condizioni psicologiche e performance.

La *relazione causale* permette di classificare i metodi basandosi sul tipo di relazione tra il fenomeno osservato e l'attributo di interesse. Per esempio, esiste una relazione diretta tra il carico cognitivo e la complessità dei contenuti, perché tale complessità è un risultato diretto del carico cognitivo intrinseco ed estraneo dei materiali presentati. Al contrario, esiste una relazione indiretta tra gli errori di navigazione nei contenuti e carico cognitivo, poiché gli errori possono essere causati dalla presenza di schemi mentali incompleti, risultato di un carico cognitivo eccessivo.

Le misure soggettive sono rappresentate dai *questionari di autovalutazione* somministrati allo studente al termine del percorso di apprendimento. Le *misure indirette* valutano lo sforzo mentale investito nell'apprendimento. Per esempio, Paas et al hanno proposto un questionario a domanda singola in cui si chiede di indicare su una scala analogica visiva il numero che meglio descrive lo sforzo mentale investito (1 = compito estremamente leggero, 7 = compito estremamente pesante) [14]. Anche se questo tipo di questionario è molto spesso usato, non è chiaro come lo sforzo mentale sia effettivamente correlato al carico cognitivo; infatti un basso livello di sforzo mentale può essere il risultato di un basso carico cognitivo, ma anche di un carico cognitivo così pesante da indurre lo studente a diminuire lo sforzo e quindi l'apprendimento.

Le *misure dirette* sono rappresentate da questionari di autovalutazione che valutano la difficoltà dei materiali [15], che però può dipendere non solo dal reale carico cognitivo, ma dall'effettiva difficoltà del compito e dal livello di conoscenze dello studente. Una misura multidimensionale di valutazione diretta e indiretta è rappresentata dal NASA-TLX [16], questionario che valuta la richiesta fisica, la richiesta in termini di tempo, lo sforzo, la prestazione, il livello di frustrazione e la richiesta mentale. Il questionario è stato sviluppato dalla *National Aeronautics and Space Administration* (NASA), ma è stata validata anche la versione italiana (a cura di Fabrizio Bracco e Carlo Chiorri, del Dipartimento di Scienze Antropologiche dell'Università di Genova [17]). Si tratta di uno strumento versatile che può essere utilizzato sia in contesti di apprendimento, sia in contesti lavorativi [18-21].

Il metodo più comune di valutazione oggettiva indiretta è rappresentato dall'analisi delle prestazioni. Si tratta di uno strumento indiretto perché dipende dai processi di immagazzinamento e richiamo delle informazioni. Come detto precedentemente, occorre considerare che le performance possono mantenersi costanti anche quando il carico cognitivo aumenta, se lo studente aumenta lo sforzo mentale. Altre misure indirette sono le valutazioni dei pattern comportamentali, come le modalità di navigazione in ambienti multimediali [22], o di parametri fisiologici, come le variazioni della frequenza cardiaca [23] o del diametro pupillare [24].

Le tecniche di neuroimmagine, come la risonanza magnetica funzionale, sono dei validi strumenti diretti dell'attività mentale, ma possono essere utilizzati solo per test brevi eseguibili durante l'esame stesso, e certamente non sono utilizzabili per valutare il carico cognitivo imposto da un corso multimediale.

Un promettente strumento diretto di valutazione del carico cognitivo è il cosiddetto *dual task paradigm* [25]. Il carico cognitivo imposto da un primo compito viene valutato in base alle performance ottenute in un secondo compito che si svolge contemporaneamente al primo. Il secondo compito è un compito di monitoraggio continuo molto semplice che richiede poche risorse cognitive e non sopprime il compito primario. Durante questo compito il soggetto deve rispondere appena possibile (tempo di reazione) a uno specifico segnale. Quando è necessaria la reazione di risposta, si investono tutte le risorse cognitive disponibili, quindi il tempo di reazione è direttamente correlato alla quota di risorse cognitive lasciate libere dal compito primario. In un modello sperimentale si è valutato il carico cognitivo imposto da una guida turistica multimediale [26]. Il compito secondario prevedeva di premere un tasto nel momento in cui la lettera nel frame sopra i contenuti della guida cambiava colore (da nero a rosso). Il tempo di reazione era valutato in tre condizioni di esecuzione del compito secondario: come test unico, durante una presentazione visiva della guida e durante una presentazione audiovisiva della guida stessa. Si è osservato che il tempo di reazione durante l'esecuzione dei due compiti aumenta, questo significa che il compito secondario è una misura sensibile che indica la richiesta cognitiva del primo compito; inoltre la richiesta è maggiore nella presentazione solo visiva perché il compito occupa solo il canale visivo; la velocità di reazione è maggiore durante la presentazione audiovisiva perché la modalità audio "scarica" in parte il canale video, lasciando maggiore spazio per l'esecuzione del compito secondario.

25.3 I principi della teoria del carico cognitivo e dell'apprendimento multimediale

In determinate circostanze gli studenti apprendono in modo più approfondito dalla presentazione dei contenuti sotto forma di parole e immagini che sotto forma di sole parole. La presentazione multimediale dei contenuti può migliorare l'apprendimento traendo vantaggio dall'uso completo delle capacità mentali dello studente, attraverso l'attivazione del doppio canale visivo e verbale.

La teoria dell'apprendimento multimediale [8] si fonda sul concetto che i due canali non sono equivalenti, cioè che le immagini e le parole non sono semplicemente due modi equivalenti di presentazione degli stessi contenuti. Infatti, il materiale verbale si presta più alla presentazione di contenuti astratti e complessi, mentre le immagini sono più intuitive. Inoltre, il processo di costruzione di connessioni tra le parole e le immagini consente allo studente di creare una conoscenza più integrata e approfondita dei contenuti.

Occorre però non soccombere alla tentazione di aggiungere elementi multimediali in un ambiente didattico senza un criterio preciso, perché si rischia di aumentare notevolmente lo sforzo mentale dello studente e di produrre un percorso didattico inefficace. Per migliorare le strategie didattiche multimediali è necessario adattarle al modo in cui i la mente umana lavora.

Seguendo la teorie del carico cognitivo e dell'apprendimento multimediale, sono state eseguite numerose ricerche che hanno confrontato l'efficacia didattica di diverse modalità di presentazione dei contenuti, dalle quali sono emersi dei principi oggi comunemente accettati [8]:

- *principio della multimedialità*: lo studente apprende meglio dalla combinazione di parole e immagini che dalle sole parole;
- *principio dell'attenzione divisa* (o principio della contiguità spaziale e temporale): lo studente apprende meglio quando parole e immagini sono presentate spazialmente e temporalmente vicine;
- *principio della modalità*: lo studente apprende meglio da grafici e testo audio piuttosto che da grafici e testo scritto;

- *principio della ridondanza*: lo studente apprende meglio quando le stesse informazioni non sono presentate in più di un formato;
- *principio della segmentazione e del pretraining*: lo studente apprende meglio quando un contenuto complesso è presentato in segmenti, ognuno dei quali fornisce le conoscenze necessarie per la comprensione dei segmenti successivi;
- *principio della coerenza*: lo studente apprende meglio quando sono rimossi gli elementi non necessari all'apprendimento (carico cognitivo estraneo);
- *principio della segnalazione*: lo studente apprende meglio quando sono presenti degli indicatori visivi (o quando si dà enfasi a un testo parlato) che guidano e focalizzano l'attenzione sugli elementi importanti o facilitano la comprensione dell'organizzazione dei materiali essenziali;
- *principio della personalizzazione della voce*: lo studente apprende meglio quando il testo della presentazione multimediale ha uno stile colloquiale e quando è letto dalla voce umana piuttosto che da una voce sintetizzata; la presenza dell'immagine del narratore non migliora l'apprendimento;
- *principio della scoperta guidata*: lo studente apprende meglio quando è guidato nella scoperta dell'ambiente didattico multimediale;
- *principio dell'esempio guidato*: all'inizio di un percorso didattico, lo studente apprende meglio attraverso la presentazione di esempi guidati;
- *principio di collaborazione*: lo studente apprende meglio in un ambiente didattico collaborativo;
- *principio dell'auto-spiegazione*: lo studente apprende meglio quando è incoraggiato a fornire delle auto-spiegazioni durante il percorso didattico;
- *principio dell'animazione e dell'interattività*: non necessariamente lo studente apprende meglio quando sono presenti animazioni o ambienti altamente interattivi;
- *principio della navigazione*: in un ambiente multimediale, lo studente apprende meglio quando sono disponibili aiuti nella navigazione dei contenuti;
- *principio della mappa del sito*: in un ambiente didattico multimediale complesso lo studente apprende meglio quando l'interfaccia include una mappa che mostra in che punto della lezione si trova e come si articolerà la lezione stessa;
- *principio delle conoscenze precedenti* (effetto inverso dell'esperienza): i principi che guidano la progettazione di un ambiente didattico per studenti con meno conoscenze possono intralciare l'apprendimento degli studenti più esperti.

25.4
Linee guida per lo sviluppo del multimedia learning basate sulla teoria del carico cognitivo

Tenendo conto dei principi del carico cognitivo e dell'apprendimento multimediale, il compito dell'instructional design è quello di ridurre il carico cognitivo; in particolare è necessario:

- minimizzare il carico cognitivo estraneo (*just-in-time* e *just-in-place information*): corretto uso e integrazione delle immagini, del testo parlato e del testo scritto;
- gestire il carico cognitivo intrinseco: tenere conto di: livello di conoscenza dello studente, segmentazione dei contenuti, controllo del ritmo da parte dello studente;
- ottimizzare il carico cognitivo rilevante: uso di esempi guidati, favorire le autospiegazioni e le rappresentazioni mentali.

25.4.1 Minimizzare il carico cognitivo estraneo

Molti contenuti didattici richiedono sia componenti testuali sia immagini. Convenzionalmente, una rappresentazione grafica è associata a un testo esplicativo posizionato al di sopra, al di sotto o a fianco. Questo tipo di presentazione obbliga lo studente a dividere l'attenzione tra il testo e l'immagine. Se i due elementi non sono autoesplicativi, cioè necessitano l'uno dell'altro per una corretta comprensione, una porzione della WM deve essere utilizzata per integrare la rappresentazione grafica e il testo, e non è disponibile per i processi di apprendimento (*effetto dell'attenzione divisa*).

L'effetto della presentazione di immagini e testi esplicativi separati è ancora più marcato quando i due contenuti sono presentati in porzioni di schermo non visibili simultaneamente. Per poter comprendere i contenuti lo studente è obbligato a trattenere le rappresentazioni verbali e/o spaziali nella WM per elaborare il contenuto successivo (*representational holding*). La comprensione di una spiegazione è migliore quando il testo e le istruzioni corrispondenti sono presentate spazialmente e temporalmente vicine invece che separate (principio di contiguità).

Se le rappresentazioni grafiche non sono autoesplicative, l'apprendimento può essere migliore se il testo scritto è sostituito da un testo parlato (*effetto della modalità*). Questo permette di suddividere il compito tra il canale visivo e il canale verbale diminuendo il sovraccarico della WM. In caso di immagini complesse può essere utile l'utilizzo di *indicatori visivi* che compaiono in modo sincronizzato con le corrispondenti parti di audio.

Se due o più contenuti spiegano lo stesso concetto, è meglio rimuovere quelli meno necessari, perché la ridondanza peggiora l'apprendimento (*effetto della ridondanza*). Per esempio, se un testo non è indispensabile per la comprensione dell'immagine e quindi è ridondante, è meglio proporlo come scritto in modo tale che lo studente possa scegliere di non leggerlo.

Come descritto da Clark et al [27], le immagini inserite in un contesto di apprendimento possono avere una funzione comunicativa o una funzione psicologica. Per esempio, le immagini con funzioni comunicativa permettono di mostrare in modo realistico un oggetto o una situazione e di evidenziare le relazioni tra di essi; inoltre favoriscono i processi mnemonici anche attraverso aspetti puramente decorativi che sfruttano l'umorismo e l'estetica. Le immagini possono avere una funzione psicologica attirando l'attenzione sugli elementi visivamente importanti, facilitando il recupero delle conoscenze preesistenti e l'integrazione delle nuove informazioni finalizzato alla costruzione di nuovi schemi mentali nella LTM. Quindi, ogni volta che si introduce un'immagine, è necessario capire se si tratta di un'immagine decorativa o di un'immagine didattica. Le *immagini decorative*, possono essere utili quando si presentano informazioni di introduzione o di supporto di un argomento (*nice to know*), mentre le *immagini didattiche* sono quelle che presentano informazioni collegate allo specifico obiettivo didattico da raggiungere (*need to know*).

Infine, quando un corso multimediale è erogato attraverso un *Learning Content Management System* (LCMS) che gestisce l'interazione tra studente, contenuto didattico, tutor e docente, occorre considerare che l'introduzione di tecnologie informatiche nell'insegnamento può costituire di per sé un carico cognitivo estraneo, perché lo studente deve conoscere non solo le modalità dell'e-learning, ma anche l'interfaccia della piattaforma LCMS, le modalità di navigazione e di fruizione dei contenuti, le modalità di comunicazione e collaborazione con gli studenti, i tutor e i docenti ecc. È quindi necessario che il corso inizi con la presentazione delle funzionalità della piattaforma tecnologica e dei concetti base dell'e-learning.

25.4.2
Gestire il carico cognitivo intrinseco

Quando i contenuti da presentare hanno una complessità intrinseca tale da saturare il canale visivo e quello uditivo, è necessario suddividere i contenuti in modo da favorire i processi di apprendimento (*effetto della segmentazione*). Può essere utile presentare prima i singoli concetti, per permettere la costruzione di schemi di ciascun componente, poi le loro relazioni per la costruzione di schemi causali (*pretraining*) [28].

È importante permettere il controllo dello studente sul ritmo di presentazione delle informazioni, per esempio con l'inserimento di pulsanti "continua/pausa", "avanti/ indietro" (*pacing*). In questo modo lo studente adatta la velocità del flusso delle informazioni alla capacità della WM.

Recentemente è stato dimostrato come un metodo che favorisce l'apprendimento in una fase iniziale dello studio (esempi guidati, segmentazioni e pretraining) lo ostacola in una fase avanzata, quando aumentano le conoscenze dello studente (*effetto inverso dell'esperienza*) [29]. Per gli studenti con una maggiore expertise sono più utili le rappresentazioni mentali, le auto-spiegazioni e le ripetizioni mentali, che rafforzano e automatizzano gli schemi mentali già acquisiti e appresi. Quindi, durante il percorso didattico, occorre modificare le modalità di presentazione dei contenuti e l'entità del supporto fornito allo studente attraverso un processo chiamato *backward fading*.

Il backward fading rappresenta una forma di *scaffolding*, cioè di un contesto in cui viene fornito un supporto che viene progressivamente ridotto all'aumentare delle conoscenze acquisite. Un esempio è l'apprendistato cognitivo [30], basato sull'osservazione di un modello esperto da parte degli studenti e sull'esplicitazione delle attività cognitive di auto-riflessione e auto-monitoraggio che il soggetto esperto va compiendo. Si succedono quattro fasi: inizialmente lo studente osserva l'esperto che

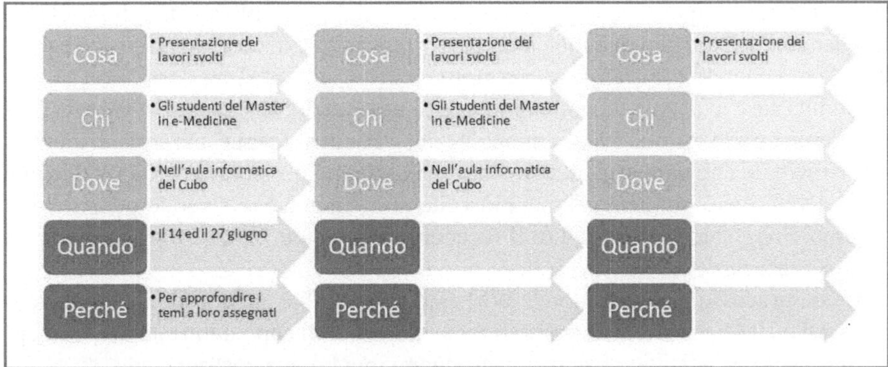

Fig. 25.2 Esempio guidato e problemi a completamento. Le regole di base per scrivere una notizia giornalistica. La notizia è: "Il 14 ed il 27 giugno nell'aula informatica del Cubo gli studenti del Master in e-Medicine presenteranno i lavori svolti per approfondire i temi a loro assegnati"

mostra "come si deve fare" una certa attività e poi lo imita (*modeling*), l'esperto assiste e agevola il lavoro (*coaching*), successivamente può fornire un sostegno in termini di stimoli e risorse (*scaffolding*), per poi diminuire progressivamente il supporto per lasciare maggiore autonomia a chi apprende (fading).

Se uno studente non ha ancora un'elevata padronanza di una materia, può imparare meglio da *esempi guidati* piuttosto che provando a risolvere dei problemi in modo autonomo. Un esempio guidato mostra passo passo il modo in cui risolvere un determinato compito, diminuendo il numero di nuovi elementi da considerare simultaneamente.

Gli esempi guidati favoriscono la costruzione di schemi mentali, limitando il sovraccarico della WM, e sono molto efficienti per l'apprendimento di nuovi compiti perché riducono il carico cognitivo, supportando il problem solving (Fig. 25.2).

25.4.3
Ottimizzare il carico cognitivo rilevante

Ottimizzare il carico cognitivo rilevante significa impegnare le capacità mentali dello studente nella costruzione di schemi mentali. Gli esempi guidati insegnano una strategia di soluzione di un determinato problema e possono essere successivamente sostituiti dai *problemi a completamento*, in cui sono mostrati i primi passi del compito mentre gli ultimi sono da completare (Fig. 25.2). Questa procedura utilizza conoscenze parziali come centrale esecutiva per ridurre la generazione casuale di tentativi di risoluzione.

Le *rappresentazioni mentali* delle soluzioni di problemi possono essere utili agli studenti più esperti che hanno già acquisito gli schemi mentali fondamentali per l'apprendimento. Per applicare quanto è già stato appreso a problemi diversi da quelli affrontati nello studio, è necessario avere degli schemi mentali flessibili, basati su principi generali ma applicabili in contesti diversi. Gli ambienti didattici multimediali possono favorire queste auto-spiegazioni attraverso il completamento di problemi, chiedendo allo studente di anticipare i passi successivi e di confermarli o correggerli quando vengono mostrati i passi corretti.

In una fase avanzata di studio può essere utile anche la *ripetizione mentale*, intesa come un processo attivo di immaginazione in cui si esegue una sorta di simulazione mentale che permette di recuperare uno schema necessario per la risoluzione di un determinato problema. Tante più volte uno schema è recuperato per risolvere un problema, tanto più in seguito il recupero sarà rapido, fluente e privo di sforzo (*automatizzazione*).

In un processo di questo tipo la WM elabora stimoli e informazioni che provengono dalla LTM e non dall'esterno. Si tratta di metodi di apprendimento avanzati applicabili solo per l'automatizzazione di schemi mentali già costruiti.

Quando un problema non ha delle soluzioni univoche, è necessario identificare gli obiettivi e le risorse necessarie per raggiungere questi obiettivi e pianificare i passi successivi per la risoluzione del problema (*means-end analysis*). In una prima fase si valuta la differenza tra lo stato attuale e lo stato definito dall'obiettivo, e nella fase successiva si cerca di ridurre questa differenza.

In un processo libero da obiettivi (*goal-free*) piuttosto che la soluzione stessa, diventa importante lo sviluppo e l'evoluzione del processo di risoluzione del problema. Il *problem solving* è definito come la capacità di analisi e soluzione di problemi in cui non esiste una soluzione preconfigurata, e riguarda tutte le situazioni in cui si avverte un gap tra la situazione reale e una situazione desiderata: la mente si attiva per il suo superamento.

Finora sono stati illustrati i principi che permettono di costruire ambienti didattici efficaci, basati sulla presentazione di contenuti multimediali. Molti di questi principi si adattano anche all'apprendimento di compiti complessi, dove non si devono semplicemente implementare delle conoscenze, ma si devono acquisire delle competenze e delle abilità nella risoluzione di problemi specifici con un basso grado di strutturazione, spesso richiesti nella "vita reale".

Il modello *Four-Component Instructional Design* (4C/ID) [14] è stato sviluppato da van Merriënboer per illustrare la progettazione di un programma di *apprendimento di compiti complessi.*

La maggior parte dei modelli di *instructional* design assume che l'apprendimento di un ampio numero di compiti complessi tra loro correlati possa avvenire attraverso la scomposizione in segmenti più semplici, ma ci sono numerose evidenze che mostrano che non sempre questo processo di segmentazione risulta efficace. Infatti, l'apprendimento di compiti complessi è qualcosa in più della somma dell'apprendimento delle singole parti, perché implica l'acquisizione della capacità di coordinare e integrare i contenuti delle parti stesse.

Prendiamo come esempio di compito complesso la *ricerca di un determinato argomento nella letteratura* [31]. La Figura 25.3 mostra le abilità necessarie per portare a termine con efficacia il compito richiesto. In particolare, illustra la struttura gerarchica delle competenze da acquisire [32] e la distinzione in compiti ricorrenti (scritti in corsivo nella figura) e non ricorrenti.

Le *competenze ricorrenti* (gestire un motore di ricerca, usare un *thesaurus* e gli

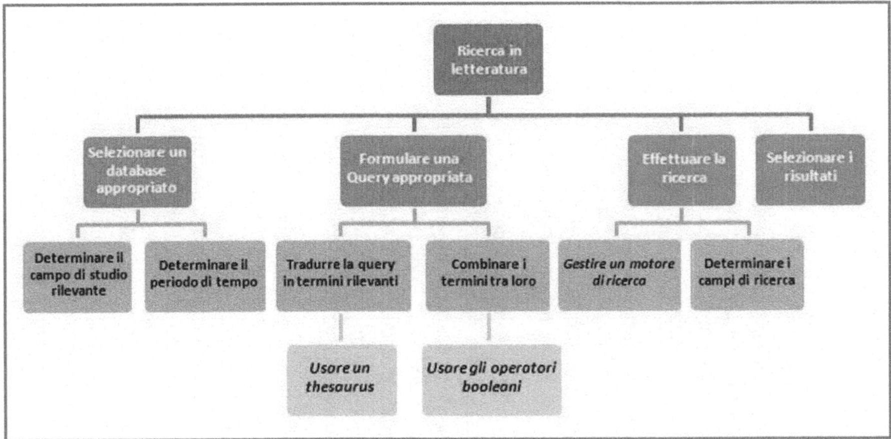

Fig. 25.3 Esempio di compito complesso

operatori booleani), sono le abilità di base che sono necessarie per l'esecuzione del compito, indipendentemente dalla specificità del compito stesso (qualsiasi sia la ricerca da effettuare). Si tratta di *regole* di base che una volta apprese devono essere solo automatizzate, cioè richiamate rapidamente, senza sforzo e in modo fluido. Il processo di acquisizione delle regole avviene attraverso la *compilazione*, cioè l'inclusione di specifiche informazioni precedenti in regole semplici e loro composizione in un preciso ordine; il *rinforzo*, cioè l'applicazione ripetitiva delle regole apprese, rende automatica la loro applicazione.

Le *competenze non ricorrenti* variano da problema a problema e implicano la costruzione di *schemi mentali* e di *strategie cognitive* flessibili, basati su principi generali ma applicabili in contesti diversi (es., determinare le parole chiave della ricerca e il periodo di tempo rilevante). Questo processo è favorito dall'*induzione*, cioè dalla rappresentazione mentale di una risoluzione di un compito concreto, e dall'*elaborazione*, cioè dalla connessione delle informazioni nuove a schemi precedentemente acquisiti. Un ambiente di apprendimento di un compito complesso può essere descritto in termini di quattro componenti correlate e integrate [31]: i compiti di apprendimento, le informazioni di supporto, le informazioni just in time e la messa in pratica di parti del compito (Fig. 25.4).

I *compiti di apprendimento* rappresentano esperienze concrete, autentiche e complete fornite allo studente per favorire la costruzione di schemi mentali per le competenze non ricorrenti e, in parte, per l'automazione delle regole attraverso la compilazione di competenze ricorrenti. Il processo di apprendimento si articola in più *classi di compiti a difficoltà crescente*. All'interno della stessa classe la difficoltà del compito è la stessa, mentre cambia il supporto fornito dal docente (*backward fading*, componente colorata dei cerchi grandi nella Figura 25.4, esempi in Tabella 25.1, e si modificano tutte le altre variabili del compito che si possono trovare in situazioni reali (per esempio, il contesto in cui avviene il compito). La presentazione di compiti diversi è di estrema importanza perché permette di costruire schemi mentali flessibili trasferibili nei vari problemi della vita reale (*principio della variabilità*).

Tabella 25.1 Compito di ricerca in letteratura a difficoltà costante e a supporto decrescente (modificato da van Merriënboer, 2002 [31])

Compito	Descrizione del punto di partenza	Descrizione dell'obiettivo	Descrizione della soluzione	Descrizione del compito
Studio di un caso	Fornita	Fornita	Fornita	Lo studente riceve una specifica richiesta di ricerca, una lista con gli articoli e una *query* usata per trovare quegli stessi articoli; deve valutare la qualità della query e della lista di articoli ricevuti
Compito inverso	Da determinare	Fornita	Fornita	Lo studente riceve una lista con gli articoli e una query usata per trovare quegli stessi articoli e deve formulare la richiesta di ricerca che può fornire quel tipo di query e di lista
Imitazione	Fornita per analogia	Fornita per analogia	Fornita per analogia	Lo studente osserva un esempio guidato di una specifica richiesta di ricerca, con una lista di articoli e una query usata per trovarli, riceve inoltre un'altra richiesta con l'obiettivo di trovare un numero limitato di articoli. Lo studente deve impostare la query, eseguire la ricerca e selezionare gli articoli seguendo l'esempio guidato
Completamento	Fornita	Fornita	Da completare	Lo studente riceve una specifica richiesta di ricerca e una query incompleta. L'obiettivo è produrre una lista di articoli rilevanti. Lo studente deve completare la query, eseguire la ricerca e selezionare gli articoli rilevanti
Convenzionale	Fornita	Fornita	Da trovare	Lo studente riceve una specifica richiesta di ricerca. L'obiettivo è produrre una lista di articoli rilevanti. Lo studente deve formulare la query, eseguire la ricerca e selezionare gli articoli rilevanti

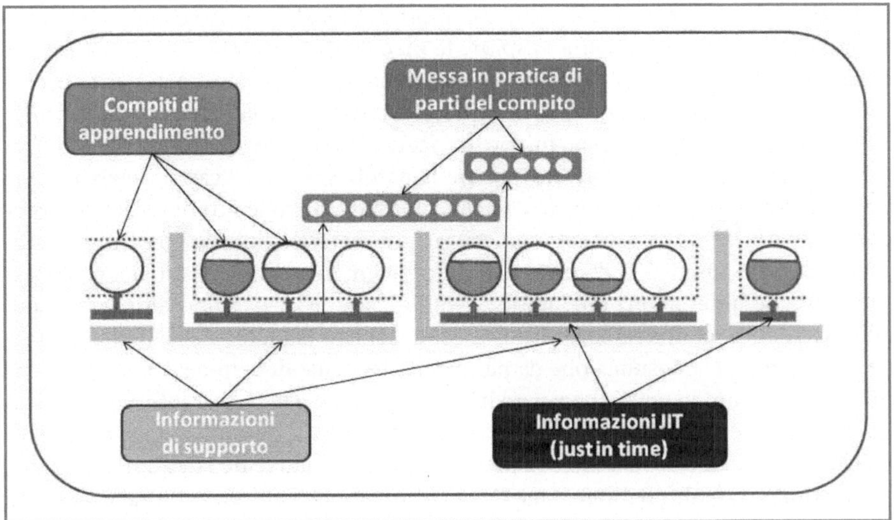

Fig. 25.4 Modello *Four Component Instructional Design* (4C/ID)

Le *informazioni di supporto* permettono di acquisire le capacità in aspetti non ricorrenti del compito. Sono le informazioni necessarie per passare da una classe di difficoltà all'altra, colmando le distanze tra le conoscenze acquisite e quelle necessarie per eseguire un compito di maggiore complessità. Rappresentano quella base teorica per la risoluzione del compito che spesso è contenuta in libri di testo. Le informazioni di supporto devono favorire la costruzione di *modelli mentali* e la formulazione di *strategie cognitive*, focalizzando l'attenzione sulla ricerca delle relazioni tra i singoli contenuti. Le strategie per trovare le connessioni tra le singole idee sono numerose; per esempio si può chiedere allo studente di analizzare un concetto e suddividerlo in concetti più elementari, presentare degli esempi concreti di un concetto e del suo contrario, presentare le caratteristiche principali di un concetto, fornire un'idea più generale di un concetto ecc. Può essere utile, a questo scopo, la costruzione di una *mappa concettuale* di un determinato concetto. Poiché le capacità non ricorrenti in compiti complessi non possono essere giuste o sbagliate, ma solo più o meno efficienti, al termine del compito è utile fornire un *feedback cognitivo*, attraverso cui lo studente confronta la propria soluzione con quella di altri studenti o con quella fornita dagli esperti (per esempio, discussioni di gruppo con un debriefing con il docente e gli altri studenti).

Nella ricerca di articoli in letteratura, la costruzione di modelli mentali può iniziare per esempio con la spiegazione dei concetti di ricerca in uno specifico database, struttura di un database e struttura di un articolo scientifico. Nella classi successive verranno introdotti i concetti di operatori booleani, poi possono venire descritti altri database evidenziando le differenze ecc.

Le informazioni *just in time* (JIT) forniscono le capacità per gli aspetti ricorrenti di un compito complesso, permettono di conoscere le regole, i concetti e i principi alla base di quel determinato compito (e quindi si ripetono in ogni classe di difficoltà, perché servono a ogni livello). Le informazioni JIT devono essere organizzate in piccole unità (*information display*, le piccole dimensioni sono necessarie per non aumentare il carico cognitivo) che descrivono la regola e le conoscenze necessarie per la sua applicazione. Per esempio, nel contesto della ricerca di un articolo, una regola per la gestione di un motore di ricerca può essere introdotta dicendo "per cercare una parola chiave, dovete inserire la parola chiave nel campo *search* che si trova in alto a destra e poi dovete cliccare su invio". Sono le informazioni che vengono date nel *tempo giusto*, nel momento in cui servono. Nelle lezioni in presenza, sono in genere fornite dal docente e dal tutor nel momento in cui si rendono necessarie durante un'esercitazione pratica. Nell'e-learning questo tipo di informazioni può essere fornito attraverso la risposta del docente o del tutor a specifiche domande sui forum, o la consultazione da parte dello studente di help-desk e di guide online nel momento in cui ne ha necessità. È importante che queste informazioni siano date durante lo svolgimento pratico di un compito: in questo modo si favoriscono la comprensione, la memorizzazione e il richiamo automatico dell'informazione, e soprattutto si rende possibile il *feedback di correzione* dell'errore, attraverso cui lo studente comprende non solo di aver sbagliato, ma anche il modo di correggere l'errore e di non ripeterlo più. Poiché le informazioni JIT si riferiscono ad aspetti ricorrenti del compito, durante le fasi successive di apprendimento la loro richiesta diminuisce perché sono già state apprese e devono solo essere richiamate.

La *messa in pratica di parti del compito* avviene attraverso esercitazioni pratiche che possono anche non essere necessarie, poiché l'attività pratica è richiesta durante l'esecuzione dei compiti di apprendimento previsti nel modello *Four Component Instructional Design* (4C-ID), ma sono utili nel rinforzo delle capacità necessarie per gli aspetti ricorrenti del compito che devono diventare automatiche (per esempio esercitarsi a casa con le "tabelline" o con le scale musicali, o nell'utilizzo degli operatori booleani). In genere, gli esercizi di pratica non sono introdotti all'inizio del percorso di apprendimento, perché si rendono necessari quando aumentano le difficoltà della classe del compito. Gli esercizi di pratica necessitano sia delle informazioni di supporto sia delle informazioni JIT. È importante che gli argomenti delle esercitazioni siano il più possibile ampi, in modo che le esercitazioni siano rappresentative di tutte le situazioni che necessitano dell'applicazione delle regole o principi correlate. Per gli algoritmi complessi è necessario scomporre l'algoritmo in parti, e presentare prima le esercitazioni sulle singole parti e successivamente sull'intero algoritmo.

25.5 Conclusioni

Questa revisione illustra come la conoscenza dei processi mentali dell'apprendimento possa favorire la progettazione di contenuti didattici multimediali altamente efficaci, diretti alla costruzione di schemi mentali adeguati e di strategie cognitive per la risoluzione dei problemi.

Affinché l'apprendimento sia efficace, il carico cognitivo da esso indotto non deve superare le capacità limitate della working memory. L'apprendimento comporta uno sforzo mentale solo in parte dovuto alle difficoltà intrinseche del compito e alle caratteristiche del soggetto che apprende. Infatti l'apprendimento è significativo quando lo studente collega attivamente le nuove informazioni alle conoscenze che già possiede attraverso la costruzione e il richiamo di schemi mentali che comportano un ulteriore sforzo mentale. I materiali didattici devono essere adattati al fine di massimizzare le attività che favoriscono la costruzione di schemi mentali e di minimizzare gli aspetti ininfluenti.

I principi della teoria del carico cognitivo e della teoria dell'apprendimento multimediale, e il modello 4C-ID evidenziano come gli elementi didattici multimediali interagiscono con i processi cognitivi e illustrano come migliorare la loro presentazione ai fini dell'apprendimento.

Rimane ancora aperto il problema della misura del carico cognitivo. Per potenziare l'apprendimento sarebbe infatti necessario misurare lo sforzo cognitivo indotto da un determinato compito, conoscere il carico cognitivo di un materiale didattico che si vuole proporre e le risorse cognitive disponibili di ogni studente. Gli strumenti oggi disponibili, sebbene sensibili e accurati, non sono ancora in grado di stimare il carico cognitivo in ambienti didattici complessi.

Come suggerisce Calvani [33], in un ambiente didattico multimediale è sempre importante controllare che l'uso delle tecnologia sia effettivamente necessario e che l'interfaccia tecnologica non assorba di per sé troppa energia mentale a scapito dell'apprendimento.

Bibliografia

1. Landriscina F (2007) Carico cognitivo e impiego della tecnologia per apprendere. In: Calvani A (ed) Tecnologia, scuola, processi cognitivi. per una ecologia dell'apprendere. Franco Angelini s.r.l., Milano; 55–78
2. Ausubel D (1988) Educazione e processi cognitivi. 8th edn. Franco Angeli, Milano
3. Sweller J (1988) Cognitive load during problem solving: effects on learning. Cognitive Science 12:257–285
4. Sweller J (1994) Cognitive load theory, learning difficulty and instructional design. Learning and Instruction 4:295–312
5. Baddeley A, Hitch G (1974) Working memory. In: Bower G (ed) Recent Advances in Learning and Motivation. Academic Press, New York; 47–90
6. Miller G (1956) The magic number seven, plus or minus two: some limits on our capacity of processing information. Psychological Review 63:81–97
7. Baddeley A (1992) Working memory. Science 255:556–559
8. Mayer RE (2001) Multimedia Learning. Cambridge, UK: Cambridge University Press, Cambridge
9. Flavell JH (1976) Metacognitive Aspects of Problem Solving. In: Resnick LB (ed) The Nature of Intelligence. Lawrence Erlbaum Associates, New Jersey; 231–235
10. Paas F, van Merriënboer JJG (1993) The efficiency of instructional conditions: An approach to combine mental effort and performance measures. Human Factors 35:737–743

11. Keller JM (1987) Development and use of the ARCS model of motivational design. Journal of Instructional Development 10:2–10.
12. Paas F, Tuovinen JE, Tabbers H, M. VGPW (2003) Cognitive load measurement as a means to advance cognitive load theory. Educational Psychologist 38:63–71.
13. Brunken R, Plass JL, Leutner D (2003) Direct measurement of cognitive load in multimedia learning. Educational Psychologist 38:53–61
14. Paas F, van Merrenboer JJ, Adam JJ (1994) Measurement of cognitive load in instructional research. Perceptual and Motor Skills 79:419–430
15. Kalyuga S, Chandler P, Sweller J (1999) Managing split-attention and redundancy in multimedia instruction. Applied Cognitive Psychology 13:351–371
16. Moroney WF, Biers DW, Eggemeier FT, Mitchell JA (1992) A Comparison of two scoring procedures with the NASA TASK LOAD INDEX in a simulated flight task. In: IEEE NAECON 1992 National Aerospace and Electronics Conference. New York, 734–740
17. Bracco F (2008) Metodi di misura della prestazione umana in contesti ad alta automazione [online]. http://www.ordinepsicologiliguria.it/new/images/GdL/bracco_secondo_seminario_08.pdf (ultimo accesso effettuato il 04/07/2010)
18. Alm H, Nilsson L (1995) The effects of a mobile telephone task on driver behaviour in a car following situation. Accid Anal Prev 27:707–715
19. Averty P, Collet C, Dittmar A et al (2004) Mental workload in air traffic control: an index constructed from field tests. Aviat Space Environ Med 75:333–341
20. Vitense HS, Jacko JA, Emery VK (2003) Multimodal feedback: an assessment of performance and mental workload. Ergonomics 46:68–87
21. Young G, Zavelina L, Hooper V (2008) Assessment of workload using NASA Task Load Index in perianesthesia nursing. J Perianesth Nurs 23:102–110
22. Astleitner H, Leutner D (1996) Applying standard network analysis to hypermedia systems: Implications for learning. Journal of Educational Computing Research 14:285–303
23. Paas F, van Merriënboer JJG (1994) Variability of worked examples and transfer of geometrical problem solving skills: A cognitive-load approach. Journal of Educational Psychology 86:122–133
24. Beatty J (1982) Task-evoked pupillary responses, processing load, and the structure of processing resources. Psychological Bulletin 91:276–292
25. Verwey WB, Veltman HA (1996) Detecting short periods of elevated workload: A comparison of nine workload assessment techniques. Journal of Experimental Psychology 2:270–285
26. Brünken R, Steinbacher S, Plass JL, Leutner D (2002) Assessment of cognitive load in multimedia learning using dual-task methodology. Experimental Psychology 49:109–119
27. Clark RC, Lyons C (2004) Graphic for learning: proven guidelines for planning, desining, and evaluating visual training materials. Jossey-Bass Pfeiffer, San Francisco
28. Pollock E, Chandler P, Sweller J (2002) Assimilating complex information. Learning and Instruction 12:61–86
29. Kalyuga S, Ayres P, Chandler P, Sweller J (2003) The expertise reversal effect. Educational Psychologist 38:23–31
30. Collins A, Seeely Brown J, Newman SE (1995) L'apprendistato cognitivo, per insegnare a leggere, scrivere e a far di conto. In: Pontecorvo C, Ajello AM, Zucchermaglio C (eds) I contesti sociali dell'apprendimento. Acquisire conoscenze a scuola, nel lavoro, nella vita quotidiana. Ambrosiana, Milano; 181–231
31. Van Merriënboer JJG, Clark RE, De Croock MBM (2002) Blueprints for complex learning: The 4C/ID-model. Educational Technology, Research and Development 39–64 Vol. 50, n. 2
32. Gagné RM, Briggs LJ, Wager WW (1992) Principles of instructional design., 4th edn. Holt, Rinehart and Winston, New York
33. Calvani A (2007) ICT e scuola: Processi cognitivi ed ecologia dell'apprendere. In: Calvani A (ed) Tecnologia, scuola, processi cognitivi. per una ecologia dell'apprendere. Franco Angelini s.r.l., Milano; 55–78

Finito di stampare nel mese di novembre 2010